J.P.M. Hamer
P.G. Pieper
R.B.A. van den Brink

Anamnese en lichamelijk onderzoek van hart en perifere arteriën

J.P.M. Hamer
P.G. Pieper
R.B.A. van den Brink

Anamnese en lichamelijk onderzoek van hart en perifere arteriën

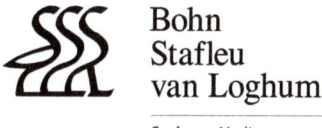
Bohn
Stafleu
van Loghum

Springer Media

Houten 2014

ISBN 978-90-368-0458-5

© 2014 Bohn Stafleu van Loghum, onderdeel van Springer Media BV
Alle rechten voorbehouden. Niets uit deze uitgave mag worden verveelvoudigd, opgeslagen in een geautomatiseerd gegevensbestand, of openbaar gemaakt, in enige vorm of op enige wijze, hetzij elektronisch, mechanisch, door fotokopieën of opnamen, hetzij op enige andere manier, zonder voorafgaande schriftelijke toestemming van de uitgever.

Voor zover het maken van kopieën uit deze uitgave is toegestaan op grond van artikel 16b Auteurswet j° het Besluit van 20 juni 1974, Stb. 351, zoals gewijzigd bij het Besluit van 23 augustus 1985, Stb. 471 en artikel 17 Auteurswet, dient men de daarvoor wettelijk verschuldigde vergoedingen te voldoen aan de Stichting Reprorecht (Postbus 3060, 2130 KB Hoofddorp). Voor het overnemen van (een) gedeelte(n) uit deze uitgave in bloemlezingen, readers en andere compilatiewerken (artikel 16 Auteurswet) dient men zich tot de uitgever te wenden.

Samensteller(s) en uitgever zijn zich volledig bewust van hun taak een betrouwbare uitgave te verzorgen. Niettemin kunnen zij geen aansprakelijkheid aanvaarden voor drukfouten en andere onjuistheden die eventueel in deze uitgave voorkomen.

NUR 871
Basisontwerp omslag: Studio Bassa, Culemborg
Automatische opmaak: Crest Premedia Solutions (P) Ltd., Pune, India

Bohn Stafleu van Loghum
Het Spoor 2
Postbus 246
3990 GA Houten

www.bsl.nl

Inhoud

0	Inleiding	XIII
0.1	Diagnostische nauwkeurigheid	XV
0.2	Samenvattend schema onderzoek van hart en vaten	XX
	Literatuur	XXI

1	Anamnese	1
1.1	Borstklachten	2
1.2	Kortademigheid	11
1.3	Moeheid	12
1.4	Hartkloppingen	12
1.5	Voorbijgaand bewustzijnsverlies, wegraking	14
1.6	Dikke enkels	16
1.7	Buikpijn	17
1.8	Gewichtsverandering	17
1.9	Pijn in de extremiteiten	18
1.10	Cyanose	19
	Literatuur	19

2	Anatomie en fysiologie	21
2.1	Anatomie en functie van de thorax	22
2.2	Ligging van het hart in de thorax	24
2.3	Anatomie van het hart	25
2.4	Fysiologie van het hart	26
2.5	Effecten van druk- en/of volumebelastingen	28
	Literatuur	30

3	Onderzoek van hart en vaten	31
3.1	Inspectie	32
3.1.1	Lichaamsbouw en bouw van de thorax	32
3.1.2	Huid, nagels, tong, ogen	32
3.1.3	Ademhaling	39
3.1.4	Hart	40
3.1.5	Arteriën	41
3.1.6	Venen	41
3.2	Percussie	46
3.3	Palpatie	48
3.3.1	Pols	48
	Regelmaat van de pols	48
	De polsfrequentie	48
	Karakter van de pols	48
	De pols bij ritmestoornissen	50
3.3.2	Hart	51
3.3.3	Perifere arteriën	56

3.3.4	Lever en milt	65
3.3.5	Turgor, oedeem, ascites	66
3.4	**Auscultatie van het hart**	68
3.4.1	Inleiding	69
3.4.2	Oorsprong en luidheid van harttonen en souffles	71
	Oorsprong	71
	Luidheid	72
3.4.3	De stethoscoop	72
3.4.4	Techniek	74
3.4.5	Systematiek	76
3.4.6	Geluiden van het normale hart	78
	Kleptonen	78
	Wandtoon: de normale derde toon (S3)	86
3.4.7	Auscultatie bij ritmestoornissen	86
3.4.8	Extra tonen	87
	Systolische extra tonen	87
	Diastolische extra tonen	87
3.4.9	Souffles	90
	Invloed van ademen op de luidheid van een souffle	94
	Invloed van houding	95
	De Valsalva-manoeuvre	95
	Systolische souffles	96
	Diastolische souffles	109
	Continue souffles	116
3.4.10	Auscultatie van kunstkleppen	118
	Bioprothesen	118
	Mechanische kunstkleppen	118
3.4.11	Misverstanden en vaak gemiste souffles	119
	Literatuur	120
4	**Specifiek onderzoek**	**123**
4.1	**Het meten van de bloeddruk**	124
4.1.1	Inleiding	124
4.1.2	Bloeddrukmeters	124
4.1.3	Manchetbreedte	125
4.1.4	Principe en uitvoering van de bloeddrukmeting	126
4.1.5	Interpretatie van gevonden waarden, problemen	128
4.1.6	Pulsus paradoxus	130
4.2	**Het beoordelen van de centraalveneuze druk (CVD)**	132
4.2.1	Inleiding	133
4.2.2	Techniek	134
4.2.3	De procedure	137
4.2.4	Interpretatie van gevonden waarden; problemen	142
4.2.5	De abdominojugulaire test	143
	Literatuur	143

5	**Onderzoek van andere orgaansystemen bij hartproblemen**	145
5.1	Longen	146
5.2	Buik	146
5.3	Gewrichten	147
5.4	Spieren	147
	Literatuur	147
	Register	149

Over de auteurs

Dr. J.P.M. Hamer is verbonden aan het UMCG waar hij tientallen jaren als cardioloog werkzaam was. Naast het klinische werk waren zijn hoofdtaken echocardiografie en organisatie en uitvoering van onderwijs aan studenten en coassistenten. Ook is hij jarenlang opleider cardiologie geweest in het UMCG. Het praktijkonderwijs was toegespitst op lichamelijk onderzoek van hart en vaten met speciale aandacht voor de kunst van het ausculteren. Hij promoveerde in 1984 met het proefschrift 'Chordal rupture of the mitral valve; reappraisal of the diagnosis and treatment'. Hij stelde de volgende atlassen samen: 'Echocardiography 1 en 2' (Boehringer Ingelheim 1986), 'Biplane transesophageal echocardiography' (Boehringer Ingelheim 1991) en 'Multiplane transesophageal echocardiography' (Boehringer Ingelheim 1994). Hij schreef 'Practical echocardiography in the adult' (Kluwer 1990) en is mederedacteur van de boeken 'Praktische echocardiografie' (J.P.M. Hamer, P.G. Pieper, Bohn Stafleu van Loghum 2^e druk 2009, 3^e druk in voorbereiding) en 'Aangeboren hartafwijkingen bij volwassenen' (B.J.M. Mulder, P.G. Pieper, F.J. Meijboom, J.P.M. Hamer, Bohn Stafleu van Loghum 3^e druk 2013). Hij schreef hoofdstukken in 'Cardiologie' (E.E. Van der Wall, F. Van der Werf, F. Zijlstra, Bohn Stafleu van Loghum 2^e druk 2008), 'Praktische huisartsgeneeskunde, cardiologie' (J.C. Bakx, F.W.A. Verheugt, J.W. Deckers, Bohn Stafleu van Loghum 3^e druk 2013) en in 'Differentiële diagnostiek in de interne geneeskunde' (W.D. Reitsma, J.W.F. Elte, D. Overbosch, Bohn Stafleu van Loghum 4^e druk 2005, 5^e druk in voorbereiding), met het bijbehorend compendium. Momenteel onderwijst hij in de preklinische fase anamnesetechnieken en het lichamelijk onderzoek binnen diverse medische specialismen aan junior coassistenten.

Mw. dr. P.G. Pieper is cardioloog (UHD) in het UMCG. Zij promoveerde in 1996 met het proefschrift 'Echocardiography in evaluation of mitral regurgitation'. Zij is gespecialiseerd in aangeboren hartafwijkingen met als aandachtsgebied zwangeren met aangeboren hartafwijkingen. Hierover heeft zij toonaangevend multicenter onderzoek verricht en gepubliceerd: de ZAHARA-onderzoeken. Zij heeft meegewerkt aan de 'Guidelines for the management of cardiovascular diseases during pregnancy' van de European Society of Cardiology en werkt mee aan de 'Guidelines for the diagnosis and management of hypertrophic cardiomyopathies'. Zij maakt deel uit van de leiding van het Centrum voor Congenitale Hartafwijkingen van het UMCG. Zij organiseerde vele symposia en cursussen op het gebied van echocardiografie, congenitale cardiologie en zwangerschap bij vrouwen met hartafwijkingen. Zij is voorzitter van de Werkgroep Congenitale Hartafwijkingen van de Nederlandse Vereniging voor Cardiologie. Zij is mederedacteur van de boeken 'Praktische echocardiografie' (zie boven) en 'Aangeboren hartafwijkingen bij volwassenen' (zie boven).

Mw. dr. R.B.A. van den Brink is als cardioloog verbonden aan het AMC. Zij promoveerde in 1990 met het proefschrift 'Doppler echocardiographic evaluation of native and prosthetic valves'. Zij is opleider cardiologie in het Academisch Medisch Centrum en is voorzitter van de Commissie Modernisering Opleiding Cardiologie. Voor haar inzet hiervoor op landelijk gebied heeft zij van de Nederlandse Vereniging voor Cardiologie in 2011 de erepenning ontvangen. Zij heeft namens de Nederlandse Vereniging voor Cardiologie zitting in de Educational Committee van de European Society of Cardiology, die zich ten doel stelt de opleiding cardiologie in de lidstaten te harmoniseren. In het kader hiervan droeg zij bij aan de publicatie van het Core Curriculum 2013 waarin de klinische, patiëntgerichte opleiding van de algemeen cardioloog beschreven wordt. Zij houdt zich naast de klinische taken in het bijzonder bezig met het onderwijs aan arts-assistenten. Haar aandachtsgebied is echocardiografie en klepafwijkingen.

Afkortingenlijst

ACS	acuut coronair syndroom
AI	aorta(klep)insufficiëntie
ANP	atriaal natriuretisch peptide
ao	aorta
art.	arterie
AS	aorta(klep)stenose
ASD	atriumseptumdefect
AV	atrioventriculair
AVNRT	AV-nodale re-entry tachycardie
AVNT	AV-nodale tachycardie
AVRT	AV-re-entry tachycardie
COPD	chronic obstructive pulmonary disease
CT	computertomografie
CVA	cerebrovasculair accident
CVD	centraalveneuze druk
ECG	elektrocardiogram
et	ejectietoon
HCM	hypertrofische cardiomyopathie
LA	linkeratrium
LV	linkerventrikel
MI	mitralis(klep)insufficiëntie
MRI	magnetic resonance imaging
MS	mitralis(klep)stenose
MVP	mitralisklepprolaps (mitral valve prolapse)
PDB	persisterende ductus Botalli = persisterende ductus arteriosus
PI	pulmonalis(klep)insufficiëntie
PS	pulmonalis(klep)stenose
RA	rechteratrium
RV	rechterventrikel
SVT	supraventriculaire tachycardie
TI	tricuspidalis(klep)insufficiëntie
TS	tricuspidalis(klep)stenose
VCI	vena cava inferior
VCS	vena cava superior
VSD	ventrikelseptumdefect
VT	ventriculaire tachycardie

Inleiding

0.1 Diagnostische nauwkeurigheid – XV

0.2 Samenvattend schema onderzoek van hart en vaten – XX

Literatuur – XXI

Hart- en vaatziekten komen veel voor. Ze vormden in Nederland in 2012 met 28% een zeer belangrijke doodsoorzaak.[1] Per dag stierven gemiddeld 57 vrouwen en 50 mannen aan hart- en vaatziekten. Kwaadaardige nieuwvormingen waren de doodsoorzaak bij 31%, daarna volgden ziekten van de ademhalingsorganen met 10%.

Van de aan hart- en vaatziekten overledenen was de doodsoorzaak bij 25% een ischemische hartziekte (waaronder hartinfarct), bij 22% een beroerte, bij 4% een reumatische hartziekte en klepgebreken, bij 2% een infectieuze hartziekte en bij < 1% een congenitale hartafwijking. Andere hartziekten waren de doodsoorzaak bij 34% (waarvan 51% hartfalen en 11% atriumfibrilleren). Overwegend vaatlijden was de doodsoorzaak bij 14%.

Deze getallen onderstrepen dat iedere arts een zorgvuldige cardiovasculaire anamnese moet kunnen afnemen en een gedegen kennis van het lichamelijk onderzoek van het hart en bloedvaten moet hebben.

Het contact met de patiënt lijkt in de loop van de jaren af te nemen. Dokters zitten in plaats daarvan veel achter de computer. De anamnese wordt op de computer nog eens bekeken, onderzoeken aangevraagd, beeldende technieken geprojecteerd en uitslagen gelezen. Het heeft er veel van weg dat de 'e-Patient' is geboren.

Dit is geen goede ontwikkeling.

Dat een zorgvuldige anamnese onontbeerlijk is, behoeft geen betoog. De anamnese geeft immers in aanvulling op het screenend lichamelijk onderzoek richting aan de uitvoering van meer specifiek lichamelijk onderzoek en overig onderzoek.

Het doel van het lichamelijk onderzoek van het hart is om met behulp van ogen, vingers, stethoscoop, bloeddrukmeter en eventueel veneuze boog tot een zo goed mogelijke diagnose te komen. Op grond van anamnese en lichamelijk onderzoek wordt gericht aanvullend onderzoek verricht en kan vervolgens de juiste behandeling worden ingesteld.

Ritme, frequentie en karakter van de pols, de bloeddruk, het aspect van de halsvenen, de centraalveneuze druk (CVD), zichtbare en palpabele pulsaties, karakter van perifere pulsaties, auscultatie van hart en bloedvaten, onderzoek van de longen, palpatie van de lever en het palperen van oedeem zijn van cruciaal belang om een cardiovasculaire diagnose te stellen of afwijkingen uit te sluiten.

Het toenemende aantal technische onderzoeksmethoden en de nauwkeurigheid hiervan gaan enigszins ten koste van het lichamelijk onderzoek. Zo wordt nogal eens de auscultatie oppervlakkig uitgevoerd, omdat er toch een echocardiogram wordt aangevraagd. Men kan er echter niet zonder meer van uitgaan dat de echocardiografische inschatting van bijvoorbeeld de ernst van klepgebreken altijd juist is, want ook dit onderzoek kent valkuilen (bijv. onderschatting van een aortaklepstenose). Een gedegen lichamelijk onderzoek geeft adequaat richting aan een eventueel aanvullend onderzoek. Als niet gericht wordt gezocht, kunnen diagnosen worden gemist.

Dikwijls brengt het lichamelijk onderzoek afwijkingen eerder aan het licht dan technische onderzoeksmethoden. Zo wijzen tekenen van stuwing op een slechte prognose ongeacht of de ejectiefractie verlaagd of normaal is. Zij hebben onafhankelijk van andere biologische of echocardiografische variabelen een voorspellende waarde; het zijn zelfs krachtiger voorspellers dan bijvoorbeeld de ejectiefractie van de linkerventrikel (LV).[2]

Lichamelijk onderzoek blijft ook in de huidige tijd een snelle, waardevolle en goedkope methode om tot een (waarschijnlijkheids)diagnose te komen.

De vaardigheden in cardiaal onderzoek (kennis van de fysiologie, kennis van de auscultatie, inspectie, patiëntenonderzoek) blijken volgens een groot Amerikaans onderzoek uit

2006[3] wel aangeleerd te worden door medisch studenten. Zij haalden echter op een schaal van 1-10 geen voldoende en verbeterden daarna als arts nauwelijks. Alleen assistenten cardiologie haalden een 6½ in hun eerste jaar, een 8 in hun tweede jaar, maar zakten weer naar een 7 in hun derde jaar. Assistenten interne geneeskunde haalden nog juist een voldoende. Alle andere artsen scoorden onvoldoende: assistenten in opleiding voor huisarts, artsen verbonden aan de faculteit (zij deden vrijwillig mee), artsen met een privépraktijk, enzovoort. De onderzoekers stelden dan ook voor dat studenten beter moeten worden onderwezen in lichamelijk onderzoek en dat de vaardigheden later regelmatig moeten worden onderhouden.

In dit boek wordt de basis van anatomie en fysiologie van hart en vaten besproken en de diverse technieken zijn aanschouwelijk gemaakt met foto's en tekeningen. Visuele toelichting is immers dikwijls meer verhelderend en wordt beter vastgehouden dan alleen tekst. De auscultatie wordt meestal als moeilijk ervaren, reden waarom veel fonocardiogrammen (geluidsregistraties) zijn opgenomen. Ook zijn digitale voorbeelden van souffles en harttonen opgenomen.

Speciale aandacht is in dit boek gegeven aan de eisen die aan de basisarts worden gesteld. Het is echter niet alleen geschreven voor studenten en coassistenten, maar voor iedereen die zich wil of moet verdiepen in het lichamelijk onderzoek van hart en vaten: artsassistenten, huisartsen, artsen van andere specialismen dan cardiologie, nurse practitioners, physician assistents en andere paramedici.

0.1 Diagnostische nauwkeurigheid

Bevindingen die men verkrijgt uit anamnese en lichamelijk onderzoek, hebben een zekere waarde. Dit wordt diagnostische nauwkeurigheid genoemd. Aangezien dit van belang is voor het inschatten van de waarde van een diagnose wordt dit hieronder besproken.

Daarna wordt een samenvattend schema van het onderzoek van hart en vaten gepresenteerd.

De diagnostische nauwkeurigheid van een test (of van een anamnese of van een onderzoek) beschrijft in hoeverre positieve of negatieve bevindingen de waarschijnlijkheid van de aanwezigheid van een ziekte beïnvloeden.

Om de diagnostische nauwkeurigheid vast te kunnen stellen dient een aantal begrippen te worden besproken:
1. pretestwaarschijnlijkheid;
2. sensitiviteit en specificiteit;
3. likelihood ratio.

1. *Pretestwaarschijnlijkheid* is de waarschijnlijkheid dat een ziekte bestaat (de prevalentie) voordat de resultaten van een onderzoek worden toegepast.

Van ons als artsen wordt verwacht dat wij bij de individuele patiënt die bij ons komt met een bepaalde combinatie van klachten (anamnese) en bevindingen, bij lichamelijk onderzoek de pretestwaarschijnlijkheid van een bepaalde ziekte kunnen inschatten, zodat we de diagnostische test (bijv. elektrocardiografie, inspanningsonderzoek, beeldvormend onderzoek) niet doen bij mensen met een lage pretestwaarschijnlijkheid. Dit voorkomt een foutpositieve uitkomst.

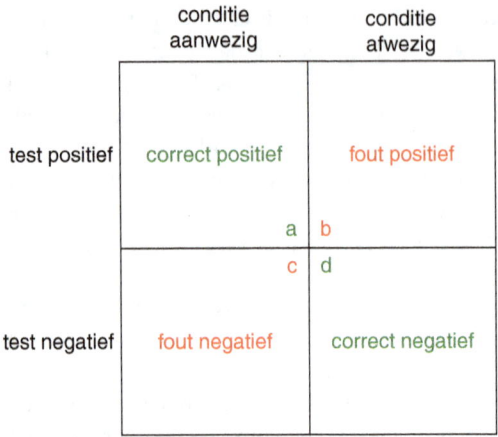

Figuur 0.1 Voorbeeld van een kruistabel.

Voor een goede inschatting van de oorzaak van klachten is het (naast uitvragen van de aard van de klachten) nodig om kennis te hebben van de prevalentie van een bepaalde aandoening.

De prevalentie is sterk afhankelijk van de setting: de prevalentie van coronairlijden bij patiënten met borstklachten die in een ziekenhuis zijn beland, is ongetwijfeld veel hoger dan de prevalentie van coronairlijden bij patiënten met borstklachten die bij de huisarts komen.

De pretestwaarschijnlijkheid is uitgangspunt bij de klinische besluitvorming.

Voorbeeld: Wanneer de dokter van mening is dat een bepaalde bevinding bij het lichamelijk onderzoek de kans op aanwezigheid van een ziekte met 45% doet toenemen, heeft deze dokter pas iets aan deze informatie wanneer de pretestwaarschijnlijkheid ook in aanmerking wordt genomen. Wanneer die voor een bepaald persoon bijvoorbeeld 48% is, is de bevinding diagnostisch (de posttestwaarschijnlijkheid is 48% + 45% = 93%); wanneer de pretestwaarschijnlijkheid voor een bepaald persoon 5% is, is de bevinding minder nuttig (de posttestwaarschijnlijkheid is 5% + 45% = 50% en dat is hetzelfde als een kwartje opgooien).

Voorbeeld: Patiënten in een onderzoek van Genders et al.[4] hadden borstklachten die suggestief waren voor stabiele angina pectoris en ondergingen coronaire angiografie. Uit dit onderzoek blijkt onder andere dat:
- de pretestwaarschijnlijkheid voor een man tussen 70 en 79 jaar met klassieke angina pectoris 89% is. Men kan aannemen dat er coronairlijden is, aanvullende tests voor diagnostische doeleinden zijn niet noodzakelijk, alleen risicostratificatie is aangewezen (men wil een uitspraak doen over de prognose van de patiënt).[4,5]
- de pretestwaarschijnlijkheid voor een vrouw tussen 50 en 59 jaar met atypische angina pectoris 12% is. Dit is zo laag dat aanvullende tests niet zinvol zijn.[4,5]

2. *Sensitiviteit en specificiteit* Een test kan een positieve of een negatieve uitslag opleveren. Beide uitslagen kunnen correct of fout zijn. Dit is weergegeven in onderstaande kruistabel (2×2-tabel) die de basis is voor berekeningen van sensitiviteit, specificiteit en likelihood ratio (LR) = aannemelijkheidsverhouding (figuur 0.1).

Inleiding

De termen sensitiviteit en specificiteit kunnen worden gebruikt om de waarde van tests aan te geven. De sensitiviteit is een maat voor de gevoeligheid van een test. De specificiteit bepaalt hoe specifiek (kenmerkend of karakteristiek) de test is. Meestal worden sensitiviteit en specificiteit in procenten uitgedrukt. De sensitiviteit van een test is het percentage correct positieve uitslagen. Het is de verhouding tussen het aantal keren dat de test positief scoort en de door de test onderzochte conditie daadwerkelijk aanwezig is, en het totaal van alle condities (inclusief het aantal keren dat negatief gescoord werd en waarbij de conditie toch aanwezig is). Het is dus een maat voor de gevoeligheid van de test voor de onderzochte conditie. Hoe hoger de sensitiviteit van een test, hoe groter de kans dat de conditie werkelijk bestaat als de testuitslag positief is (dus weinig fout negatieve uitslagen).

$$\text{sensitiviteit} = \frac{\text{aantal correct positieven}}{\text{aantal correct positieven} + \text{aantal fout negatieven}} \times 100\%$$

(sensitiviteit = $a/(a+c) \times 100\%$)

Een test kan een hoge sensitiviteit hebben (gevoelig zijn), maar ook vaak vals alarm slaan. Daarom moet een test ook specifiek zijn (zo weinig mogelijk positieve uitslagen geven bij afwezigheid van de conditie).

De specificiteit van een test is het percentage correct negatieve uitslagen wanneer de conditie niet aanwezig is. Het is de verhouding tussen het aantal correct negatieve uitslagen en het totaal van alle gevallen waarbij de conditie afwezig is (de som van de correct negatieve uitslagen en de fout positieve uitslagen). Hoe hoger de specificiteit van een test, hoe groter de kans dat, wanneer de conditie niet bestaat, een negatief testresultaat wordt gevonden (dus weinig fout positieve uitslagen).

$$\text{specificiteit} = \frac{\text{aantal correct negatieven}}{\text{aantal correct negatieven} + \text{aantal fout positieven}} \times 100\%$$

(specificiteit = $d/(d+b) \times 100\%$)

In het ideale geval zijn sensitiviteit en specificiteit beide 100% en zijn er dus geen fout-positieve en fout-negatieve uitkomsten.

Voorbeeld: Een complicatie van een myocardinfarct is onder andere mitralisinsufficiëntie. Het is een complicatie die de prognose beïnvloedt. De vraag is hoe goed de aanwezigheid van een mitralisinsufficiëntiesouffle deze complicatie detecteert. In dit fictieve onderzoek (figuur 0.2) bij 100 infarctpatiënten werd bij 33 van 100 patiënten een souffle gehoord die zou kunnen passen bij mitralisinsufficiëntie. 43 patiënten hadden een mitralisinsufficiëntie; 57 patiënten hadden geen mitralisinsufficiëntie; 33 patiënten hadden een souffle; 67 patiënten hadden geen souffle.

De sensitiviteit van de souffle is het % patiënten met mitralisinsufficiëntie die de mitralisinsufficiëntiesouffle ook hadden: 30/(30+13)=70% (of 0,7).

De specificiteit van de souffle is het % patiënten zonder mitralisinsufficiëntie die de souffle niet hadden: 54/(54+3)=95% (of 0,95).

	mitralis-insufficiëntie aanwezig	mitralis-insufficiëntie afwezig	
souffle aanwezig	30 (a)	3 (b)	33
souffle afwezig	13 (c)	54 (d)	67
	43	57	

Figuur 0.2 Kruistabel van een fictief onderzoek naar mitralisinsufficiëntie bij patiënten met een myocardinfarct.

3. *Likelihood ratio* De LR = aannemelijkheidsverhouding is de verhouding tussen
– het gedeelte van de mensen met de ziekte die een bepaalde testuitslag hebben, en
– het gedeelte van de mensen zonder de ziekte die dezelfde testuitslag hebben.

Anders gezegd: de LR is een maat voor de kracht waarmee de test bij positief resultaat de waarschijnlijkheid van aanwezigheid van een ziekte verhoogt en de mate van kracht waarmee de test bij negatief resultaat de waarschijnlijkheid van aanwezigheid van een ziekte vermindert.

De LR is gebaseerd op sensitiviteit en specificiteit.

$$\text{positieve LR (LR+)} = \frac{\text{sensitiviteit}}{1 - \text{specificiteit}}$$

$$\text{negatieve LR (LR-)} = \frac{1 - \text{sensitiviteit}}{\text{specificiteit}}$$

Voorbeeld: Zie kruistabel mitralisinsufficiëntie hierboven.
Van degenen bij wie de ziekte aanwezig is, scoren 30 van de 43 positief (70% = 0,7).
Van degenen die er niet aan lijden, scoren 3 van de 57 positief (5,2% = 0,05).

$$\text{LR+} = \frac{0,7}{0,05} = 14.$$

$$\text{LR-} = \frac{0,3}{0,95} = 0,32.$$

LR+ is steeds groter dan 1 en varieert van 1 tot oneindig.
LR– is steeds kleiner dan 1 en varieert van 0 tot 1.
Als LR=1, dan verschilt de posttestwaarschijnlijkheid van aanwezigheid van een ziekte niet van de pretestwaarschijnlijkheid en is de test waardeloos.

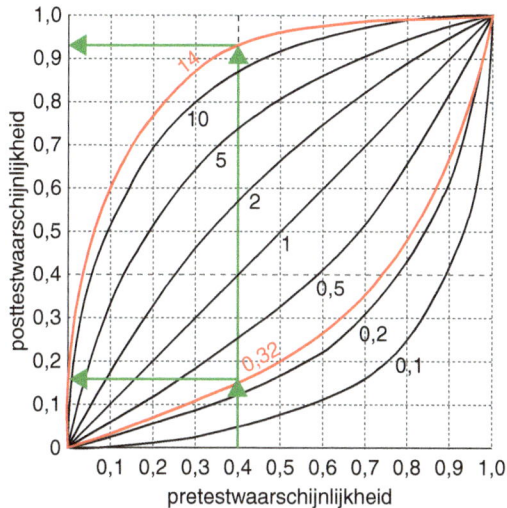

Figuur 0.3 Grafiek met behulp waarvan uit de pretestwaarschijnlijkheid de posttestwaarschijnlijkheid aan de hand van de LR-waarden vrij nauwkeurig kan worden berekend. Zie voorbeeld figuur 4. De waarschijnlijkheid van mitralisinsufficiëntie als er een bijpassende souffle is, is 93%; de waarschijnlijkheid van mitralisinsufficiëntie als er geen bijpassende souffle is, is 16%.

Uitgaande van de pretestwaarschijnlijkheid kan in combinatie met de LR de posttestwaarschijnlijkheid worden bepaald:

$$\text{posttestwaarschijnlijkheid} = \frac{\text{pretestwaarschijnlijkheid} \times \text{LR}}{1 - \text{pretestwaarschijnlijkheid}}$$

Een LR+ > 10 wordt wel beschouwd als indicatief voor de aanwezigheid van ziekte, een LR– < 0,1 wordt beschouwd als indicatief voor de afwezigheid van ziekte. Deze getallen kunnen echter niet zomaar toegepast worden, vanwege het effect dat de pretestwaarschijnlijkheid van aanwezigheid van een ziekte heeft op de posttestwaarschijnlijkheid. Eigenlijk geldt dat alleen als de pretestwaarschijnlijkheid 'intermediate' is (20-80%). Als de pre-testwaarschijnlijkheid lager dan 20% of hoger dan 80% is, heb je heel weinig aan een diagnostische test, zelfs als die test een heel hoge LR+ of een heel lage LR– heeft. Zo zal een LR+=10 bij een pretestwaarschijnlijkheid van 1% slechts resulteren in een posttestwaarschijnlijkheid van 9%, terwijl een LR+=3 bij een pretestwaarschijnlijkheid van 85% zal resulteren in een posttestwaarschijnlijkheid van 94%. Deze 94% is dan wel voldoende om tot een diagnose of een behandeling te besluiten, terwijl dit niet het geval zou zijn bij genoemde lage pretestwaarschijnlijkheid ondanks een veel hogere LR+.

Uit figuur 0.3 bleek een LR+ van 14 en een LR– van 0,32.

Stel dat in een bepaalde praktijk bij een bepaalde dokter 40% van de patiënten met een myocardinfarct een mitralisinsufficiëntie heeft (de pretestwaarschijnlijkheid dus 40% is), dan kan de posttestwaarschijnlijkheid worden berekend uit figuur 0.3.

Hoeveel een waarschijnlijkheid toe- of afneemt met de uitkomst van LR is ook globaal afleesbaar uit figuur 0.4.

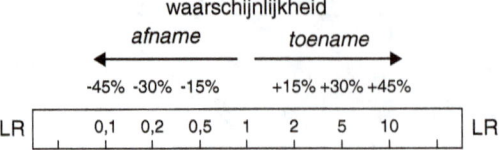

Figuur 0.4 Percentages toe- of afname van de waarschijnlijkheid aan de hand van bepaalde LR-uitkomsten.

0.2 Samenvattend schema onderzoek van hart en vaten

		par.
inspectie	de onderzoeker staat rechts van de liggende patiënt, tenzij anders noodzakelijk is	3
	voor het beoordelen van symmetrie staat de onderzoeker aan het voeteneinde of aan het hoofdeinde; zorg voor gelijkmatige lichtval	3.1
	de patiënt ligt met het bovenlichaam op 20–30° tenzij anders noodzakelijk	3.1
	lichaamsbouw en bouw van de thorax – staand en liggend: tijdens beweging en in rust, symmetrie	3.1.1
	huid, nagels, tong, ogen – afwijkingen, kleur, temperatuur van de huid, vorm en kleur van de nagels, centrale of perifere cyanose	3.1.2
	ademhaling – ademfrequentie tellen. Verlengd expirium? Inspiratoir piepen? Andere (bij)geluiden?	3.1.3
	hart – zichtbaarheid van pulsaties en de plaats ervan: apex, parasternaal, suprasternaal	3.1.4
	arteriën – zichtbaarheid van de pulsaties van alle grote arteriën, ook die in de buik	3.1.5
	halsvenen – polsgolfpatroon, bij voorkeur rechts, bovenlichaam van de patiënt 30°	3.1.6
percussie	beoordeling hartgrootte (matig betrouwbaar)	3.2
palpatie	pols	3.3
	– ritme: regulair, irregulair met regulaire basis, totaal irregulair	3.3.1
	– frequentie	3.3.1
	hart	3.3.2
	– ictus (= apeximpuls): in rugligging voor plaatsbepaling, in linkerzijligging voor beoordeling van kwaliteit, breedte, positief/negatief in linkerzijligging	3.3.2
	– impulsen direct links parasternaal in rugligging ook tijdens stilgehouden uitademing	3.3.2

	– thrills: precordiaal, suprasternaal	3.3.2
	oedemen, ascites	3.3.5
auscultatie	hart	3.4
	– ritme: regulair, irregulair met regulaire basis, totaal irregulair	3.3.1
	– frequentie	3.3.1
	– tonen: identificatie en luidheid van S1, 2A, 2P, onderlinge luidheid van S1 en 2A, splijting van S2, aortale ejectietoon, S3, S4, systolische en diastolische extra tonen	3.4.6
	– souffles: punctum maximum, fase, begin en einde, vorm, frequentie, luidheid, uitstraling, eventueel staand, eventueel Valsalva-manoeuvre	3.4.9
	longen – crepiteren, verlengd exspirium	5.1
specifiek onderzoek	bloeddrukmeting	4.1
	beoordelen van de centraalveneuze druk	4.2

Literatuur

1. Hart- en vaatziekten in Nederland 2013. Den Haag: Nederlandse Hartstichting, 2013.
2. Damy T, Kallvikbacka-Bennett A, Zhang J, et al. Does the physical examination still have a role in patients with suspected heart failure? Eur J Heart Fail 2011;12:1340–8.
3. Vukanovic JM, Criley S, Warde CM, et al. Competency in cardiac examination skills in medical students, trainees, physicians, and faculty. Arch Intern Med 2006;166:610–6.
4. Genders TS, Steyerberg EW, Alkadhi H, et al. A clinical prediction rule for the diagnosis of coronary artery disease: validation, updating, and extension. Eur Heart J 2011;32(11):1316–30.
5. Montalescot G, Sechtem U, Achenbach S, et al. 2013 ESC guidelines on the management of stable coronary artery disease. Eur Heart J 2013;34: 2949–3003.

Anamnese

Samenvatting

In dit hoofdstuk wordt besproken: de anamnese bij patiënten die qua klachten mogelijk cardiovasculaire afwijkingen hebben. De anamnese en daarmee de volgorde en prioriteit van de vragen zijn afhankelijk van de hoofdklacht van de patiënt, het verloop van het gesprek en van een snelle inschatting van de ernst van de situatie. Uiteraard wordt de uitgebreidheid van een anamnese beïnvloed door de situatie waarin de patiënt verkeert. Bij acute, ernstige klachten duurt de dan zeer gerichte anamnese net lang genoeg om adequate vervolgdiagnostiek te kunnen kiezen.

Hieronder wordt een aantal hoofdklachten behandeld. Na een inleiding volgt de anamnese die bij die hoofdklacht past: borstklachten; kortademigheid; moeheid; hartkloppingen; voorbijgaand bewustzijnsverlies, wegraking; dikke enkels; buikpijn; gewichtsverandering; pijn in de extremiteiten; cyanose. De indeling is uiteraard kunstmatig, omdat klachten zelden geïsoleerd voorkomen.

Vervolgens worden een aantal aanvullende anamnestische gegevens besproken die van belang zijn: voorgeschiedenis; risicofactoren; familieanamnese; sociale anamnese; heteroanamnese.

1.1 Borstklachten – 2

1.2 Kortademigheid – 11

1.3 Moeheid – 12

1.4 Hartkloppingen – 12

1.5 Voorbijgaand bewustzijnsverlies, wegraking – 14

1.6 Dikke enkels – 16

1.7 Buikpijn – 17

1.8 Gewichtsverandering – 17

1.9 Pijn in de extremiteiten – 18

1.10 Cyanose – 19

Literatuur – 19

De anamnese is de hoeksteen van de diagnose.

Een anamnese is een goed gesprek tussen patiënt en dokter waarbij men met grote zorg naar elkaar luistert en ingaat op wat wordt gezegd. Het is de kunst om er geen vragenvuur van te maken en niet een waslijst aan vragen 'standaard' af te werken.

De anamnese is richtinggevend bij het uitvoeren van het lichamelijk onderzoek en bij de keuze van aan te vragen aanvullend onderzoek (echo-onderzoek, inspanningsonderzoek, enz.).

In het proces om te komen tot een uiteindelijke diagnose kunnen de onderdelen van de anamnese worden beschouwd als individuele diagnostische tests, net als het lichamelijk onderzoek, elektrocardiografie, echocardiografie, computertomografie (CT) of magnetic resonance imaging (MRI-)onderzoek. Op elke diagnostische test is het theorema van Bayes van toepassing. Dit theorema beschrijft de waarschijnlijkheid dat de patiënt een bepaalde ziekte heeft bij de aanwezigheid van (een combinatie van) bepaalde klinische symptomen of verschijnselen. Om deze waarschijnlijkheid te bepalen is het natuurlijk noodzakelijk dat men op de hoogte is van de prevalentie van die ziekte. Bijvoorbeeld: pijn op de borst wordt bij een 60-jarige man veel vaker veroorzaakt door een myocardinfarct dan bij een 20-jarig meisje.

In dit hoofdstuk zal per hoofdklacht aandacht worden besteed aan:
- de prevalentie van de aandoening;
- de waarde (nauwkeurigheid en betrouwbaarheid) van anamnestische bevindingen, voor het stellen van een bepaalde waarschijnlijkheidsdiagnose.

1.1 Borstklachten

Borstklachten komen veel voor met zeer diverse presentatie (◘ figuur 1.1).

Bij borstklachten is sprake van een zeer uitgebreide differentiaaldiagnose, van onschuldige tot levensbedreigende aandoeningen (◘ tabel 1.1). Het is belangrijk om snel een juiste diagnose te stellen op grond van anamnese en lichamelijk onderzoek. Dit is een van de moeilijkste onderdelen van ons vak!

Ons doel bij de patiënt met borstklachten is:

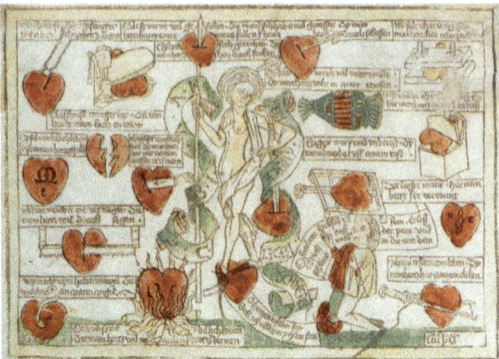

◘ **Figuur 1.1** Manifestaties van hartzeer (houtsnede van Casper von Regensburg, circa 1485: Venus und der Verliebte).

- snelle herkenning en behandeling van hartinfarct (acuut coronair syndroom = ACS);
- snelle herkenning van andere levensbedreigende oorzaken van borstklachten:
    - *Longembolie,*
    - *Aortadissectie,*
    - *Spanningpneumothorax,*
    - *Tamponade;*
- geen onnodige ziekenhuisopname van patiënten met een onschuldige oorzaak van borstklachten.

Voor een goede inschatting van de oorzaak van klachten is het nodig om kennis te hebben van de prevalentie van een bepaalde aandoening (bijv. hartinfarct of angina pectoris) in de populatie waartoe de patiënt behoort (▶ voor borstklachten ◘ tabel 1.2). De prevalentie van kransslagaderlijden is afhankelijk van geslacht, leeftijd en risicofactoren voor kransslagaderlijden. Zie ook bij Diagnostische nauwkeurigheid in de Inleiding.

In de huisartspraktijk is veruit de meest voorkomende oorzaak van borstklachten: afwijkingen van de thoraxwand, op afstand gevolgd door angina pectoris (◘ tabel 1.3).

Angina pectoris betekent pijn op de borst (Latijn: angor pectoris); de term wordt echter alleen gebruikt voor pijn op de borst die wordt veroorzaakt door myocardischemie. Angina pectoris werd voor het eerst beschreven door William Heberden in 1768:

1.1 · Borstklachten

Tabel 1.1 Differentiaaldiagnose van borstklachten

cardiovasculair	pulmonaal	skelet	gastro-intestinaal	overig
pericarditis myocarditis	longembolie	costochondritis (Tietze)	oesofagitis gastritis maagulcus zuurbranden	herpes zoster (vóór de huiduitslag)
aortadissectie aneurysma	pleuritis pneumonie		pancreatitis	costochondritis (syndroom van Tietze)
AS/HCM, enzovoort	pneumothorax		cholecystitis	psychiatrisch, angststoornis

AS = aortaklepstenose; HCM = hypertrofische cardiomyopathie.

Tabel 1.2 Pretestwaarschijnlijkheden bij patiënten met borstklachten (gemodificeerd naar de ESC Guidelines 2013).[1,2]

	klassieke angina pectoris		atypische angina pectoris		niet-angineuze klachten	
leeftijd	mannen	vrouwen	mannen	vrouwen	mannen	vrouwen
30–39	59	28	29	10	18	5
40–49	69	37	38	14	25	8
50–59	77	47	49	20	34	12
60–69	84	58	59	28	44	17
70–79	89	68	69	37	54	24
> 80	93	76	78	47	65	32

Tabel 1.3 Diagnosen in % bij patiënten met borstklachten in de huisartsenpraktijk.

Afwijking	Klinkman[3]	Lamberts[4]	Svavarsdóttir[5]
	n=396	n=1875	n=190
borstwand	36	45	49
cardiaal	16*	22**	18
gastro-intestinaal	19	2	4
psychiatrisch	8	11	5
pulmonaal	5	3	6
longembolie			2
andere/geen diagnose	16	17	16

*13% acuut hartinfarct, 87% angina pectoris.
**29% hartinfarct, 37% angina pectoris (gemodificeerd naar de ESC Guidelines 2002)[6]

》 There is a disorder of the breast, marked with strong and peculiar symptoms, considerable for the kind of danger belonging to it, and not extremely rare…
…The seat of it, and sense of strangling and anxiety with which it is attended, may make it not improperly be called: Angina Pectoris. 《

Aangezien borstklachten potentieel een levensbedreigende oorzaak kunnen hebben (bijv. acuut coronair syndroom (myocardinfarct), dissectie van de aorta, grote longembolie) wordt met de anamnese hiermee rekening gehouden. Is er sprake van acute pijn op de borst? (figuur 1.2). Is er sprake van instabiele angina pectoris of van stabiele angina pectoris? (tabel 1.4).

Acuut coronair syndroom (ACS; myocardinfarct) gaat vaak samen met een heftiger pijn dan bij angina pectoris en duurt meestal langer dan 20 minuten.

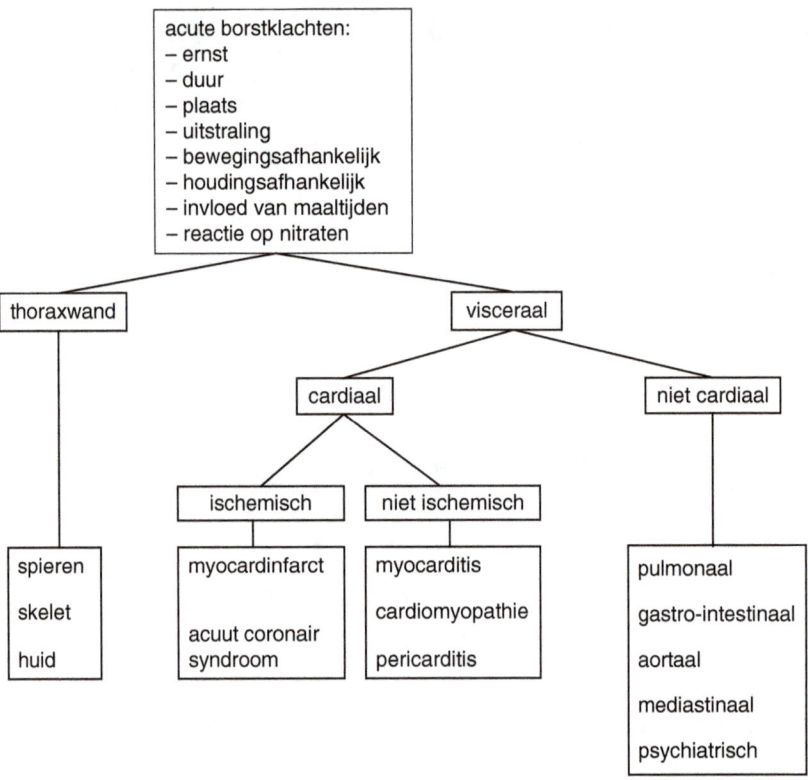

Figuur 1.2 Algoritme voor de diagnose acute borstklachten (gemodificeerd naar ESC Guidelines 2002).[6]

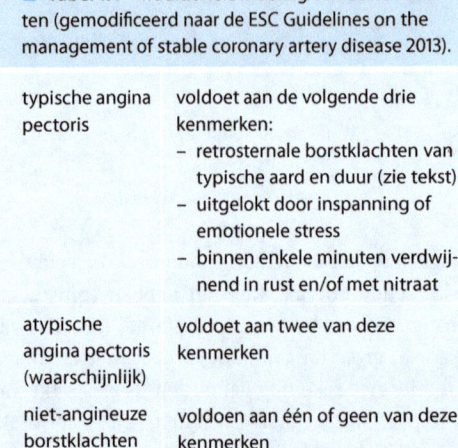

Tabel 1.4 Traditionele indeling van borstklachten (gemodificeerd naar de ESC Guidelines on the management of stable coronary artery disease 2013).

typische angina pectoris	voldoet aan de volgende drie kenmerken: – retrosternale borstklachten van typische aard en duur (zie tekst) – uitgelokt door inspanning of emotionele stress – binnen enkele minuten verdwijnend in rust en/of met nitraat
atypische angina pectoris (waarschijnlijk)	voldoet aan twee van deze kenmerken
niet-angineuze borstklachten	voldoen aan één of geen van deze kenmerken

De pijn wordt dikwijls als 'niet te verdragen' beschreven. Meestal heeft de patiënt een drukkende, zware, benauwde pijn. De pijn straalt vaak uit naar schouders, nek of armen. Er zijn vaak bijkomende symptomen zoals misselijkheid, braken, duizeligheid, zweten, zwakte, hartkloppingen en kortademigheid. De pijn kan echter ook onbeduidend of zelfs afwezig zijn. Ook kan de pijn door de patiënt worden toegeschreven aan bijvoorbeeld het maag-darmkanaal.

Swap e.a.[7] hebben een systematische review van de literatuur verricht naar de waarde en beperkingen van anamnestische gegevens bij patiënten verdacht van een ACS. In deze studie blijken de LR's van verschillende anamnestische gegevens voor de diagnose ACS tussen 0,2 en 4,7 te liggen.

Er is een hogere LR (> 1; ACS waarschijnlijker) bij: uitstraling van pijn naar armen of schouders, optreden bij inspanning, vegetatieve verschijnselen, gelijkenis van pijn met de pijn bij eerder bewezen coronairlijden en een drukkend gevoel. Vaak ervaart de patiënt de klacht niet als pijn maar als druk.

Er is een lage LR (< 1; ACS minder waarschijnlijk) bij een pleuritisch karakter van de pijn (dat wil zeggen ademhalingsgebonden pijn of pijn bij hoesten), houdingsafhankelijkheid, een stekende pijn, of opwekbare pijn bij drukken op de thorax. Pijn die vaker optreedt en niet gerelateerd is aan inspanning of emoties of die gelokaliseerd is in een klein gebied onder de mammae, die vele uren of enkele seconden duurt, heeft ook een vrij lage LR voor ACS.

Eén op de drie patiënten met een ACS heeft géén pijn op de borst.[8] Deze patiënten met een ACS presenteren zich met: kortademigheid, vegetatieve verschijnselen (zweten, misselijkheid, braken), plotse ernstige moeheid, of syncope in combinatie of als enig symptoom. Ze kunnen zich ook pas in een later stadium presenteren met de complicaties van een ACS.[9] Atypische klachten komen vooral voor bij vrouwen, ouderen en patiënten met diabetes mellitus, doorgemaakt ischemisch cerebrovasculair accident (CVA) en/of hartfalen. In een subgroep van patiënten met al deze risicofactoren was het percentage met atypische klachten zelfs 63%.[8]

Instabiele angina pectoris kan veroorzaakt worden door een plaqueruptuur met vergrote kans op een infarct. Het dient daarom snel herkend te worden. Het kan zich presenteren als klassieke angina pectoris, maar dan in rust waarbij de aanvallen van angina pectoris langer duren, tot wel 20 minuten. Het kan zich ook voordoen als een snel toenemende klassieke angina pectoris (ernst, duur en frequentie) bij een tevoren stabiele angina pectoris.[2] Instabiele AP in de vorm van een toename van tevoren aanwezige stabiele AP kan ook ontstaan zonder plaqueruptuur, maar door een toename van de zuurstofbehoefte van het myocard (bijv. door anemie of door atriumfibrilleren) of door subendocardiale ischemie door toename van de einddiastolische druk in de linkerventrikel bij hartfalen.

Stabiele angina pectoris (tabel 1.4) bevindt zich gewoonlijk midden voor op de borst, maar is op veel andere plaatsen mogelijk (bovenbuik, kaken, schouders, armen). De klachten kunnen uitstralen naar linker- of rechterarm of naar de nek. Meestal wordt het met de hele hand op de borst aangewezen. Het is zeer ongebruikelijk dat pijn die met één vinger wordt aangewezen cardiaal van oorsprong is. De meestal als een drukkend, zwaar, knijpend gevoel gepresenteerde klachten onderscheiden angina pectoris vrij goed van andere oorzaken van pijn op de borst. Soms echter wordt angina pectoris omschreven als krampend, brandend of 'niet uit te leggen'.

Gevraagd naar 'pijn' zullen veel patiënten met angina pectoris pijn ontkennen. Een betere vraag zou daarom kunnen zijn: 'Heeft u wel eens een drukkend gevoel op de borst (een gevoel alsof er een olifant op de borst staat)?' En zo ja: 'Moet u er iets voor doen om die klachten te krijgen?', en: 'Wat kunt u doen om de klachten te laten afnemen?'. Een goede aanvullende vraag kan duidelijk maken hoe belangrijk de klacht voor de patiënt is: 'Wordt u door die klachten beperkt in uw dagelijkse bezigheden?' 'Stopt u met waar u mee bezig bent als u die klachten krijgt?' Deze vragen leveren aanmerkelijk meer informatie op dan de vraag 'Kunt u de ernst van de klachten aangeven op een schaal van 1 tot 10?' (een patiënt zal zich op deze vraag niet graag een onvoldoende geven, dus het wordt minstens een 6!). De schaal 1-10 vraag is voor een eerste consult dus niet zo geschikt. De 'schaalvraag' kan prima gebruikt worden bij opvolgende consulten om achter de wijziging van de ernst te komen. Bij de evaluatie van pijnklachten dient ook bedacht te worden dat er geen goede relatie is tussen de ernst van de pijn en de ernst van de onderliggende kransvatpathologie.

De ernst van klachten van hartpatiënten wordt tijdens de anamnese beoordeeld aan de hand van de beperkingen die de patiënt bij verschillende gradaties van inspanning ondervindt. Hiervoor wordt de New York Heart Association (NYHA) functionele klasse gebruikt, die toepasbaar is voor diverse cardiale symptomen zoals bijvoorbeeld angina pectoris, kortademigheid, moeheid en hartkloppingen (tabel 1.5).

Angina pectoris begint nooit met maximale intensiteit, er is altijd een kortdurende opbouwperiode. Klassieke angina pectoris duurt korter dan 10 minuten, gewoonlijk zelfs minuten korter.[2] Als de patiënt vindt dat het langer duurt, is er dikwijls sprake van een relatief kortdurende maar belangrijke klacht die wordt gevolgd door een langer durend gevoel van onwelbevinden. De ernst van de klacht varieert sterk. Bij de anamnese moet in aanmerking worden genomen dat de patiënt leert uitlokkende factoren te vermijden en dat daarmee de klachten

Tabel 1.5 Classificering van de ernst van symptomen bij hartpatiënten volgens de New York Heart Association.[10]	
NYHA-klasse	symptomen
I	geen symptomen en geen beperkingen tijdens normale lichamelijke activiteiten
II	geringe symptomen (geringe kortademigheid en/of angina pectoris) met lichte beperkingen tijdens normale activiteiten
III	aanzienlijke beperkingen van activiteiten als gevolg van symptomen, zelfs tijdens lichtere activiteiten dan normaal, bijvoorbeeld maar een klein stukje lopen (20-100 m), totdat klachten optreden
IV	ernstige beperkingen; symptomen zelfs in rust; vaak of meestal is de patiënt bedlegerig

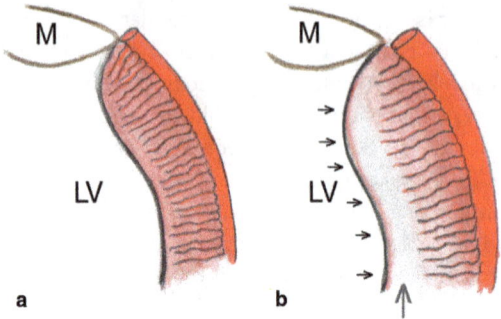

Figuur 1.3 Schematische weergave van de oorzaak van angina pectoris bij ernstige aortastenose (AS). a: vroegdiastolische perfusie van het myocard van een normaal hart. b: linkerventrikel (LV)-hypertrofie met verhoogde diastolische druk (en wandspanning) bij ernstige AS. De grote coronaire arteriën zijn goed ontwikkeld door de jarenlang toegenomen vraag naar coronaire perfusie. Relatief zijn er minder capillairen. In de vroegdiastolische fase is de vulling met name in het subendocardiale gebied onvoldoende (grijs gebied, verticale pijl), mede door de verhoogde wandspanning (horizontale pijlen). Dit veroorzaakt bij een korte diastolische vullingstijd angina pectoris. M: mitralisklepring.

afnemen (maar de ernst van de ziekte niet). Uitlokkende factoren zijn bijvoorbeeld fysieke inspanning zoals wandelen, fietsen en klimmen, maar ook kou, tegenwind, spanning op het werk of thuis, ruzie, seks, een zware maaltijd.

Bij een tweede gesprek is het belangrijk te informeren naar het effect van medicatie. Nitroglycerine sublinguaal (s.l.) kan een nuttig testmiddel zijn. Als binnen 2 minuten na nitroglycerine afname van de borstklachten optreedt, pleit dit voor angina pectoris. Het is hierbij essentieel om de patiënt zelf te laten vertellen hoe lang het duurt voor de borstklachten op nitroglycerine s.l. zijn verdwenen (ook al kan de patiënt dat nog zo lastig vinden) en niet behulpzaam te zijn door een tijdsduur voor te zeggen. Nitroglycerine s.l. is echter niet werkzaam bij alle patiënten met angina pectoris. Een positieve reactie op nitroglycerine s.l. is ook niet geheel specifiek voor angina pectoris. Nitroglycerine s.l. kan ook verlichting geven bij andere oorzaken van pijn op de borst, bijvoorbeeld oesofagusspasmen.

Inspanningsgebonden angina pectoris kan ook bestaan zonder dat er sprake is van kransvatafwijkingen. Dit is met name het geval bij aortaklepstenose (AS): uit tien onderzoeken (1968-1983) blijkt angina pectoris zonder kransvatafwijkingen in 53% (27-67%) van de patiënten met aortastenose (AS) voor te komen.[11] Aangezien deze patiënten ernstige AS hadden, is iedere vorm van antiangineuze therapie potentieel levensgevaarlijk. Van een patiënt met angina pectoris en een systolische souffle dient dan ook eerst de ernst van een eventuele AS geëvalueerd te worden alvorens therapie te geven.

De oorzaak van angina pectoris bij ernstige AS is niet een eventuele lagere cardiac output door de ernstige vernauwing van het aortaklepostium waardoor de kransvaten minder zouden worden geperfundeerd (figuur 1.3). Immers, de kransvaten vullen zich systolisch nauwelijks tot niet (soms stroomt het bloed systolisch zelfs even terug uit de kransslagaderen naar de aorta), maar bloedstroom in de kransslagaderen vindt diastolisch plaats. De oorzaak van de ischemie is gelegen in de verhoogde zuurstofbehoefte door de drukbelasting van de LV, de concentrische LV-hypertrofie waardoor de capillairdichtheid is afgenomen, in combinatie met de verhoogde wandspanning waardoor de perfusie wordt bemoeilijkt, vooral in het subendocardiale gebied,[12] en de afgenomen diastolische perfusietijd (klachten bij inspanning). Hoewel het na aortaklepvervanging nog maanden tot jaren kan duren voordat de hypertrofie duidelijk is afgenomen, is de angina pectoris direct postoperatief verdwenen.[13] Angina pectoris zonder afwijkingen aan de epicardiale coronaire arteriën kan ook voorkomen bij ernstige, lang bestaan hebbende hypertensie, zeer ernstige anemie, thyreotoxicose en bij tachycardie met zeer hoge hartfrequentie.

De pijn bij *aortadissectie* wordt beschreven als een plotse, zeer ernstige, scheurende pijn die tussen de schouderbladen begint en kan uitstralen over de rug naar beneden tot in de buik en de benen of naar de borst. Een dissectie die begint vlak boven de aortaklep kan echter heel goed alleen borstklachten geven en uitstralen naar de hals.

Wanneer er ook sprake is van pijn in een extremiteit (als gevolg van een doorbloedingsstoornis door een stenoserende intimaflap), is een dissectie zeer waarschijnlijk. Samen met de pijn kunnen syncope, symptomen van hartfalen en CVA voorkomen.[14]

Klompas e.a.[15] verrichtten een systematische review betreffende de nauwkeurigheid van onder andere de anamnese voor het stellen van de diagnose aortadissectie. Gouden standaard voor de diagnose was dissectie aangetoond bij chirurgie, obductie, MR-angiogram, CT-scan of transoesofageaal echocardiogram. Opvallend was dat op één na alle studies retrospectief waren en slechts vier studies een controlegroep bevatten. Uit dit review bleek dat het overgrote deel van de patiënten zich presenteert met thoracale pijn (sensitiviteit 90%) die zeer hevig is (sensitiviteit 90%) en plotseling ontstaat (sensitiviteit 84%). De aanwezigheid van scheurende pijn (LR+ 1,2-10,8) of migrerende pijn (LR+ 1,1-7,6) is waarschijnlijk wel van waarde, maar moet verder bevestigd worden in prospectieve studies.

De afwezigheid van plotseling ontstane hevige pijn maakt aortadissectie veel onwaarschijnlijker (LR– 0,3; 95% CI 0,2-0,5).

Men moet extra bedacht zijn op aortadissectie bij predisponerende factoren zoals aortadilatatie, hypertensie, bicuspide aortaklep, coarctatio aortae, Marfan-syndroom en eerdere aortaklepvervanging.

De pijn bij *pericarditis* kan hetzelfde zijn als die bij een myocardinfarct, inclusief uitstraling. De pijn wordt echter dikwijls als scherp beschreven, waarbij de intensiteit toeneemt in liggende houding (de patiënt zit dus liever) of bij inademen of liggen op de linkerzijde. Dikwijls voelt de patiënt zich koortsig en ziek en moet hoesten; vaak is er ook sprake van spierpijn. Veel pericardvocht veroorzaakt kortademigheid en uiteindelijk kunnen *tamponade*verschijnselen ontstaan (lage bloeddruk, snelle pols, verhoogde centraalveneuze druk en pulsus paradoxus; ▶ par. 4.1.6).[16]

De pijn bij *mitralisklepprolaps* (mitral valve prolapse = MVP) kan lijken op angina pectoris, maar is gewoonlijk niet inspanningsgebonden en kan ook veel langer duren.[17,18] De pijn is dikwijls scherp. De patiënt kan ook klagen over moeheid, hartkloppingen en kortademigheid. De bevindingen bij auscultatie van het hart en het elektrocardiogram (ECG) helpen bij de differentiatie.

De pijn bij *longembolie* is klassiek een acute scherpe pijn in de borst die vastzit aan de ademhaling. Deze pleuritische pijn komt echter bij slechts 40-48% van de patiënten met longembolie voor.[19] De pijn gaat dikwijls gepaard met dyspnoe, bloed ophoesten, cyanose en tachycardie. Deze typische combinatie van symptomen bestaat eigenlijk alleen wanneer de embolie een groot longinfarct veroorzaakt. Veel vaker echter komen meerdere kleine longembolietjes voor waarbij *onverklaarde dyspnoe op de voorgrond staat* en de diagnose veel lastiger wordt. Aangezien diepe veneuze trombose meestal de oorzaak is, is informatie over risicofactoren hiervoor van belang: postoperatief, immobilisatie, maligniteit, obesitas, zwangerschap enzovoort.[20]

In een prospectieve multicenter-studie uit Nederland (Christopher-studie)[21] is gebleken dat een eenvoudig klinisch besliskundig model waarin enkele anamnestische en fysisch-diagnostische gegevens worden gebruikt, zeer behulpzaam is bij de diagnostiek van longembolie (◘ tabel 1.6).

Een score van < 4 maakt een longembolie onwaarschijnlijk. Als de score < 4 is wordt nog een D-dimeerbepaling gedaan. Indien deze negatief is, wordt de diagnose longembolie verworpen. Indien op klinische grond een longembolie waarschijnlijk is (score ≥ 4) of bij verhoogd D-dimeer in combinatie met een score < 4 wordt een spiraal CT-scan gedaan.

Een *spontane pneumothorax* geeft dikwijls pijn aan één thoraxhelft die vastzit aan de ademhaling. Dyspnoe staat meestal op de voorgrond. Als er

◨ **Tabel 1.6** Klinisch besliskundig model met enkele anamnestische gegevens en bevindingen bij lichamelijk onderzoek dat zeer behulpzaam is bij de diagnostiek van longembolie. DVT: diepe veneuze trombose.

bevinding	Score
klinische tekenen/symptomen van DVT, d.w.z. licht verdikt been en pijn bij palpatie van de diepe beenvenen	3
geen andere meer waarschijnlijke diagnose voor thoracale pijn	3
hartfrequentie > 100/min	1,5
immobilisatie in de laatste 4 weken	1,5
eerdere DVT of longembolie	1,5
hemoptoë	1
kanker waarvoor behandeling in laatste 6 maanden	1

meer lucht in de borstkas wordt aangezogen dan de borstkas weer verlaat spreekt men van een spanningspneumothorax. Bij een spanningspneumothorax neemt de druk in de aangedane helft van de borstkas snel toe en ontstaat als gevolg van afknellen van de grote vaten door verplaatsing van het hart naar de gezonde zijde een obstructieve shock.

Ook pijn bij *pleuritis* zit vast aan de ademhaling. De patiënt heeft dikwijls last van hoesten wat ook heel pijnlijk kan zijn.

De pijn bij *borstwandafwijkingen* kan veroorzaakt worden door bot, kraakbeen en spieren en heel divers zijn. De pijn zit vast aan beweging en wordt dikwijls met één vinger aangewezen. Een vorm hiervan is *costochondritis (syndroom van Tietze)* waarbij het kraakbeen tussen ribben en borstbeen ontstoken is. In de vroege fase van *herpes zoster* kunnen pijnklachten van de huid bestaan, nog vóórdat huidafwijkingen zichtbaar worden.

Hyperventilatie kan pijn op de borst veroorzaken, maar kortademigheid staat dikwijls op de voorgrond. Daarnaast zijn er vaak kramp in de handen/vingers en/of tintelingen om de mond. Vaak is de patiënt duizelig. Men zal deze diagnose pas in laatste instantie overwegen en dan vooral bij jonge vrouwen zonder aanwijzingen voor enige andere pathologie.

Gastro-intestinale afwijkingen (refluxoesofagitis, oesofagusspasmen, pyrosis, hernia diaphragmatica, maag- of duodenumulcus, cholecystitis, pancreatitis) kunnen zich presenteren als pijn op de borst. Meestal geven bijkomende klachten echter wel een hint voor de oorzaak. De pijn bij refluxoesofagitis is brandend, retrosternaal, soms uitstralend tussen de schouderbladen, optredend bij slikken of gerelateerd aan de maaltijd of toenemend bij liggen.

Oesofagusspasmen kunnen (net als angina pectoris) optreden tijdens stress en ook afnemen/verdwijnen met Nitrobaat.

Bij *psychiatrische beelden*, vooral bij depressies, kan een pijnlijk zwaar gevoel in de borst gemeld worden dat meestal continu aanwezig is. Er is geen relatie met inspanning.

- Vragen die gesteld kunnen worden tijdens de anamnese van borstklachten (◨ tabel 1.7):
– *Wat voor gevoel is het? (drukkend, pijnlijk, scherp, stekend, zeurend, zwaar, krampend, enz.)*
Doorbloedingsstoornissen door kransvatvernauwingen veroorzaken meestal een drukkend gevoel of een pijnlijk gevoel. Een scherpe pijn past beter bij pericarditis (grieperig gevoel?, koorts?), maar ook bij een dissectie van de aorta (tevens klachten passend bij arteriële obstructie van de extremiteiten zoals pijn, kou, gevoelsvermindering?). Of klachten passend bij carotisobstructie: syncope? Een scherpe pijn wordt soms ook gemeld wanneer er een MVP blijkt te bestaan en geen andere oorzaak kan worden gevonden; bij deze verdenking wordt ook gevraagd naar hartkloppingen. Een stekende pijn wordt dikwijls veroorzaakt door een borstwand'probleem' (musculeus, neuromusculair). Onthoud zorgvuldig welke term de patiënt gebruikte voor de klacht. Wanneer de patiënt klaagt over een drukkend gevoel moet de dokter in de samenvatting niet de term 'pijn' gebruiken.
– *Heeft u het nu ook?*
Deze vraag wordt vaak vergeten, maar kan bijzonder veel informatie opleveren.
– *Wanneer had u dat gevoel voor het eerst?*

Tabel 1.7 Schematische weergave van de belangrijkste borstklachten, gerangschikt naar orgaan, syndroom, klinische beschrijving en belangrijkste onderscheidende kenmerken. Behoudens de in de in deze tabel genoemde differentiaaldiagnose kan ook sprake zijn van minder acuut bedreigende aandoeningen zoals slokdarm-, maag- of galblaaspathologie, pancreatitis, costochondritis, gordelroos of een paniekaanval (zie tekst).

Anamnese bij borstklachten			
orgaan	syndroom	klinische beschrijving	belangrijkste onderscheidende kenmerken
cardiaal	angina pectoris (AP)	retrosternale druk of pijn of brandend gevoel uitstralend naar nek, kaak, epigastrium, schouders, een of beide armen	opgewekt door inspanning, koude, emotie duur < 2 tot 10 min
	rust AP of instabiele AP	zelfde als AP maar heviger	meestal < 20 min; verlaagde inspanningstolerantie
	acuut myocardinfarct	zelfde als AP maar heviger	plots begin, meestal ≥ 30 min vaak gepaard met kortademigheid, misselijkheid, braken en/of zweten
	pericarditis	scherpe, pleuritische pijn, verergerd door liggen en diep inademen, en afnemend bij (voorover) zitten, variabele duur	pericardwrijven
vasculair	aortadissectie	heftige, scheurende pijn, plots beginnend voor in de borst, uitstralend naar de rug, of zelfs tot in de buik/benen	heftige, continue pijn vaak hypertensie, bicuspide klep of Marfan-syndroom in voorgeschiedenis
	longembolie	plotseling beginnende dyspnoe en pijn, vaak vast aan de ademhaling bij longinfarct	dyspnoe, tachypnoe, tachycardie, rechtsdecompensatie
	pulmonale hypertensie	retrosternale druk en dyspnoe, verergerend door inspanning	pijn met dyspnoe en soms duizelig bij inspanning
pulmonaal	pleuritis en/of pneumonie	pleuritische pijn (toenemend bij ademhaling en hoesten) in aangedane gebied	pleuritische pijn lateraal met dyspnoe; koorts, hoesten
	spontane pneumothorax	plots begin van eenzijdige pleuritische pijn met dyspnoe	abrupt begin van dyspnoe en pijn

Handige vraag hierbij die vaak de voorgeschiedenis nauwkeuriger vertelt en het begin van de klachten beter afbakent: 'Was u voor die tijd helemaal goed gezond?'
- Hoe vaak heeft u het gehad? Gedurende wat voor periode? Komt het steeds vaker voor? Is het per keer steeds even erg?
- Hoe begint dat gevoel? Komt het plotseling in volle hevigheid opzetten? Komt het langzaam opzetten?
- Moet u er iets voor doen om het te krijgen? Klassiek voor angina pectoris is het inspanningsgebonden karakter van de klacht. Soms is emotie een oorzaak en zelden ontstaan de klachten ogenschijnlijk zonder enige aanleiding; vaak is er dan sprake van hyperventilatie, soms van coronaire spasmen.
- Kunt u de klachten voorspellen in de zin van 'als ik dit of dat doe krijg ik er last van?'

Inspanning is de meest voorkomende oorzaak van angina pectoris. Daarnaast wordt gevraagd naar overgang warmte-koude, invloed van warme maaltijden en andere factoren die een vergrote arbeid van het hart vragen. Een endocriene oorzaak voor vergrote hartarbeid is hyperthyreoïdie (gewichtsverloop?, zenuwachtigheid?, gejaagdheid?, zweten?, hartkloppingen?).

- *Hoe lang duurt het gevoel?*
Het is beter geen tijden te suggereren zoals de 10-minutengrens voor de differentiatie tussen angina pectoris en bijvoorbeeld myocardinfarct; ze worden snel door een patiënt aangegrepen als antwoord, vaak omdat patiënt meent dat die duur dan het beste past bij de diagnose waaraan de dokter denkt.
- *Kunt u aanwijzen waar dat gevoel zit?*
Klassiek voor angina pectoris: de hele hand wordt midden op de thorax gelegd. Als een patiënt de klacht met één vinger aanwijst, is een cardiale oorzaak hoogst onwaarschijnlijk. Maar alles kan: een patiënt met een myocardinfarct had ooit als enige klacht pijn aan de kin.
- *Gaat dat gevoel ook ergens naartoe?*
Dit is een betere vraag dan 'Straalt het ook uit'; het komt nogal eens voor dat patiënten niet weten wat met uitstralen wordt bedoeld. Het is beter om niet voorbeelden te noemen zoals: 'Gaat het gevoel ook naar de linkerarm?'
- *Kunt u iets doen om de klachten te laten afnemen?*
Hier wordt niet alleen bedoeld 'stoppen met inspannen', maar ook de lichaamshouding of de stand of beweging van de thorax: spieren, ribben, ademhaling, medicatie, enzovoort.
- *Zijn de klachten houdingsafhankelijk?*
Als de klachten erger zijn bij liggen en afnemen bij zitten, is pericarditis waarschijnlijk. Vraag dan ook naar grieperig gevoel en koorts.
- *Heeft de ademhaling invloed op de klachten?*
Deze vraag is beter en opener dan de vraag die vaak gesteld wordt: 'Wordt het ook erger bij inademen?' Als die relatie bestaat volgen differentiërende vragen over de thoraxwand (spierpijn?, pijn van kraakbeen of ribben?, trauma?); bij mogelijke longembolie vragen naar klachten van de kuiten, passend bij veneuze trombosering (pijn in een kuit?, dikke kuit?).
- *Heeft u wel eens bloed opgehoest?, hoe zag het eruit?, puur bloed?, donkerrood of lichtrood?, streepjes bloed?, schuimend roze?*
- *Kunt u de ernst van de klachten aangeven op een schaal van 1 tot 10?*
Deze vraag wordt nogal eens gesteld, maar is niet zo geschikt tijdens de anamnese bij een eerste consult. Patiënten delen vaak achteraf desgevraagd mee dat ze zichzelf niet graag een onvoldoende (dus lager dan 6) geven, omdat dokter dan misschien de klacht niet serieus neemt. Deze pijnscore en de VAS-score *(visual analogue scale)* is geschikt voor research doeleinden na een uitleg over het belang van de vraag of voor inschatten van het beloop van de ernst van de klachten.
- *Zijn er nog andere klachten tegelijk met de borstklachten? Zo ja, welke van de klachten begint het eerst?*
Bijvoorbeeld hartkloppingen (zie verder) die misschien zelfs wel (mede) de oorzaak waren; hartkloppingen waren er dan eerst. Bijvoorbeeld kortademigheid (zie verder), misschien wel gebaseerd op hyperventilatie. De kortademigheid zal dan eerder begonnen zijn dan de borstklachten.

■■ **Vervolgens worden de vragen gesteld die verband houden met de risicofactoren voor hart-vaatlijden:**
- *Rookt u?, sinds wanneer?, hoeveel?, gebruikt u alcohol (zo ja, hoeveel?), wat is uw gewicht?, kent u uw lengte?, wat doet u aan beweging?, wat voor soort beweging en hoeveel tijd per dag/week?, ondervindt u stress thuis of op het werk?, heeft u ooit hartproblemen gehad?, heeft u suikerziekte?, weet u of u hoge bloeddruk heeft?, heeft u een hoog cholesterol?, komen de klachten die u nu heeft in uw familie voor (ouders, ooms, tantes?, hoeveel broers/zussen heeft de patiënt?, komen bij hen hartklachten voor?, suikerziekte?, hoge bloeddruk?, te hoog cholesterol?).* Als patiënt op de vraag 'komt het ook in de familie voor?' ontkennend antwoordt, kan hij/zij geen broers/zussen hebben of bijvoorbeeld 14. Het aantal bepaalt de waarde van het antwoord,

dus vraag altijd eerst hoeveel broers/zussen patiënt heeft.

Differentiërende vragen bij pijn of druk op de borst zijn gericht op andere tracti dan de tractus circulatorius: naast de hierboven genoemde anamnese kan nog specifiek worden gevraagd naar klachten passend bij *oesofagusspasmen, pyrosis, hernia diafragmatica, galblaasafwijkingen en pancreatitis.*

1.2 Kortademigheid

Dyspnoe betekent 'bemoeilijkte ademhaling' (zich op hinderlijke wijze bewust worden van de noodzaak tot ademhalen). De patiënt kan dit gevoel op diverse manieren omschrijven: kortademig, afgesneden adem, benauwd, verstikking, piepende ademhaling, enzovoort. Het is vrij moeilijk dyspnoe door cardiale oorzaken te onderscheiden van dyspnoe door andere vooral pulmonale oorzaken. Een combinatie van dyspnoe met hoesten, sputum opgeven, roken en piepen maakt een pulmonale oorzaak waarschijnlijker; ook hebben deze patiënten gewoonlijk geen probleem met platliggen. Dyspnoe bij hyperventilatie heeft dikwijls een relatie met spanning en angst (vooral bij jonge mensen); de patiënt klaagt vaak ook over tintelingen of een doof gevoel in de vingers of om de mond, duizeligheid en een droge mond.

Vragen die aan de patiënt met mogelijk hartfalen gesteld worden, volgen uit de symptomen en verschijnselen die typisch zijn voor hartfalen. Hierbij dient bedacht te worden dat dyspnoe op basis van veneuze longvaatstuwing ook voorkomt zonder dat er sprake is van een slechte ventrikel; een goed voorbeeld is mitralis(klep)stenose (MS).

De ernst van de klachten wordt ingedeeld volgens de NYHA-klasse (◘ tabel 1.5).

Als de klachten ontstaan bij inspanning: '*Hoe zwaar moet u zich inspannen voordat u kortademig wordt?*'

Als klachten ontstaan bij liggen en de patiënt daarom liever met het bovenlichaam hoger gaat liggen: '*Op hoeveel kussens slaapt u?*' (orthopnoe). Omdat patiënt ook uit gewoonte op meerdere kussens kan slapen, zijn aanvullende vragen nodig: '*Waarom slaapt u op meerdere kussens?, sinds wanneer doet u dat?, wordt u 's nachts wel eens plotseling kortademig wakker?*' (paroxismale nachtelijke dyspnoe).

Bij longoedeem (astma cardiale) kan de patiënt rochelen (pruttelende ademhaling) en kan hij schuimend sputum opgeven. In het sputum is vaak bloed aanwezig en het heeft dan een schuimend, roze aspect. Bloed ophoesten past met name bij longembolie en mitralisstenose (MS) of pulmonale hypertensie.

Hart of long?

Bij de kortademige patiënt is het van belang om snel onderscheid te maken tussen een cardiale of pulmonale oorzaak. Wang e.a.[22] deden een systematische review naar de waarde van anamnestische gegevens voor de diagnose van hartfalen.

De meest bruikbare anamnestische gegevens zijn:

Voorgeschiedenis van hartfalen (LR+ 5,5; 95%CI 4,1-8), myocardinfarct (LR+ 3,1; 95%CI 2-4,9) of coronarialijden (LR+ 1,8; 95%CI 1,1-2,8). Daarentegen maakt de afwezigheid van een dergelijke voorgeschiedenis hartfalen minder waarschijnlijk.

Klachten van paroxismale nachtelijke kortademigheid (LR+ 2,6; 95%CI 1,5-4,5), orthopneu (LR+ 2,2; 95%CI 1,2-3,9) of dyspnoe d'effort (LR+ 1,3; 95%CI 1,2-1.4).

- **Vragen die gesteld kunnen worden tijdens de anamnese van kortademigheid:**
- *Sinds wanneer heeft u er last van? Was u voor die tijd goed gezond? Is het veranderd, vaker, minder vaak, erger geworden, minder erg?*
- *Moet u er iets voor doen om kortademig te worden?*
Indien bij inspanning: *Bij wat voor soort inspanning heeft u dat?, heeft u het al bij gewone dagelijkse bezigheden?, alleen bij zware inspanning?, wanneer is u dat voor het eerst opgevallen?, hoe was het beloop van de ernst van kortademigheid in de tijd?*
- *Bent u wel eens kortademig terwijl u niets bijzonders doet?*

Zo ja: *Onder welke omstandigheden komt dat voor?* Bij mogelijke hyperventilatie: *Heeft u daarbij last van duizeligheid?, voelt u dan ergens anders ook wat bijzonders?, heeft u daarbij wel eens een strak gevoel om de mond?, merkt u bij die kortademigheid wel eens een vreemd gevoel in de vingers?* (Pas op het woord 'tintelingen' te laten vallen: veel patiënten kennen de relatie met hyperventilatie en denken dan dat de dokter het in het psychische vlak zoekt).
- *Heeft u er 's nachts wel eens last van?*
Zo ja: *Wordt u daar dan wakker van?* Aanvullende vragen: *Op hoeveel kussens slaapt u?* Als het er meerdere zijn: *Hoe lang slaapt u al op … kussens, en waarom?*
- *Moet u ook hoesten? Is het een droge hoest? Hoest u wat op?* Zo ja: *Wat geeft u op? wat is daarvan de kleur?, bekijkt u wel eens wat u opgeeft of slikt u het altijd door?, hoest u wel eens bloed op?* Zo ja: *Hoe ziet dat eruit?, hoeveel is het?, moet u 's nachts ook hoesten?, heeft u koorts?* Ongeacht het antwoord: *Heeft u uw temperatuur gemeten?*
- *Heeft u last van piepen tijdens het ademen?*
- *Heeft u wel eens bloed opgehoest?, hoe zag het er uit?, puur bloed?, donkerrood of lichtrood? streepjes bloed?, schuimend roze?*
- *Moet u er 's nachts uit om te plassen?* Zo ja: *Komt er dan veel?* (Patiënt kan best slecht slapen en uit verveling naar de wc gaan of prostaathypertrofie hebben.)
- *Heeft u last van dikke enkels?* Zo ja: *Op welk moment van de dag heeft u dat vooral?, zijn beide enkels dan even dik?, heeft u last van een of beide kuiten?, voelen ze erg warm aan?, zijn ze rood?*

1.3 Moeheid

Een vroeg symptoom van bijna alle hartafwijkingen is moeheid. Het is echter een weinig differentiërende klacht. In het dagelijks leven is er misschien al genoeg aanleiding voor moeheidsklachten. Het is mogelijk dat bij enige moeheid de patiënt langzaamaan zelf zijn/haar activiteiten vermindert waardoor de ernst van de klachten hem/haar minder opvalt. Veel te vaak wordt moeheid nog toegeschreven aan de leeftijd. Moeheid kan ook ontstaan door slecht of 'inefficiënt' slapen door het obstructief slaapapneusyndroom. De patiënt kan dan overdag ineens in slaap vallen.

- **Vragen die gesteld kunnen worden tijdens de anamnese van moeheid:**
- *Sinds wanneer heeft u er last van?, was u voor die tijd goed gezond?, hoe vaak komt het voor?*
- *Kunt u het voorspellen?*
- *Moet u er iets voor doen om het te krijgen?, heeft u het alleen bij inspanning?*
- *Is het in de afgelopen tijd ook veranderd?, nemen de klachten toe?, nemen de klachten af?*
- *Hoe gaat het met de moeheid gedurende de dag?, heeft u het 's morgens al bij het opstaan?*
- *Moet u vanwege moeheid normale dagelijkse bezigheden achterwege laten?*
Zo ja: *wat voor soort bezigheden?*

- ■ **Niet-cardiale oorzaken worden uitgevraagd (bijv. alles over anemie, infecties, endocriene oorzaken):**
- *Voelt u zich koud?*
- *Bent u langzaam geworden?*
- *Hoe is het met uw gewicht gegaan?*
- *Merkt u wel eens wat van het hart?* Zo ja: *Is de hartslag langzamer geworden?*
- *Heeft u het snel warm?*
- *Bent u drukker of onrustiger geworden?*
- *Merkt u wel eens wat van het hart?* Zo ja: *Is de hartslag sneller geworden?, klopt het hart regelmatig?*
- *Heeft u koorts?*

1.4 Hartkloppingen

Op de vraag '*Heeft u wel eens hartkloppingen?*' is het niet ongewoon dat een patiënt vraagt: '*Wat bedoelt u?*' De definitie van hartkloppingen kan worden verhelderd met de vraag: '*Voelt u uw hart wel eens kloppen?*', waarna het antwoord verder kan worden uitgewerkt. Ook kan men het ritme laten voordoen door te tikken op het bureau.

Bij hartkloppingen dient uitgevraagd te worden:
- snelle hartkloppingen of 'overslagen';

- begin en einde (plots of geleidelijk);
- klopt het hart regelmatig of onregelmatig (voordoen door tikken op het bureau);
- gepaard met bijverschijnselen (duizeligheid, syncope, dyspnoe, pijn of druk op de borst);
- omstandigheden waaronder ze optreden (rust, inspanning, stress, na veel alcohol);
- hoe vaak men hartkloppingen heeft, hoe lang ze duren;
- veel plassen na aanval.

Overslaan van het hart of een heel snelle hartslag worden niet altijd door een patiënt waargenomen. Dikwijls vertelt een patiënt dat het net is alsof het hart even stopt en daarna – gelukkig – weer wat sneller verdergaat; patiënt voelde zeer waarschijnlijk een postextrasystolische pauze met daarna drie of vier snellere en meer uitgesproken slagen tot alles weer normaal is.

Van groot belang om achter de oorzaak van hartkloppingen te komen is de anamnese waarbij gevraagd wordt naar het aantal episodes, de duur, de frequentie, regulair of irregulariteit, de aard van het begin en het einde en uitlokkende factoren (ESC Guidelines 2003).[23]

Paroxismale ritmestoornissen kunnen worden gemeld als hartkloppingen, moeheid, licht in het hoofd, onaangenaam gevoel op de borst, kortademigheid, presyncope en (zeldzamer) syncope.

Ongeveer 15% van de patiënten met een supraventriculaire tachycardie (SVT) heeft syncope, meestal bij het begin van de SVT maar ook wel door de lange pauze die kan ontstaan nadat de SVT abrupt eindigt. Syncope kan voorkomen bij atriumfibrilleren met geleiding over een accessoire AV-bundel, maar kan zich ook voordoen bij SVT bij bijvoorbeeld aortastenose, hypertrofische cardiomyopathie of bij cerebrovasculaire aandoeningen. De symptomen zijn afhankelijk van de ventrikelfrequentie, de onderliggende hartziekte, de duur van de SVT en van de perceptie van de patiënt. Een SVT die weken tot maanden duurt, kan een tachycardiomyopathie veroorzaken (ESC Guidelines 2003);[23] de anamnese verschuift dan richting hartfalen.

Sinustachycardie is niet paroxismaal en begint en eindigt geleidelijk. Dit geldt alleen als mogelijk afwijkend wanneer het niet uit normale inspanning is te verklaren. Infecties of volumetekort kunnen oorzaken zijn. Perioden van regulaire en paroxismale hartkloppingen die plotseling beginnen en eindigen, zijn gewoonlijk het gevolg van een AV-nodale re-entry tachycardie (AVNRT) of van een AV-re-entry tachycardie (AVRT). Als het de patiënt lukt de hartkloppingen te laten ophouden door te persen, past dit bij AVRT of AVNRT (de verhoogde vagusactiviteit remt de AV-geleiding die onderdeel is van het circuit van de hartritmestoornis, waardoor deze abrupt stopt).

Veel plassen tijdens en na de aanval van hartkloppingen wordt veroorzaakt door het vrijkomen van atriaal natriuretisch peptide (ANP) als gevolg van de verhoogde intra-atriale druk door atriale contracties tegen gesloten AV-kleppen. Dit pleit voor een supraventriculaire ritmestoornis.

Ventriculaire ritmestoornissen beginnen en eindigen gewoonlijk ook plotseling en kunnen ook gepaard gaan met presyncope en syncope. Een plotselinge collaps met bewustzijnsverlies zonder enige voorbode kan bij geleidingsstoornissen of ventriculaire ritmestoornissen passen. Het is ook mogelijk dat andere symptomen zoals borstklachten, kortademigheid en moeheid worden gemeld, die veroorzaakt zijn door een onderliggende hartziekte. Een zeer zorgvuldige evaluatie van medicatie-/druggebruik is aangewezen. Ook de familieanamnese, speciaal gericht op plotse dood is van groot belang. Plotse dood in de familie maakt ventriculaire ritmestoornissen bij de patiënt met klachten van hartkloppingen waarschijnlijk (ACC/AHA/ESC Guidelines 2006).[24]

- **Vragen die gesteld kunnen worden tijdens de anamnese van hartkloppingen:**
- *Wanneer had u er voor het eerst last van?, was u voor die tijd goed gezond?, hoe vaak komt het voor?, nemen de klachten toe of af in aantal?, nemen ze toe of af in hevigheid?*
- *Wat voelt u precies wanneer u hartkloppingen heeft?*
- *Kunt u begin en einde van de hartkloppingen beschrijven?*
- *Wat was u aan het doen toen het begon?*
- *Heeft u gemerkt of er een aanleiding is?, gebeurt het bij inspanning?, gebeurt het bij emotie?, kan het in rust beginnen?, wordt de aanval van hartkloppingen voorafgegaan door dyspnoe of pijn*

Tabel 1.8 Differentiaaldiagnose van voorbijgaand bewustzijnsverlies.	
Syncope (hypoperfusie)	niet-syncope (geen hypoperfusie)
reflex syncope orthostatische hypotensie hartritmestoornis (primair) structurele hartafwijking of cardiopulmonale afwijking cerebrovasculair	geen bewustzijnsverlies – struikelen – kataplexie, 'drop attacks' – psychogene pseudosyncope – TIA uit a. carotis
	bewustzijnsverlies maar *geen hypoperfusie* – epilepsie – hypoglykemie, hypoxie – hyperventilatie met CO_2 ↓ – vertebrobasilaire TIA – intoxicatie

TIA: transischemic attack.

op de borst?, hoeveel koffie drinkt u?, hoeveel thee drinkt u?, hoeveel alcohol gebruikt u?, rookt u?, gebruikt u medicijnen?, welke?, gebruikt u drugs?, welke?
- *Hoe lang heeft het geduurd?*
- *Hoe vaak heeft u er last van gehad?*
- *Is er een bepaalde tijd van de dag waarop u het merkt?*
- *Heeft u zelf de pols geteld?*
- *Hoe snel klopte het hart?*
- *Vond u de hartkloppingen onregelmatig?*
- *Had u er andere klachten bij?, had u last van duizeligheid? Zo ja (zie ook bij hoofdklacht duizeligheid, flauwvallen) wat was er eerder, de hartkloppingen of de duizeligheid?, heeft u wel eens het gevoel flauw te vallen?, moet u na de hartkloppingen veel plassen?*
- *Wat kon u zelf doen om het te laten stoppen? (persen?)*
- *Kunt u het ritme kloppen op tafel? (de dokter kan dit zonodig even voordoen zodat de patiënt het 'gewoon' vindt om het ook te doen).*
- *Zijn bij u ooit hartafwijkingen vastgesteld?*
- *Heeft u hoge bloeddruk? Zo ja: Kent u uw bloeddrukwaarden? Zo nee: Is uw bloeddruk wel eens gemeten?*
- *Heeft u last van stress?*
- *Heeft u psychische stoornissen?*
- *Heeft u voor zover u weet schildklierafwijkingen?*
- *Heeft u longafwijkingen?*
- *Zijn er familieleden die plotseling zijn overleden?*

De heteroanamnese is bij syncope van cruciaal belang. Als iemand het heeft zien gebeuren, kan directe informatie over begin en einde van de syncope en het aspect van de patiënt bijzonder nuttig zijn.

1.5 Voorbijgaand bewustzijnsverlies, wegraking

In geval van voorbijgaand bewustzijnsverlies moet onderscheid gemaakt worden tussen syncope en niet-syncopaal bewustzijnsverlies.

Syncope (Grieks) betekent: syn = met, kopto = ik onderbreek.

Syncope is een voorbijgaand bewustzijnsverlies dat het gevolg is van cerebrale hypoperfusie en wordt gekenmerkt door een snel begin, een korte duur en een spontaan totaal herstel (ESC Guidelines 2009).[25] Syncope is dus *niet* synoniem met wegraking of bewustzijnsverlies.

De drie belangrijkste vragen die beantwoord moeten worden, zijn (tabel 1.8 en 1.9):
1. Is dit een syncope?
2. Wat is de oorzaak van de syncope?
3. Mag de patiënt naar huis?

De definitie van syncope is:
- passagère, spontaan eindigend bewustzijnsverlies, gepaard met val of valneiging;
- begin: vrij plotseling;
- herstel: spontaan, volledig en meestal snel.

Het onderscheid tussen syncope en niet-syncopaal bewustzijnsverlies wordt gemaakt op grond van anamnestische gegevens en klinische verschijnselen.

Om ook de juiste differentiërende vragen te kunnen stellen bij syncope is een vrij brede anamnese noodzakelijk, die gebaseerd kan worden op de classificatie naar oorsprong (tabel 1.10 naar de ESC Guidelines 2009).[25]

Tabel 1.9 Het onderscheid tussen syncope en niet-syncopaal bewustzijnsverlies op grond van anamnestische gegevens en klinische verschijnselen.

	syncope	insult
bevindingen gedurende bewustzijnsverlies (via ooggetuige)	trekkingen altijd van korte duur (< 15 sec), beginnend *na* ontstaan van bewustzijnsverlies	langdurige tonische, klonische trekkingen *bij* het ontstaan van bewustzijnsverlies hemilaterale klonische trekkingen automatismen tongbeet
symptomen voor de gebeurtenis	misselijkheid, braken, buikklachten, rillerig, zweten	aura (bijv. vieze geur)
symptomen na de gebeurtenis	direct helder misselijk, braken, bleek	langdurig verward en slecht georiënteerd pijnlijke spieren

Tabel 1.10 Classificatie van syncope (gemodificeerd naar de ESC Guidelines 2009).[25]

reflex (neurologische) syncope	
vasovagaal	door emoties: angst, pijn, instrumenten, bloed door orthostatische stress
situationeel	hoesten, niezen gastro-intestinale prikkeling (slikken, defecatie, viscerale pijn) mictie en postmictie na inspanning na eten andere factoren (bijv. hard lachen, een blaasinstrument bespelen, gewichtheffen)
sinus caroticus syncope	
atypische vormen	(zonder duidelijke aanleiding en/of atypische presentatie)
syncope door orthostatische hypotensie	
primair autonoom falen	zuiver autonoom falen, Parkinson met autonoom falen
secundair autonoom falen	diabetes, amyloïdose, uremie, beschadiging van het ruggenmerg
'medicatie' geïnduceerde orthostatische hypotensie	alcohol, vasodilatatoren, diuretica, fenothiazines, antidepressiva
volumedepletie	bloeding, diarree, braken, enzovoort
cardiale syncope (cardiovasculair)	
ritme- of geleidingsstoornis als primaire oorzaak	bradycardie – sinusknoopdisfunctie (incl. brady-/tachysyndroom) – AV-geleidingsstoornissen – defecte pacemaker tachycardie – supraventriculair – ventriculair (idiopathisch of secundair aan hartziekte) door medicatie veroorzaakte brady- of tachycardie
structurele afwijkingen	cardiaal – klepafwijkingen, infarct, ischemie, hypertrofische cardiomyopathie, intracardiale massa's, pericardafwijkingen, congenitale coronaire afwijkingen, klepprothesedisfunctie andere – longembolie, aortadissectie, pulmonale hypertensie

- **Vragen die gesteld kunnen worden tijdens de anamnese van voorbijgaand bewustzijnsverlies, wegraking:**

De belangrijkste vragen die gesteld moeten worden bij syncope zijn:
1. Omstandigheden *juist voor* de wegraking
   (Wat was u aan het doen?, waar?, wat gebeurde er?)
   - positie
     - liggend; zittend; staand;
   - activiteit
     - rust,
     - houdingsverandering,
     - tijdens of na inspanning,
     - tijdens of na mictie, defecatie, hoesten, slikken;
   - predisponerende factoren
     - lang staan,
     - volle, warme ruimte;
   - predisponerende gebeurtenis
     - angst, pijn,
     - draaien van het hoofd.
2. Omstandigheden *rond het begin* van de wegraking (prodromen)
   - aura;
   - misselijk, braken;
   - buikpijn;
   - koudegevoel;
   - transpireren;
   - pijn op de borst, palpitaties, dyspnoe.
3. *Tijdens* de wegraking (ooggetuigenverslag):
   - hoe gevallen? (als een blok of in elkaar gezegen);
   - duur bewustzijnsverlies?
   - ademhalingspatroon? (snurken);
   - trekkingen?
   - duur in relatie tot de val?
   - tongbeet?
4. *Einde* van de wegraking
   - misselijk, braken;
   - transpireren;
   - koud;
   - verwardheid;
   - spierpijn;
   - huidskleur;
   - verwonding;
   - incontinentie (urine, feces);
   - pijn op de borst, palpitaties, dyspnoe;
   - oriëntatie in tijd, plaats en persoon.

- ■ **Vragen betreffende de achtergrond van de patiënt:**
  - familieanamnese van plotse hartdood, congenitale aritmogene hartziekten in de familie;
  - bekend met hartaandoening;
  - bekend met neurologische aandoening (epilepsie, ziekte van Parkinson, narcolepsie);
  - diabetes mellitus;
  - medicatie (diuretica, antihypertensiva, antiangineuze medicatie, antiaritmica, QT-tijd verlengende medicatie);
  - recidief syncope (aantal, interval, vanaf welke leeftijd).

1.6 Dikke enkels

Oedeem is een toename van extracellulair vocht die zich uit door een lokale verdikking waarin een putje gedrukt kan worden (in lymfoedeem kunnen geen putjes gedrukt worden). Oorzaken kunnen onder andere zijn: abnormale vocht- en zoutretentie, lage colloïd-osmotische druk, hoge veneuze druk, verhoogde vaatwandpermeabiliteit en gestoorde lymfeafvoer. Soms ontstaat naast oedeem ook ascites. Wanneer beide bestaan, is in geval van RV-falen het oedeem eerst aanwezig en veel later pas de ascites. Staat ascites primair op de voorgrond dan moet een restrictieve cardiomyopathie of pericarditis constrictiva worden overwogen. Soms kan leverkapselrekking door leverstuwing klachten geven van pijn in de rechterbovenbuik. Deze pijn ontstaat of verergert vaak bij inspanning.

Om te differentiëren tussen een cardiale en een niet-cardiale oorzaak van oedeem is het meten van de centraalveneuze druk (CVD) van het allergrootste belang.

De plaats waar het oedeem aanwezig is, kan van belang zijn: nefrogeen oedeem begint dikwijls om de ogen, cardiaal oedeem bij de enkels.

Er zijn diverse oorzaken voor het krijgen van dikke enkels, waaronder falen van de rechterharthelft. In geval van dikke enkels is het van belang of beide enkels even dik worden. Bij rechterhartfalen is dit doorgaans het geval. Symmetrisch dikke enkels kunnen echter ook nefrogeen zijn of worden veroorzaakt door lang staan, warmte, immobilisatie en veneuze insufficiëntie. Er kan ook sprake zijn van een lokale ontsteking met een rode, warme enkel of kuit (trombosebeen), een mogelijk probleem bij een eenzijdig dikke enkel. Eén dikke enkel pleit voor een lokaal afvoerprobleem, met als oorzaak bijvoorbeeld trombose.

- Vragen die gesteld kunnen worden tijdens de anamnese van dikke enkels:
  - Waar is het dik?
  - Waar is het begonnen?, om de ogen?, aan de enkels?
  - Wanneer heeft u het voor het eerst gemerkt?
  - Is er verband met de buitentemperatuur?, in welk jaargetijde heeft u de meeste last?
  - Heeft u lang gestaan?
  - Bent u langere tijd nauwelijks in beweging geweest?
  - Bent u zwanger?
  - Heeft u het aan beide enkels?
  - Zijn beide voeten altijd even dik?
  - Zijn ze rood (geweest) en warm?
  - Is er een bepaalde tijd van de dag dat het duidelijker is?
  - Hoe vaak moet u er 's nachts uit om te plassen? Zo ja: komt er dan veel of zijn het kleine beetjes?
  - Zijn behalve de enkels de benen ook dik (geweest)?
  - Heeft u koorts (gehad)?
  - Heeft u spataderen?
  - Heeft u last van kortademigheid? Zo ja: wat begon eerst, de kortademigheid of de dikke voeten?
  - Heeft u buikpijn? Zo ja: waar zit het?
  - Hoe is het met uw gewicht gegaan de laatste tijd?, hoeveel weegt u?, weegt u zich regelmatig?

1.7 Buikpijn

Buikpijnklachten die cardiovasculair van oorsprong zijn, kunnen voorkomen bij een aneurysma van de abdominale aorta (verderop in het vaatstelsel is ook mogelijk) maar ook bij een aortadissectie. De buikpijn kan heftig zijn en er kan ook pijn in de rug bijkomen. Mesenteriaaltrombose komt bij oudere patiënten voor waarbij vaak atherosclerose, atriumfibrilleren en/of roken predisponerend zijn. Buikpijn is soms een eerste symptoom van endocarditis met arteriële vaatafsluitingen door embolisatie van vegetaties. Leververgroting door stuwing kan door toename van kapselrekking rondom de lever pijnklachten in de rechterbovenbuik veroorzaken. De patiënt is dan ook zwaarder geworden en heeft toename van de klachten bij inspanning.

- Vragen die gesteld kunnen worden tijdens de anamnese van buikpijn:
  - Sinds wanneer heeft u last?
  - Heeft u deze klachten ooit eerder gehad? Zo ja: Hoe lang?, hoe vaak?
  - Waar zit de pijn precies?, kunt u het nu aanwijzen?
  - Is de pijn erg?
  - Is de pijn steeds even erg?
  - Heeft u tegelijk ergens anders pijn?, gaat de pijn ergens naartoe?
  - Heeft u hoge bloeddruk?, wanneer is de bloeddruk voor het laatst gemeten?, hoe hoog was het toen?, kent u getallen?
  - Gebruikt u medicijnen? Zo ja: Welke?, hoeveel? waarom?, sinds hoe lang?, enzovoort.
  - Rookt u?
  - Is uw gewicht veranderd?
  - Kent u uw gewicht?
  - Voelt u zich ziek?
  - Heeft u koorts?
  - Heeft u dikke voeten?
  - Heeft u last van hartkloppingen? Zo nee: Voelt u het hart nu ook? Zo ja: Gaat het regelmatig?
  - Heeft u last van zuurbranden?
  - Heeft u buikpijn na het eten of bij een lege maag?
  - Heeft u buikpijn na vet eten?
  - Heeft u last van braken?
  - Hoe ziet de ontlasting eruit?, obstipatie?, diarree?, bloed bij de ontlasting?
  - Komt in de familie aneurysma van de buikaorta voor?

1.8 Gewichtsverandering

De patiënt die gewichtstoename als hoofdklacht heeft, kent meestal het gewicht wel. Gewichtstoename kan komen door hartfalen, zowel links als rechts hartfalen met oedeem en ascites. Gewichtstoename door andere oorzaken betekent een extra belasting voor het hart en risico's voor het ontstaan van hart-vaatziekten en diabetes. Hypothyreoïdie moet worden uitgesloten. Een goede vraag bij gewichtstoename is: 'Hoeveel kilo bent u in hoeveel tijd aangekomen?' Gewichtsafname komt voor bij een ernstig stadium van hartfalen (cardiale cachexie).

- Vragen die gesteld kunnen worden tijdens de anamnese van gewichtsverandering:
– Wanneer begon het u op te vallen dat uw gewicht toenam (afnam)?
– Hoeveel kilo bent u in hoeveel tijd aangekomen (afgevallen)?
– Hoeveel weegt u nu?
– Heeft u dikke voeten?
– Is de buikomvang toegenomen?
– Heeft u buikpijn?
– Is uw eetpatroon veranderd?
– Wat eet en drinkt u op een dag?
– Bent u minder of meer gaan bewegen?
– Bent u kortademig?
– Bent u langzaam geworden?
– Bent u kouwelijk?
– Kan het zijn dat u zwanger bent?

1.9 Pijn in de extremiteiten

Pijn in een stroomgebied kan ontstaan door acute afsluiting van een arterie door bijvoorbeeld een embolie. De extremiteit voelt dan ook koud aan en de pulsaties zijn afgenomen. Dit is potentieel bedreigend voor het gebied dat niet meer wordt doorstroomd. De embolie is meestal afkomstig van een atherosclerotische plaque, maar soms van een intracardiale trombus, tumor, of van een vegetatie. De anamnese is dus mede daarop gericht.

Een progressieve arteriële vernauwing geeft aanleiding tot chronische progressieve klachten: wanneer de bloedvoorziening naar spieren onvoldoende is, kan pijn ontstaan tijdens inspanning (claudicatio intermittens). Deze klachten verdwijnen weer in rust. Wanneer deze klachten tijdens lopen in de benen ontstaan, spreekt men wel van de etalageziekte ('etalagebenen'): de patiënt krijgt na x meter lopen pijn in een of beide kuiten en pauzeert dan even bij een etalage om de pijn weer te laten zakken (wat meestal snel gebeurt) en het voor de buitenwereld niet te laten opvallen. Wanneer dit het geval is, vraagt men naar de afstand die de patiënt moet afleggen voordat hij klachten krijgt. Deze loopafstand is een maat voor de ernst van de afwijking. Claudicatio intermittens kan zich in stroomgebieden van alle arteriën voordoen, dus bijvoorbeeld ook in de armen. De oorzaak is vernauwing in de betreffende arteriën door bijvoorbeeld atherosclerose of arteriitis. De risicofactoren voor hart-vaatziekten worden uitgebreid uitgevraagd. Aangezien er vrijwel altijd sprake is van gegeneraliseerd vaatlijden, wordt bijvoorbeeld ook naar angina pectoris geïnformeerd.

Andere oorzaken voor pijnlijke extremiteiten dienen te worden uitgesloten, zoals trombose, restless legs, spierpijn en gewrichtspijnen.

- Vragen die gesteld kunnen worden tijdens de anamnese van pijn in de extremiteiten:

Allereerst wordt een onderscheid gemaakt tussen acuut en chronisch:
– Wanneer had u voor het eerst last?
– Heeft u nu pijn?
– Waar zit de pijn precies?
– Voelt het been (arm?, pols?) koud aan?
– Bent u ziek (geweest)?
– Heeft u koorts (gehad)?

Bij een chronisch verhaal:
– Heeft u deze klachten vaker? Hoe vaak komt het voor? Zijn de klachten in de loop van de tijd veranderd?, erger?, minder erg?, vaker?, minder vaak?
– Moet u er iets voor doen om die klachten te krijgen? Lopen?, hoe ver kunt u lopen voordat u klachten krijgt?
– Wat kunt u doen om die pijn te laten verdwijnen? Bij stilstaan: Hoe lang duurt het voor de pijn dan weg is?, komt de pijn terug wanneer u weer verder loopt?
– Heeft u gevoelige kuiten? Zo ja: Zijn ze warm (geweest)?
– Heeft u spataderen?
– Rookt u?
– Heeft u hoge bloeddruk?, wanneer is de bloeddruk voor het laatst gemeten?, wat waren de waarden?
– Heeft u suikerziekte?
– Wat is uw gewicht?

- *Heeft u ooit last van het hart gehad?, pijn of onaangenaam gevoel op de borst?, hartkloppingen?, onregelmatige hartslag?*
- *Zijn er hart-vaatziekten in de familie?*

1.10 Cyanose

Hoewel cyanose gewoonlijk geen klacht is maar een bevinding, kan de (hetero)anamnese dit wel naar voren brengen: het valt de patiënt of anderen op dat de huid donkerder getint is; soms valt de blauwe kleur zelf op. Vragen zijn gericht op mogelijke oorzaken zoals longembolie, longziekten, hemoglobine afwijkingen en congenitale hartafwijkingen. Hartfalen leidt alleen tot cyanose in een eindstadium ▶ par. 2.1.2.

- **Vragen die gesteld kunnen worden tijdens de anamnese van cyanose:**
- *Wanneer is het voor het eerst opgevallen dat u grauw/blauw werd?, was u tot die tijd helemaal goed gezond?, heeft u deze kleur nu constant?*
- *Heeft u een aangeboren hartafwijking?*
- *Heeft u last van de borst?* Indien pijn: *Zit het vast aan de ademhaling?, heeft u het nu?, heeft u het vaker gehad?, bent u kortademig?*
- *Heeft u een bloedziekte?*
- *Hoeveel weegt u?, is uw gewicht de laatste tijd veranderd?*

- **Aanvullende anamnese die cardiaal van belang kan zijn:**

Naast de algemene vragen over de voorgeschiedenis:
- *Bent u wel eens bij een cardioloog geweest?, is de klacht waarvoor u nu komt, wel eens behandeld?, gebruikt u medicijnen? Zo ja: Heeft u ze meegenomen? Gebruikt u medicijnen of middelen die u zelf koopt?*

Risicofactoren:
- *Rookt u?, hoeveel rookt u?, sinds hoe lang?, roken er meer/andere mensen in huis?* (belangrijke vraag, want de patiënt rookt mee en als hij zelf een roker is, wordt stoppen met roken heel moeilijk), *is uw cholesterolgehalte wel eens bepaald? En zo ja: Was het verhoogd? Heeft u suikerziekte? Gebruikt u alcohol? Zo ja: Hoeveel en wat per dag?* Vraag ook naar voeding, gewicht/lengte, beweging, sport.

Familieanamnese:
- *Is er in de familie sprake van hartklachten, hartvaatziekten, hartinfarct, reuma, suikerziekte, aangeboren hartafwijkingen, hoge bloeddruk, hartoperaties, plotse dood?*

Sociale anamnese:
- Familieomstandigheden, woonomstandigheden, beroep, zelfredzaamheid.

Heteroanamnese:
- De anamnese kan eventueel worden aangevuld met een heteroanamnese, onder andere bij syncope of bij verdenking op obstructief slaapapneusyndroom.

Aan het einde van de anamnese is het zinvol een samenvatting te presenteren waarbij de patiënt desgewenst verbeteringen en aanvullingen kan maken.

Uiteindelijk moet een plaatje van de patiënt ontstaan, de patiënt moet voor de dokter in haar/zijn dagelijks leven 'zichtbaar' zijn. Wat zijn de bezigheden overdag? Wat voor opleiding volgt de patiënt? Wat voor werk heeft patiënt en hoe bevalt dat? Hoe zijn de sociale omstandigheden? Heeft de patiënt een partner? Heeft de patiënt kinderen?

Literatuur

1. Genders TS, Steyerberg EW, Alkadhi H, et al. A clinical prediction rule for the diagnosis of coronary artery disease: validation, updating, and extension. Eur Heart J 2011;32(11):1316–30.
2. Montalescot G, Sechtem U, Achenbach S, et al. 2013 ESC Guidelines on the management of stable coronary artery disease. Eur Heart J 2013;34: 2949–3003.
3. Klinkman MS, Stevens D, Gorenflo DW. Episodes of care for chest pain. J Fam Pract 1994;38:345–52.
4. Lamberts H, Brouwer H, Mohrs J. Reason for encounter and episode oriented standard output form the transition project. Amsterdam: Department of General Practice/Family Medicine, University of Amsterdam, 1991.
5. Svavarsdóttir AE, Jonasson MR, Gudmundsson GH, Fjeldsted K. Chest pain in family practice. Diagnosis and long-term outcome in a community setting. Can Fam Physician 1996;42:1122–8.

6. Erhardt L, Herlitz J, Bossaert L, et al. Task force on the management of chest pain. Eur Heart J 2002;23:1153–1176.
7. Swap CJ, Nagurney JT. Value and limitations of chest pain history in the evaluation of patients with suspected acute coronary syndromes. JAMA 2005;294(20):2623–9.
8. Canto JG, Shlipal MG, Rogers WJ, et al. Prevalence, clinical characteristics, and mortality among patients with myocardial infarction without chest pain. JAMA 2000;283:3223–9.
9. Chamuleau SAJ, Brink RBA van den, Kloek JJ, et al. Complicaties van een niet herkend hartinfarct. Ned Tijdschr Geneeskd 2005;149:2593–9.
10. The Criteria Committee for the New York Heart Association. Nomenclature and criteria for diagnosis of diseases of the heart and great vessels. 9th Edition. Boston, IL: Little Brown and Company, 1994, pp. 253–5.
11. Exadactylos N, Sugrue DD, Oakley CM. Prevalence of coronary artery disease in patients with isolated aortic valve stenosis. Br Heart J 1984;51:121–4.
12. Rajappan K, Rimoldi OE, Dutka DP, et al. Mechanisms of coronary microcirculatory dysfunction in patients with aortic stenosis and angiographically normal coronary arteries. Circulation 2002;105:470–6.
13. Gould KL, Carabello BA. Why angina in aortic stenosis with normal coronary arteriograms? Circulation 2003;107:3121–3.
14. Erbel R, Alfonso F, Boileau C, et al. Diagnosis and management of aortic dissection. (ESC Guidelines). Eur Heart J 2001;22:1642–1681.
15. Klompas M. Does this patient have an acute thoracic aortic dissection? JAMA 2002;287:2262–72.
16. Maisch B, Severović PM, Ristić AD, et al. Guidelines on the diagnosis and management of pericardial diseases. Eur Heart J 2004:25:587–610.
17. Boudoulas KD, Boudoulas H. Floppy mitral valve (FMV)/mitral valve prolapse (MVP) and the FMV/MVP syndrome: pathophysiologic mechanisms and pathogenesis of symptoms. Cardiology 2013;126:69–80.
18. Devereux RB, Perloff JK, Reichek N, et al. Mitral valve prolapse. Circulation 1976;54:3–14.
19. McGee SR. Evidence based physical diagnosis. 3rd ed. Philadelphia, PA: Saunders Elsevier, 2012, p. 283.
20. Torbicki A, Perrier A, Konstantinides SV, et al. Guidelines on the diagnosis and management of acute pulmonary embolism. Eur Heart J 2008;29:2276–315.
21. Christopher Study. Writing Group for the Christopher Study Investigators. Effectiveness of managing suspected pulmonary embolism using an algorithm combining clinical probability, d-dimer testing, and computed tomography. JAMA 2006;295:172–9.
22. Wang CS, FitzGerald JM, Schulzer M, et al. Does this dyspneic patient in the emergency department have congestive heart failure? Review: medical history, physical examination, and routine testsare useful for diagnosing heart failure in dyspnoea. JAMA 2005;294:1944–56.
23. Blomström-Lundqvist C, Scheinman MM, Aliot EM, et al. ACC/AHA/ESC Guidelines for the management of patients with supraventricular arrhythmias. J Am Coll Cardiol 2003;42:1493–531.
24. Zipes DP, Camm AJ, Borggrefe M, et al. ACC/AHA/ESC 2006 guidelines for management of patients with ventricular arrhythmias and the prevention of sudden cardiac death. Europace 2006;8:746–837.
25. Moya A, Sutton R, Ammirati F, et al. Guidelines for the diagnosis and management of syncope (version 2009). (ESC Guidelines). Eur Heart J 2009;30:2631–71.

Anatomie en fysiologie

Samenvatting

Dit hoofdstuk gaat in op de anatomie van de thorax en fysiologie van het hart. Een afwijkende bouw van de thorax kan zowel oorzaak als gevolg zijn van cardiale afwijkingen. In dit hoofdstuk wordt de ligging van het hart in de thorax beschreven, en hoe deze zich verhoudt tot oriëntatielijnen aan de buitenzijde van de thorax. Vervolgens worden de anatomie van het hart en het hartzakje besproken. Hierbij komen de kleppen en hun projectie aan de buitenzijde van de thorax aan bod, evenals atria en ventrikels. Ook is er uitgebreide aandacht voor intracardiale drukken en de functies van linker- en rechterventrikel. De effecten van druk- en/of volumebelastingen, respectievelijk hypertrofie en dilatatie, zijn van belang om de pathologie te kunnen begrijpen.

2.1 Anatomie en functie van de thorax – 22

2.2 Ligging van het hart in de thorax – 24

2.3 Anatomie van het hart – 25

2.4 Fysiologie van het hart – 26

2.5 Effecten van druk- en/of volumebelastingen – 28

Literatuur – 30

Geschiedenis van opvattingen over de bloedsomloop

Hippocrates (460-370 v.Chr.) wordt beschouwd als de grondlegger van het medisch vak. Hij hield zich uitgebreid bezig met anamnese, inspectie, palpatie en directe auscultatie.

Omstreeks dezelfde tijd verdiepte Plato (427-347 v.Chr.) zich in de hart- en longfunctie. Hij meende dat de longen voor afkoeling zorgden van het 'opspringende' hart als het door hartstochten opgewonden was.

Galenus (131-±210?) ontdekte dat bloed verschillende tinten rood kon hebben en stelde vast dat donkerrood bloed in aders zat en nam aan dat het aangemaakt werd in de lever. Helderrood bloed zat in slagaders en werd aangemaakt in het hart. Waarom het kleurverschil bestond, was hem nog niet duidelijk. Maar het bloed werd vanuit de beide aanmaakplaatsen het lichaam in getransporteerd om daar tenslotte te verteren. De uitleg (figuur 2.1) was echter niet sluitend, want na de dood bleken slagaders leeg te zijn, slechts lucht te bevatten of op zijn minst een uiterst fijne, niet-zichtbare substantie te bevatten die pneuma werd genoemd. De spiritus naturalis zou in de lever ontstaan, samen met het bloed. Het stroomt dan via rechteratrium naar de rechterventrikel (RV). Een deel van het bloed in de RV stroomt naar de longen om ze te voeden en ook om daar ontdaan te worden van vuil of roet. Het gereinigde bloed komt weer terug in de RV en stroomt vervolgens door heel veel kleine gaatjes in het ventrikelseptum (zo klein dat die ook al niet zichtbaar zijn) naar de linkerventrikel waar het gemengd wordt met het pneuma tot een spiritus vitalis: de levensgeest in engere zin. Er was dus nogal wat niet zichtbaar en daardoor niet controleerbaar, wat mede de reden geweest moet zijn dat deze opvatting heel lang heeft standgehouden.

Da Vinci bestudeerde tussen 1506 en 1510 het hart van dieren uitvoerig, maar slaagde er toch, ondanks zijn zorgvuldige onderzoeken, niet in om de opvatting van Galenus te veranderen. Deze opvatting heeft het 1500 jaar

(!) kunnen volhouden. Vesalius[1] (1514-1564) beschreef correct de anatomie van het hart en introduceerde ook de term bloedsomloop, waarmee langzaam een einde kwam aan Galenus' opvattingen. William Harvey (1578-1657) ontzenuwde de oude opvatting door heel eenvoudig uit te rekenen dat hart en longen honderden liters bloed per dag zouden moeten aanmaken en dat leek hem niet te doen.[2] Het moest wel zo zijn dat het bloed door het lichaam circuleerde. Hij slaagde erin heel wat dichter in de buurt van de juiste circulatiefysiologie te komen door dierproeven te doen die hij ook in een standaardwerk in 1628 heeft gepubliceerd: 'Exercitatio anatomica de motu cordis et sanguinis in animalibus'. Dat het bloed echt circuleerde, visualiseerde Van Leeuwenhoek (1632-1723) met een microscoop bij glasaaltjes.

Een flinke stap voorwaarts was, in de 19e eeuw al, de ontwikkeling van onderzoeksinstrumenten zoals de stethoscoop, de elektrocardiograaf (Einthoven, 1860-1927) en de fonocardiograaf (eveneens Einthoven).

2.1 Anatomie en functie van de thorax

De thoraxwand wordt gevormd door huid, subcutaan weefsel, mammae, spieren, kraakbeen, benige thorax, bloedvaten en deels de pleura parietalis. De thoraxwand beschermt de intrathoracale structuren en maakt de ademhaling mogelijk. De benige thorax bestaat uit tweemaal twaalf ribben waarvan er tweemaal tien aan de voorzijde door middel van kraakbeen zijn bevestigd aan het sternum. Vijf ribben hechten elk apart aan het sternum aan, de zesde tot en met tiende ribben hebben via kraakbeen een indirecte aanhechting (figuur 2.2). De onderste twee zwevende ribben (11 en 12) zijn niet aan het sternum bevestigd. Aan de achterzijde zijn de ribben bevestigd aan de twaalf thoracale wervels. Het sternum bestaat uit drie gedeelten, het manubrium (boven), het corpus (midden) en de processus xiphoideus (voetbalbotje, onder). Aan het manubrium zijn de mediale uiteinden van de claviculae bevestigd. Boven het manubrium en tussen de mediale

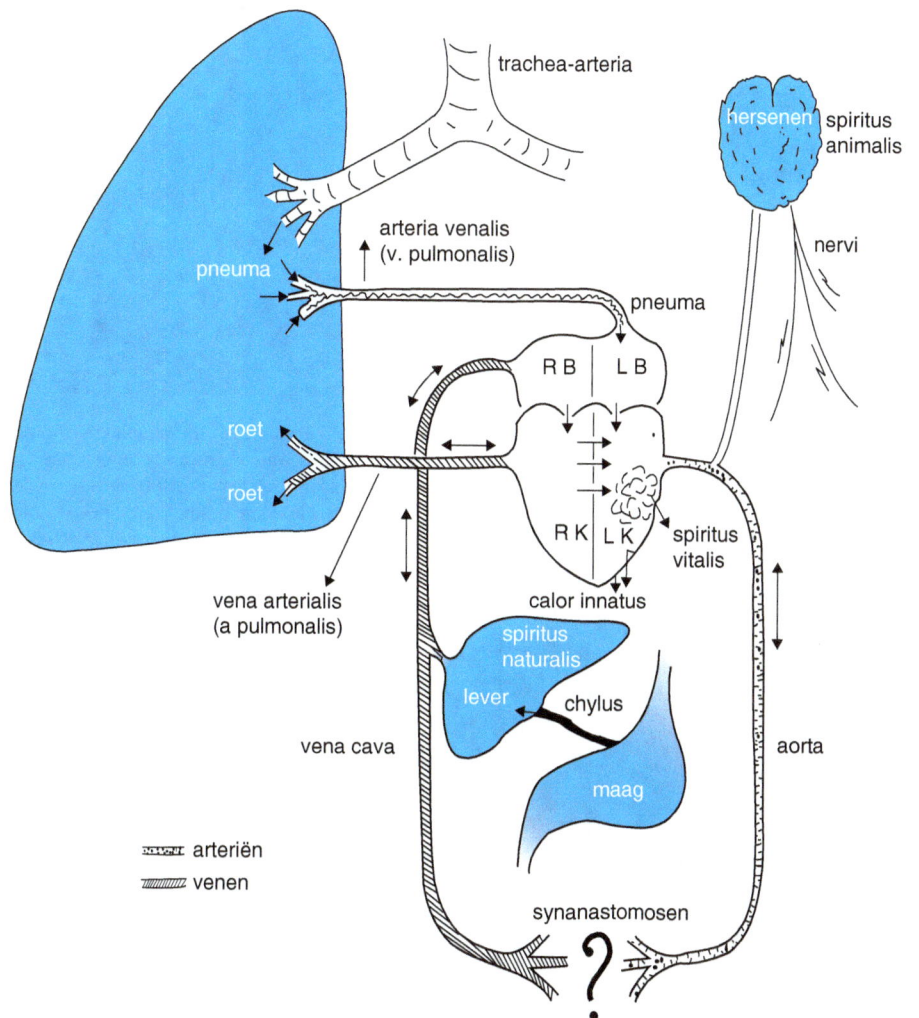

Figuur 2.1 Schematische weergave van de opvatting die Galenus had over hart- en longfunctie. RB: rechterboezem; LB: linkerboezem; RK: rechterkamer; LK: linkerkamer; v.: vene.

uiteinden van de claviculae bevindt zich de fossa suprasternalis (het halskuiltje). In de thorax bevinden zich onder andere de trachea en de longen, het hart, de oesofagus en de thoracale aorta. Het mediastinum is de ruimte tussen beide longen. Hierin bevinden zich de aorta, het onderste deel van de trachea met de beide hoofdbronchi, de lymfeklieren, de nervus vagus, de oesofagus en het hart met het hartzakje.

Bij het beschrijven van de positie van intrathoracale structuren zoals het hart wordt uitgegaan van een aantal oriëntatiepunten en oriëntatielijnen.

De overgang van het manubrium naar het corpus sterni heet de angulus Ludovici (naar de Franse arts P.C.A. Louis (1787-1872)). Dit punt wordt bepaald door met de op de thorax liggende wijs- en middenvinger van de rechterhand, zachtjes over deze regio te rollen van caudaal naar apicaal en vice versa (figuur 2.3). De angulus Ludovici is dan te voelen als een licht verheven richel. Ter hoogte van de angulus Ludovici hecht de tweede rib aan. Caudaal daarvan bevindt zich de tweede intercostaalruimte.

Aan de voorzijde wordt voor de oriëntatie gebruikgemaakt van de midsternaallijn die mediaan

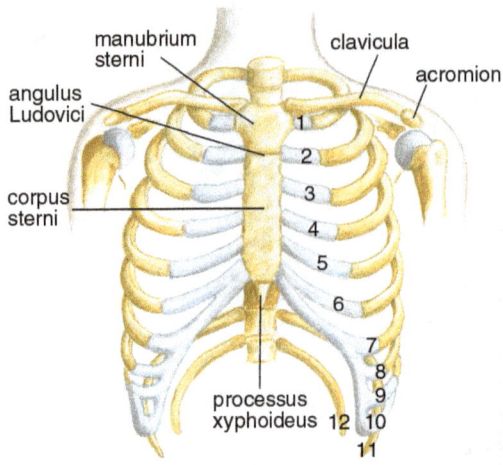

· **Figuur 2.2** Schematische weergave van de benige thorax.

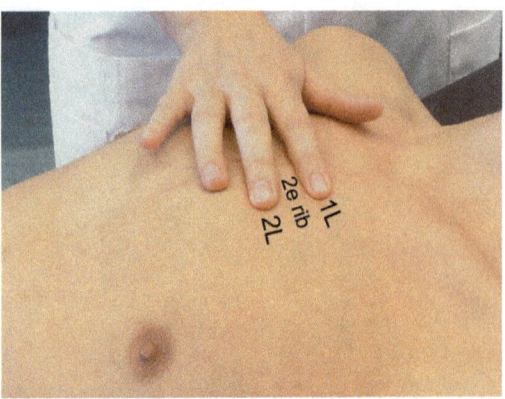

· **Figuur 2.3** Palpatie van de angulus Ludovici tussen twee vingers. Wanneer de beide vingers naar lateraal worden verplaatst, zal de tweede rib hiertussen voelbaar zijn. Onder de wijsvinger bevindt zich de eerste intercostaalruimte (1L), onder de middelvinger bevindt zich de tweede intercostaalruimte (2L).

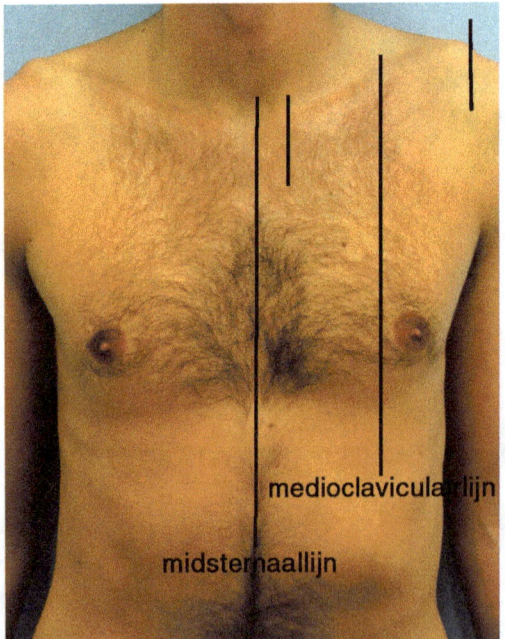

· **Figuur 2.4** De posities van begin en einde van de clavicula sinistra en van de midsternaallijn en de medioclaviculairlijn.

in de lengterichting door het sternum loopt, met parallel daaraan aan weerszijden de medioclaviculairlijnen (· figuur 2.4). De tepel wordt niet gebruikt als oriëntatiepunt omdat de variatie in positie ervan te groot is. De midaxillairlijnen gaan door het midden van de oksels verticaal naar beneden (· figuur 2.5). Parallel hieraan bevinden zich de voorste axillairlijnen die beginnen bij de voorste axillairplooien die gevormd worden door de randen van de musc. pectoralis major. De achterste axillairlijnen lopen parallel hieraan en beginnen bij de achterste axillairplooien die gevormd worden door de musc. latissimus dorsi. Aan de achterzijde van de thorax wordt voor oriëntatie gebruikgemaakt van de midvertebrale of midspinale lijn, die vanaf de zevende halswervel verticaal naar onderen loopt. De scapulairlijnen lopen parallel hieraan door de onderste hoek van de scapulae.

2.2 Ligging van het hart in de thorax

Gewoonlijk ligt het hart midden en links in de thoraxholte (· figuur 2.6). Het hart ligt vanaf caudaal gezien kloksgewijs om de lengteas gedraaid, zodat de RV niet zozeer rechts van de LV ligt maar meer voor de LV. De voorzijde van het hart bestaat dan ook zo goed als helemaal uit de RV. De LV is maar voor een klein deel zichtbaar in de voor-achterwaartse projectie. Bij vergroting van de RV is de linkszijdige hartcontour al gauw niet meer van de LV, maar van de RV afkomstig.

2.3 · Anatomie van het hart

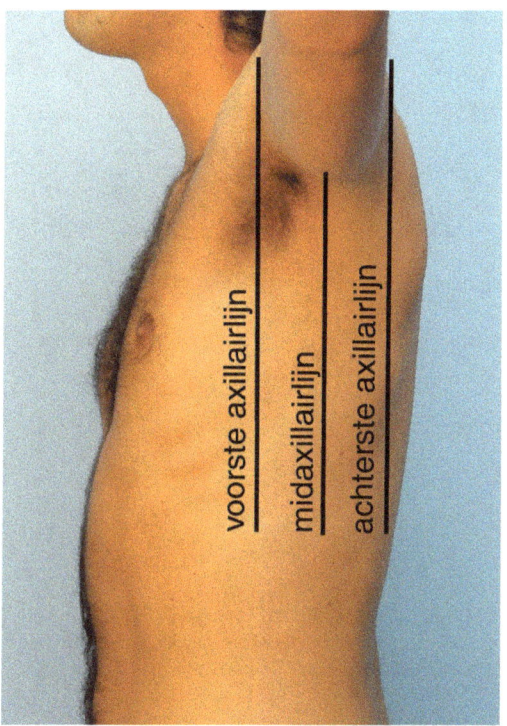

 Figuur 2.5 De posities van de voorste, de mid- en de achterste axillairlijnen.

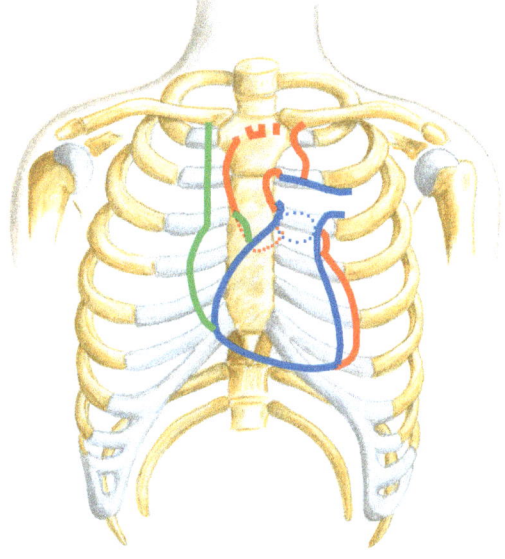

 Figuur 2.6 Ligging van het hart en de grote vaten in de thorax. Rood: aorta, linkerhartoor en linkerventrikel; blauw: rechterventrikel en art. pulmonalis; groen: vena cava superior, rechteratrium. De rechterventrikel bevindt zich achter en grotendeels links van het sternum.

2.3 Anatomie van het hart

Het hart wordt omgeven door het hartzakje. Het hartzakje bestaat uit een aantal lagen (figuur 2.7). De buitenste laag is fibreus, dus taai en niet elastisch. Deze laag beschermt, samen met het pariëtale pericard waarmee het een geheel vormt, het hart tegen acute overvulling. Deze fibreuze laag is op diverse plaatsen fibreus verbonden met het sternum aan de voorzijde en het fibreuze gedeelte van het diafragma aan de onderzijde. Daarmee helpt het pericard mee het hart op de plaats te houden. Het pericard kan congenitaal afwezig zijn; deze patiënten hoeven geen klachten te hebben.

Het pariëtale pericard is de sereuze binnenbekleding van de fibreuze buitenlaag. Deze dubbellaag wordt niet helemaal terecht vaak aangeduid als het pariëtale pericard. Achter deze dubbellaag ligt de pericardholte met daarin een geringe hoeveelheid pericardvocht, ongeveer 25-50 ml. Dit vocht zorgt ervoor dat de wrijving tijdens de hartbeweging tussen hart en omgeving niet noemenswaard is. Aan de binnenzijde wordt de pericardholte begrensd door weer een sereuze bekleding (het viscerale pericard = epicard) die vast verbonden is met het myocard.

Er bevinden zich pericardiale omslagplooien om binnenkomende en uitgaande bloedvaten heen. De plooi rondom de binnenkomende longvenen heet de sinus obliquus. De pericardplooi tussen de achterzijde van de aorta, de arteria (art.) pulmonalis dextra en het dak van het linkeratrium (LA) is de sinus transversus (figuur 2.7).

Het hart bestaat uit vier compartimenten, het LA en het rechteratrium (RA) en de LV en de RV (figuur 2.8). De wanddikten verschillen, samenhangend met de taak van de compartimenten: de atria zijn normaal 1½-2 mm dik, de RV ±3 mm en de LV 7-10 mm.

Het hart rust met de onderzijde (onderwand) op het diafragma en de hartpunt wijst naar links. De LV ligt schuin achter de RV, maar de LV steekt iets verder uit naar links dan de RV en vormt de links laterale begrenzing van het hart. Het

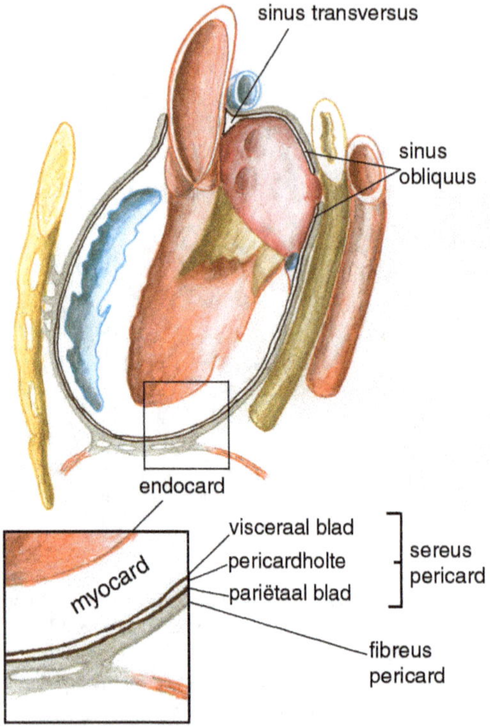

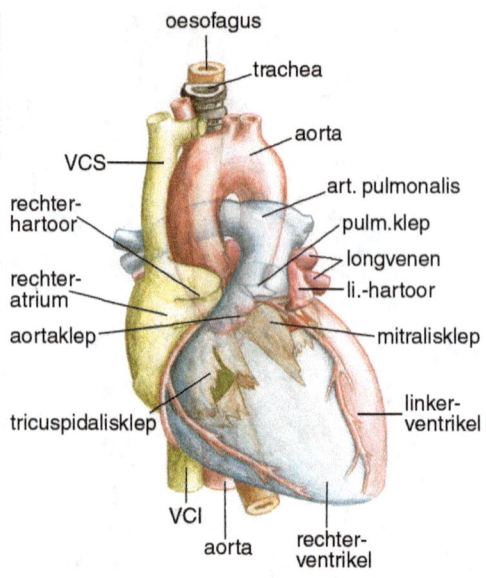

Figuur 2.7 Schematische doorsnede door het hart met de verschillende pericardlagen. Het fibreuze pericard is fibreus verbonden met het sternum en met het fibreuze deel van het diafragma.

Figuur 2.8 Schematische weergave van het hart met de kleppen. art.: arterie; li: linker; pulm.klep: pulmonalisklep; VCI: vena cava inferior; VCS: vena cava superior.

interventriculaire septum maakt een hoek van circa 45° met de voorzijde van de thorax.

De atria liggen achter de ventrikels en komen daar nauwelijks bovenuit (figuur 2.8).

Tussen de ventrikels en de atria bevinden zich de atrioventriculaire kleppen die een vrijwel verticale positie hebben: rechts de tricuspidalisklep (drieslippige klep) en links de mitralisklep (twee klepslippen).

> **Een mijter**
>
> De naam mitralisklep (Vesalius, 1543)[1] is afgeleid van het woord mitra (mijter) omdat de klep in geopende stand lijkt op een bisschopsmijter met een groot voorste en een klein achterste klepblad, zoals in de 16ᵉ eeuw een mijter eruit zag.

De uitgangskleppen van de ventrikels zijn de semi-*luna*irkleppen. Deze naam is ontstaan doordat de cusps van deze kleppen lijken op halve maantjes (maan = luna). De aortaklep ligt linksachter en de pulmonalisklep rechtsvoor. De klepringen zijn met elkaar verbonden met uitzondering van de tricuspidalis- en de pulmonalisklepring (figuur 2.9) en vormen samen de basis van het hart. De hartpunt (het meest links gelegen punt) is de apex.

2.4 Fysiologie van het hart

De prikkel voor de activatie van het hart wordt gegenereerd in de sinusknoop (of sinoatriale knoop) die zich in het RA bij de uitgang van de vena cava superior (VCS) bevindt. De enige elektrische verbinding tussen de atria en de ventrikels is de bundel van His die zijn oorsprong vindt in de atrioventriculaire knoop en zich in het ventrikelseptum splitst in een rechter- en een linkerbundeltak. Deze gaan uiteindelijk over in de Purkinje-vezels.

Het hart wordt geïnnerveerd door zowel sympathische als parasympathische zenuwen van het

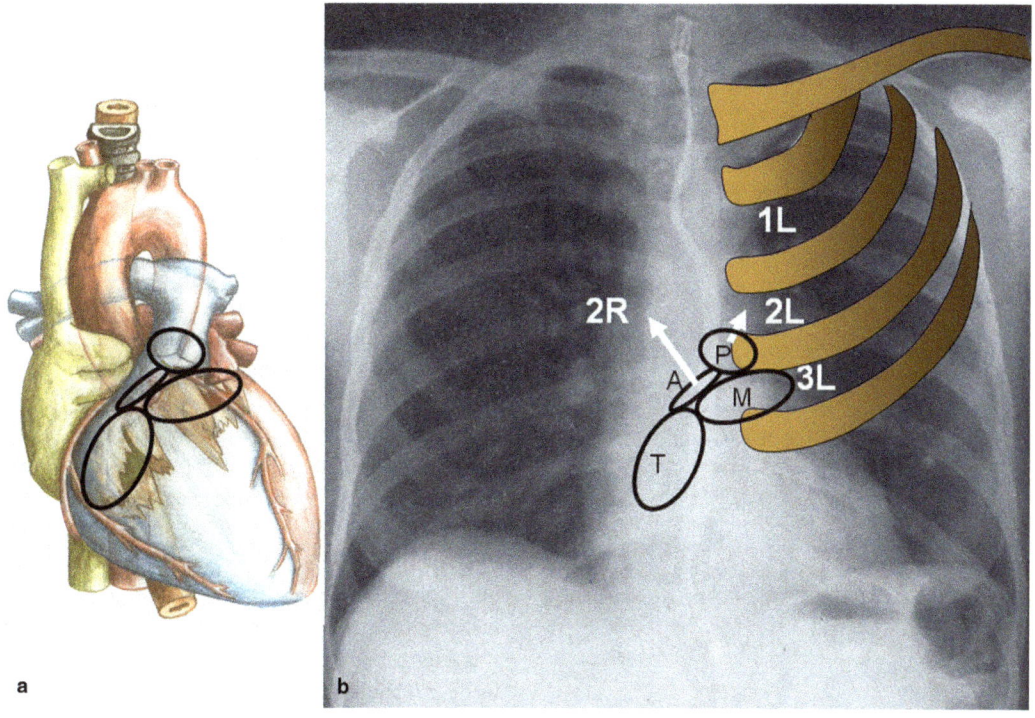

Figuur 2.9 Schematische weergave van het hart met daarin geprojecteerd de klepringen die in b zijn geprojecteerd op een thoraxfoto. De klepringen zijn met elkaar verbonden met uitzondering van de tricuspidalis- en de pulmonalisklepring. P: pulmonalisklepring; A: aortaklepring; M: mitralisklepring; T: tricuspidalisklepring. De figuren maken duidelijk waarom een ejectiesouffle van de pulmonalisklep kan worden voortgeleid naar de tweede intercostaalruimte links parasternaal (2L, kleine pijl) en een ejectiesouffle van de aorta naar de tweede intercostaalruimte rechts parasternaal (2R, grote pijl).

autonome zenuwstelsel. In de atria zijn beide typen aanwezig, in de ventrikels overwegend sympathische zenuwen. Prikkeling van de sympathicus (norepinefrine) veroorzaakt toename van hartfrequentie en contractiliteit. Prikkeling van de parasympathicus (acetylcholine) verlaagt de hartfrequentie en de contractiliteit. Daarnaast wordt de bloeddruk gecontroleerd door baroreceptoren in de aortaboog en in de sinus caroticus. Zo wordt bij een te lage bloeddruk de sympathicus gestimuleerd en de parasympathicus geremd waardoor hartfrequentie en contractiliteit toenemen.

De elektrische activatie van het myocard leidt tot mechanische contractie van de myocardcellen.

Het hart bestaat uit twee in serie geschakelde pompen. De contractiefase van de ventrikels wordt de systole genoemd, de relaxatiefase de diastole. De atria hebben deze fasen ook, maar op een ander moment. Wanneer de termen systole en diastole zonder nadere aanduiding worden gebruikt, worden daarmee de acties van de ventrikels bedoeld. Het zuurstofarme bloed wordt aangevoerd via de VCS en de vena cava inferior (VCI) naar het RA. Een aanzienlijk deel van het daar binnenkomend bloedvolume wordt tijdens de inademing aangezogen als gevolg van de dan verlaagde intrathoracale druk. Tijdens de diastole wordt een groot deel van het einddiastolische volume van de RV aangezogen door de RV zelf. Dat wordt de passieve vullingsfase genoemd, hoewel het een actief, energieverbruikend proces is. Ongeveer 25% van het einddiastolische volume van de RV wordt vervolgens actief door contractie van het RA de RV ingepompt. Met de contractie van de RV wordt druk opgebouwd. Zodra de druk hoger is dan de diastolische druk in de art. pulmonalis, wordt de pulmonalisklep opengeduwd. Aan het einde van de systole daalt de druk in de RV snel.

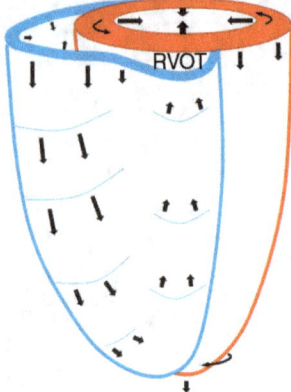

Figuur 2.10 Schematische weergave van het complexe contractiepatroon van de ventrikels. De rechterventrikel contraheert peristaltisch, de linkerventrikel overwegend concentrisch, gecombineerd met twist (= wringende beweging) en verplaatsing van de basis (klepringen) richting apex, die daardoor systolisch naar buiten komt (positieve ictus). Zie tekst voor verdere uitleg. RVOT: rechterventrikel outflow tract.

Hangout

In de tweede helft van de systole is de druk in de RV iets lager dan de druk in de art. pulmonalis (de hangout-periode). Er is dan toch nog een voorwaartse stroom naar de art. pulmonalis. Dat komt omdat de RV met name een peristaltisch bewegende volumeventrikel is, waardoor de kinetische energie van de zich verplaatsende bloedmassa voldoende is om tegen de wat hogere druk in de art. pulmonalis op te kunnen.[3,4]

Op het moment dat de pulmonalisklep sluit, is de druk in de RV dus lager dan de druk in de art. pulmonalis. Het tijdsverschil tussen het moment van klepsluiting (de incisuur van de drukcurve) en het eind van de contractie van de RV wordt het hangout-interval genoemd (normaal 33-89 msec). De duur van het hangout-interval is een maat voor de capaciteit van het pulmonale arteriële systeem. Voor de linkerharthelft is het hangout-interval slechts 10-15 msec).[5]

Het door de longen getransporteerde bloed neemt zuurstof op in de alveoli. Zuurstofrijk bloed komt via de vier longvenen in het LA en gaat vandaar naar de LV die diastolisch door relaxatie het bloed actief aanzuigt. De contractie van het LA voegt 25% van het einddiastolische volume toe.

De LV is totaal anders dan de RV wat betreft bouw en functie. De LV is een *concentrisch contraherende drukventrikel*. De LV contraheert alsof hij wordt leeggewrongen (de zogenoemde twist). Vanuit de apex gezien draait de LV aan de basis initieel even tegen de klokrichting in, maar daarna met de klokrichting mee en aan de apex tegen de klokrichting in (figuur 2.10).[6] De LV pompt het bloed door het aortaostium de grote circulatie in. Het hart contraheert van basis naar apex. Tijdens de ventrikelcontractie wordt de basis naar de apex getrokken. Voor de RV is deze basis-apexverplaatsing (normaal 1,5-2 cm) een goede maat voor de kwaliteit van de RV. Het gevolg van deze beweging is dat de apex systolisch naar buiten komt (positieve puntstoot). Een ander gevolg is dat tijdens de ventrikelcontractie de atria enigszins worden uitgerekt wat leidt tot een drukdaling in de atria (het x-dal in de atriumdrukcurve), met als gevolg versnelde atriumvulling.

Om de werking van het hart en de oorzaken van harttonen en -souffles te kunnen begrijpen is kennis van de intracardiale drukverhoudingen noodzakelijk. Deze zijn weergegeven in het gemodificeerde Wiggers-diagram (figuur 2.11).

2.5 Effecten van druk- en/of volumebelastingen

De effecten van druk- en/of volumebelastingen op de verschillende compartimenten van het hart zijn respectievelijk hypertrofie en dilatatie.

Hypertrofie van het myocard is een toename van dikte en/of lengte van myocardcellen. Hypertrofie leidt primair tot wandverdikking.

Bij *hypertrofie door drukbelasting* (AS, hypertensie) ontstaat concentrische hypertrofie in een poging de wandspanning gelijk te houden. Zo kan bij een ernstige AS de LV sterk hypertrofisch zijn (toegenomen wanddikte), terwijl de LV-holte niet is vergroot en zelfs kleiner wordt (concentrische LV-hypertrofie). Pas wanneer de LV het opgeeft (LV-falen), ontstaat dilatatie (uitrekking, vergroting). Drukbelastingen van de linkerharthelft kunnen ten

2.5 • Effecten van druk- en/of volumebelastingen

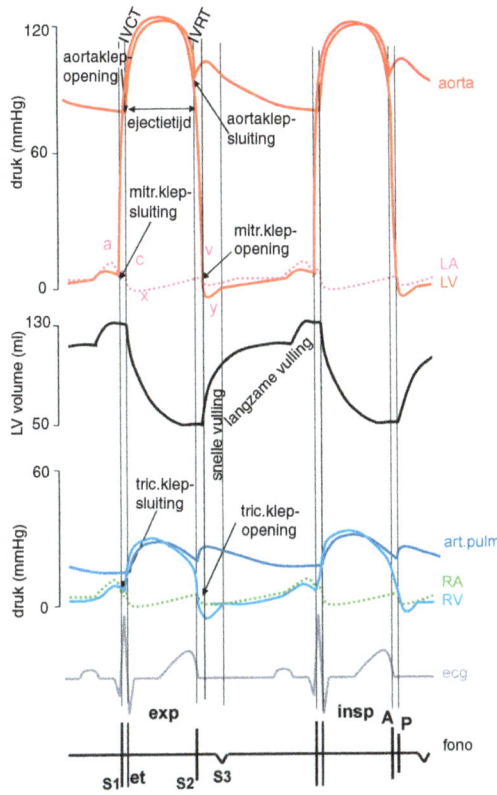

◻ **Figuur 2.11** Wiggers-diagram, gemodificeerd. Simultane weergave van de drukken in de hartcompartimenten en in de grote vaten met de volumeveranderingen van de linkerventrikel (LV), het elektrocardiogram (ecg) en een geluidsregistratie (fono). Linkerdeel van het diagram: tijdens expiratie (exp); rechterdeel: tijdens inspiratie (insp). A: aortasluitingstoon; art.pulm: arteria pulmonalis; et: ejectietoon; fono: fonocardiogram; IVCT: isovolumetrische contractietijd; IVRT: isovolumetrische relaxatietijd; LA: linkeratrium; mitr. klep: mitralisklep; P: pulmonalissluitingstoon; RA: rechteratrium; RV: rechterventrikel; tric.klep: tricupsidalisklep. S1, S2 en S3: eerste, tweede en derde harttoon.

◻ **Tabel 2.1** Oorzaken van drukbelastingen van de hartcompartimenten.

drukbelasting		
voor de LV		systeemhypertensie
		AS
		– subvalvulair
		• membraan
		• HCM met obstructie
		– valvulair
		– supravalvulair
		coarctatio aortae
voor de RV		pulmonale hypertensie
		PS
		– valvulair
		– subvalvulair
		– supravalvulair
voor het LA		MS
		LV-falen (hoge einddiastolische druk)
voor het RA		TS
		RV-falen (hoge einddiastolische druk)

AS: aortastenose; HCM: hypertrofische cardiomyopathie; LA: linkeratrium; LV: linkerventrikel; MS: mitralisstenose; PS: pulmonalisstenose; RA: rechteratrium; RV: rechterventrikel; TS: tricuspidalisstenose.

slotte aanleiding zijn tot pulmonale hypertensie, een drukbelasting voor de RV.

Bij *hypertrofie door volumebelasting* (bijv. aorta-insufficiëntie (AI)) ontstaat excentrische hypertrofie (de LV-holte wordt groter bij gelijke of toegenomen wanddikte).

Wanneer de wand van een compartiment erg dun is, zoals de atriumwand, veroorzaakt een drukverhoging echter al gauw ook een dilatatie. De RV-wanddikte ligt tussen die van de LV en de atria in en zal bij een chronische drukbelasting aanvankelijk vooral hypertrofiëren. Omdat de wand van de RV dunner is dan die van de LV, kan de RV echter ook dilateren zonder dat er (al) sprake is van RV-falen. Bij een acute drukbelasting van de RV (bijv. door een longembolie) is er geen gelegenheid voor het ontstaan van hypertrofie en treedt acute dilatatie van de RV op, gepaard gaande met RV-falen. Voorbeelden van drukbelastende afwijkingen met de compartimenten die hierbij zijn betrokken zijn vermeld in ◻ tabel 2.1.

Volumebelastingen veroorzaken primair dilatatie. Tevens kan een proportionele hypertrofie ontstaan. Een goed voorbeeld hiervan is aorta(klep)insufficiëntie (AI). Bij een AI moet het bloed dat diastolisch door de aortaklep teruglekt naar de LV tijdens de volgende systole weer de aorta worden ingepompt, waar een hoge druk heerst. Het vergrote slagvolume veroorzaakt tevens een relatieve AS. Bij AI is er dus sprake van een *gemengde* volume- en drukbelasting waardoor zowel dilatatie als hypertrofie (excentrische LV-hypertrofie) ontstaan,

Tabel 2.2 Oorzaken van volumebelastingen van de hartcompartimenten.

volumebelasting	
voor de LV	AI (volume- en drukbelasting) MI VSD, PDB
voor de RV	TI, PI ASD, abnormaal inmondende longvenen
voor het LA	MI VSD, PDB, ASD[7]
voor het RA	TI ASD, abnormaal inmondende longvenen

AI: aorta-insufficiëntie; ASD: atriumseptumdefect; LA: linkeratrium; LV: linkerventrikel; MI: mitralisinsufficiëntie; PI: pulmonalisinsufficiëntie; PDB: persisterende ductus Botalli; RA: rechteratrium; RV: rechterventrikel; TI: tricuspidalisinsufficiëntie; VSD: ventrikelseptumdefect.

terwijl er geen hartfalen is. Bij mitralis(klep)insufficiëntie (MI) is er LV-volumebelasting; het bloed dat systolisch door de lekkende mitralisklep naar het LA terugstroomt, komt in een compartiment waar de druk laag is. Dit kost de LV weinig kracht zodat de LV alleen dilateert en niet hypertrofieert. Volumebelastingen van het longvaatbed en van de linkerharthelft kunnen uiteindelijk pulmonale hypertensie tot gevolg hebben.

Voorbeelden van volumebelastende afwijkingen met de compartimenten die hierbij zijn betrokken, zijn vermeld in tabel 2.2.

Literatuur

1. Vesalius A. De humani corporis fabrica libri septem, 1543.
2. Lindeboom GA. William Harvey en zijn ontdekking van de bloedsomloop. Ned Tijdschr Geneeskd 1957;101:2209–15.
3. Shaver JA. Clinical implications of the hangout interval. Int J Cardiol 1984;5(3):391–8.
4. Dell'Italia LJ, Walsh RA. Right ventricular diastolic pressure-volume relations and regional dimensions during acute alterations in loading conditions. Circulation 1988;77:1276–82.
5. Shaver JA, Nadolny RA, O'Toole JD, et al. Sound pressure correlates of the second heart sound. Circulation 1974;49:316–25.
6. Tavakoli V, Sahba N. Assessment of age-related changes in left ventricular twist by 3-dimensional speckle-tracking echocardiography. J Ultrasound Med 2013;32(8):1435–41.
7. Roberts-Thomson KC, John B, Worthley SG, et al. Left atrial remodeling in patients with atrial septal defects. Heart Rhythm 2009;6(7):1000–6.

Onderzoek van hart en vaten

Samenvatting

Dit hoofdstuk beschrijft het onderzoek van hart en vaten. Hierbij horen ook afwijkingen in lichaamsbouw, cyanose, en de observatie van verschillende vormen van dyspnoe. Inspectie, palpatie en auscultatie zijn alle van belang bij het lichamelijk onderzoek. De inspectie van het hart, van de arteriën en van de venen wordt besproken. De techniek van inspectie en de mogelijke bevindingen van het pulsatiepatroon van de vena jugularis worden beschreven en verklaard, waaronder propgolven en het kikkerfenomeen.

De palpatie van pols, hart, perifere arteriën, lever en milt wordt behandeld.

De auscultatie komt uitgebreid aan de orde. De keuze voor een goede stethoscoop wordt besproken. Voor vastleggen van de bevindingen bij auscultatie werd vroeger de techniek van de fonocardiografie (inclusief polscurven) gebruikt. In dit boek zijn veel fonocardiogrammen opgenomen, omdat deze een leerzame illustratie vormen van wat met de stethoscoop kan worden gehoord.

Wat zijn de oorzaken van tonen en souffles? Wanneer is een souffle onschuldig?

Alle mogelijke auscultatiebevindingen, waaronder klepafwijkingen en shunts, worden uitgelegd, geïllustreerd en in verband gebracht met anamnese en andere bevindingen bij lichamelijk onderzoek. Er zijn verwijzingen opgenomen naar websites die betrouwbare weergaven van hartgeluiden bieden.

3.1 Inspectie – 32

3.2 Percussie – 46

3.3 Palpatie – 48

3.4 Auscultatie van het hart – 68

Literatuur – 120

De onderzoeker draagt zorg voor een professioneel contact met de patiënt. De kamertemperatuur moet goed zijn. Het bovenlichaam van de patiënt is geheel ontkleed. Tenzij anders noodzakelijk ligt de patiënt met het bovenlichaam in een hoek van 20-30° ten opzichte van het onderlichaam. Tijdens het hele onderzoek van de thorax bij de liggende patiënt staat de onderzoeker zo veel mogelijk rechts van de patiënt. Voor beoordeling van symmetrie staat de onderzoeker echter aan het voeteneind van het bed of aan het hoofdeinde. Een goede gelijkmatige lichtval is noodzakelijk om symmetrie correct te kunnen beoordelen. Eventuele littekens worden geïnspecteerd en beschreven.

3.1 Inspectie

3.1.1 Lichaamsbouw en bouw van de thorax

Diverse algemene afwijkingen kunnen wijzen op cardiale pathologie. In ◘ tabel 3.1 zijn de meest voorkomende algemene afwijkingen genoemd die aanleiding kunnen zijn tot het constateren van cardiale pathologie. De meest voorkomende bijbehorende cardiale pathologie is eveneens in deze tabel opgenomen. Enkele voorbeelden van deze afwijkingen worden getoond in ◘ figuur 3.1-3.4.

Lichaamsbouw en bouw van de thorax worden zowel bij de staande als bij de liggende patiënt beoordeeld. Bij de staande patiënt wordt gelet op symmetrie en houding. In de dwarse positie wordt de stand van de wervelkolom beoordeeld en ook de voor-achterwaartse diameter van de thorax.

Een te grote voor-achterwaartse diameter (*pectus carinatum, kippenborst,* ◘ figuur 3.5) kan congenitaal zijn of verworven (bij congenitale hartafwijkingen of COPD) en is overwegend een cosmetisch probleem; bij auscultatie van het hart kunnen tonen en eventueel souffles zachter zijn door de grotere afstand tot de stethoscoop. Doordat de angulus Ludovici hoger ligt, zal de normaalwaarde voor de externe CVD-beoordeling lager zijn dan normaal, bijvoorbeeld in plaats van R – 5 cm R – 8 cm.

Een te kleine voorachterwaartse diameter (*pectus excavatum, trechterborst, schoenmakersborst,* ◘ figuur 3.6) geeft meestal ook geen klachten. Bij ernstige vormen kan door de krappere ruimte die hart en longen hebben, het uithoudingsvermogen bij forse inspanning afgenomen zijn; ook worden moeheid, pijn op de borst, hartritmestoornissen en soms luchtweginfecties beschreven. Het hart is dikwijls naar links verplaatst, vooral de RV is soms gecomprimeerd. Het goed functioneren van met name de beide AV-kleppen kan beperkt worden. Bij auscultatie van het hart – dat dichter bij de thoraxwand zit dan normaal – zullen de tonen luider worden en souffles duidelijker zijn. Souffles kunnen ook door de compressie ontstaan. Doordat de angulus Ludovici lager ligt, zal de normaalwaarde voor de externe CVD-beoordeling hoger zijn dan normaal, bijvoorbeeld in plaats van R – 5 cm R – 2 cm.

De symmetrie van de thorax wordt bij de liggende patiënt beoordeeld met de onderzoeker aan het voeteneinde van het bed (◘ figuur 3.7). De thorax wordt beoordeeld tijdens beweging en in rust. Een asymmetrische thorax komt onder andere voor bij hartafwijkingen met compartimentvergroting die langdurig hebben bestaan op de kinderleeftijd. Doorgaans wordt dit veroorzaakt door een congenitale hartafwijking. Er is dan een uitbochting van de thorax ter plaatse van het hart. Dit wordt *voussure cardiaque* genoemd. De meest voorkomende oorzaak van een asymmetrische thorax is kyfoscoliose.

3.1.2 Huid, nagels, tong, ogen

Huidafwijkingen, de kleur en temperatuur van de huid, de aanwezigheid van transpiratie en de vorm van de nagels kunnen informatie verschaffen over de toestand van het hart en van de perifere arteriën. De klinische betekenis blijkt uit een aantal voorbeelden in ◘ tabel 3.2.

Cyanose (het blauw kleuren van de huid of slijmvliezen door de aanwezigheid van gedeoxygeneerd hemoglobine in de bloedvaten juist onder het oppervlak van dunne huid of slijmvliezen) wordt beoordeeld door een eigen normale nagel naast die van de patiënt te houden en de kleuren met elkaar

▶ **Tabel 3.1** Enkele mogelijke bevindingen bij inspectie van patiënten met hierbij mogelijk voorkomende cardiovasculaire afwijkingen of verschijnselen.

ziektebeeld of bevinding	toelichting	mogelijke cardiovasculaire pathologie of bevindingen
straight back syndroom[1,2]	verlies van thoracale kyfose waardoor afgenomen voor-achterwaartse (v-a) diameter van de thorax	MVP (52–67%), bicuspide aortaklep (6%), onschuldige systolische souffle (38%)
pectus excavatum (schoenmakersborst, trechterborst) (▶ figuur 3.6)	afgenomen v-a diameter van de thorax, soms onderdeel van het Marfan-syndroom (zie daar)	onschuldige systolische souffle
pectus carinatum (kippenborst)[3] (▶ figuur 3.5)	toegenomen v-a diameter van de thorax, soms bij het Marfan-syndroom, Noonan-syndroom, COPD	zachtere hartgeluiden; zie verder bij Marfan- en Noonan-syndroom
kyfoscoliose[4]	abnormale kromming van de wervelkolom naar achteren en zijwaarts	rechtsdecompensatie, cor pulmonale
ziekte van Bechterew (spondylitis ankylopoetica)	gewrichtsontsteking van de wervelkolom, leidend tot vergroeiing van de wervels en uiteindelijk 'bamboo spine' (reumatologische aandoening)	AI
syndroom van Ehlers-Danlos[5]	steunweefselziekte; extreem rekbare huid, extreem flexibele gewrichten	ASD, MVP, ruptuur van grote en middelgrote arteriën, AI door dilatatie van de aorta
Kabuki-syndroom[6]	te laag geïmplanteerde oren, roodvlekkerige wangen	wijde aorta ascendens, coarctatio aortae, ASD, VSD
syndroom van Down	chromosomale afwijking (trisomie 21)	ASD, VSD, atrioventriculair septumdefect
syndroom van Turner	chromosomale afwijking (45,X0), webbed neck*; klein; geretardeerde seksuele ontwikkeling; hypertelorisme	coarctatio aortae bicuspide aortaklep (10-12%) aortadilatatie
syndroom van Noonan	kleine lengte; korte nek, webbed neck*; pectus excavatum/carinatum; hypertelorisme	PS, ASD, hypertrofische cardiomyopathie
syndroom van Williams (microdeletie 7q11)	elfjesgezicht, engelengezicht met mentale retardatie	supravalvulaire AS, perifere arteriële stenosen, supravalvulaire PS
Leopard-syndroom	hypertelorisme; abnormale genitalia; retardatie, doofheid	PS, cardiomyopathie, diverse ritmestoornissen
microdeletie 22q11.2 kan voorkomen bij het DiGeorge-syndroom en bij het velocardiofaciaal syndroom	soms microcefalie; nauwe oogspleten, soms met sterk gevulde bovenoogleden; hypoplastische alae nasae; kleine oren met verdikking in de helixrand; lang gezicht; milde mentale retardatie	met name afwijkingen van de uitstroombaan, truncus arteriosus, interruptie van de aortaboog type B, afwezige pulmonalisklep, VSD, rechts descenderende aorta, tetralogie van Fallot, aberrante art. subclavia
Alagille-syndroom (microdeletie 20p11.2)	prominent voorhoofd; diepliggende ogen; smalle neus	één of enkele perifere pulmonalisstenosen
hyperthyreoïdie	nervositas; tremor; transpireren	tachyaritmieën, cardiomyopathie, pericardvocht
hypothyreoïdie	bleek, gezwollen gelaat; droge huid; trage reacties; lage stem	bradycardie, cardiomyopathie

◘ **Tabel 3.1** Vervolg

ziektebeeld of bevinding	toelichting	mogelijke cardiovasculaire pathologie of bevindingen
syndroom van Cushing (hypercortisolemie)	rond, gezwollen gelaat; obesitas van de romp; striae	hypertensie
sclerodermie	expressieloos gelaat, fibrotische huidschrompeling, klein mondje	pericarditis, myocarditis, pulmonale en systeemhypertensie
homo pulsans	de patiënt pulseert als geheel bij iedere hartslag als gevolg van een hoge polsdruk	ernstige, niet-acute AI
kikkerfenomeen	propgolven in de halsvenen doordat het RA telkens contraheert tegen een gesloten tricuspidalisklep	AVNRT

AI: aorta-insufficiëntie; AS: aortastenose; ASD: atriumseptumdefect; AVNRT: atrioventriculaire nodale re-entry tachycardie; COPD: chronic obstructive pulmonary disease; MI: mitralisinsufficiëntie; MVP: mitralisklepprolaps; PS: pulmonalisstenose; RA: rechteratrium; VSD: ventrikelseptumdefect.
* Een congenitale huidplooi die van de zijkanten van de nek naar de schouders loopt.

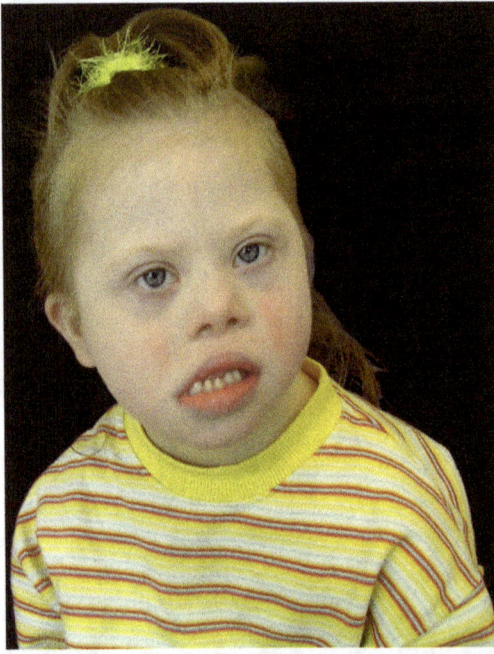

◘ **Figuur 3.1** Klassiek beeld van een patiëntje met het syndroom van Down: epicanthusplooi van de ogen (ronde ooghoek), amandelvormige, ietwat scheefstaande ogen, slappe, groot lijkende tong en open mond. Vlak achterhoofd. Deze patiënte had een atrioventriculair septumdefect. (Met dank aan mw. drs. W.S. Kerstjens-Frederikse, afd. Genetica, Rijksuniversiteit Groningen, UMCG.)

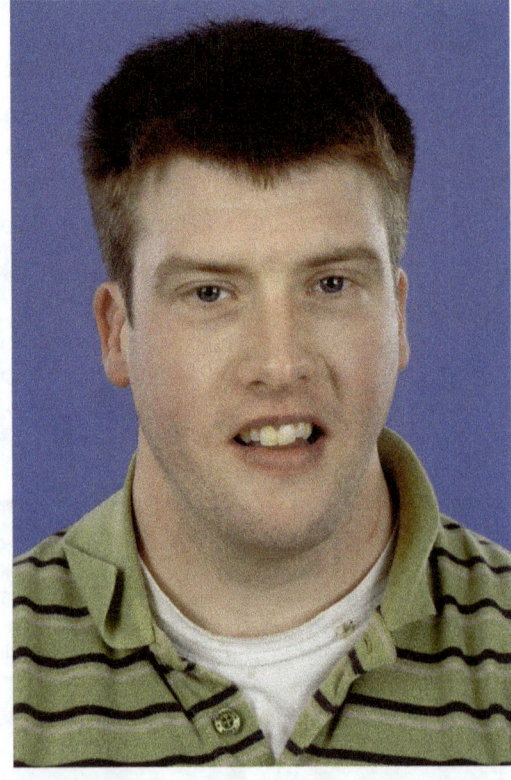

◘ **Figuur 3.2** Een 31-jarige patiënt met het velocardiofaciaal syndroom (22q11.2 deletie). Deze patiënt heeft een tetralogie van Fallot en een palatoschisis. Het gezicht is aan de lange kant, de ooglidspleten zijn smal (amandelvormig), de mond is klein en de oorschelpen zijn enigszins omgevouwen. Hij heeft een milde verstandelijke beperking. (Met dank aan mw. dr. K. van Engelen, afd. Klinische Genetica, AMC.)

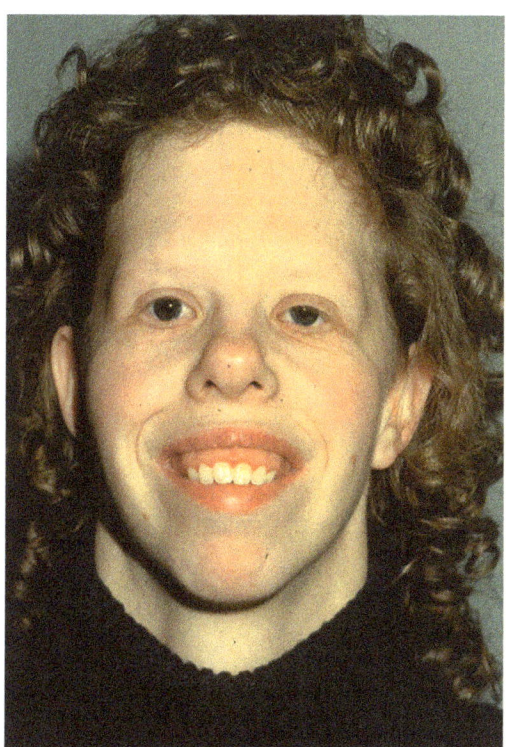

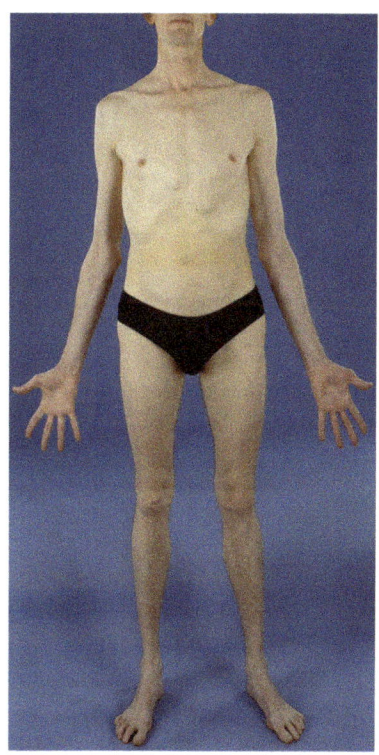

■ Figuur 3.3 Een patiënte met het syndroom van Williams: een engelengezichtje en mentale retardatie. Deze patiënten zijn bijzonder vriendelijk en vaak heel aanhankelijk ('oversociaal'). Het voorhoofd is smal. De oogleden zijn wat bol. Het haar is dikwijls krullerig. De oren zijn lang en lager geïmplanteerd dan normaal. De neus is klein met een opgewipte punt. De afstand tussen neus en bovenlip is groter dan normaal. Tanden en onderkaak zijn klein. Deze patiënte is geopereerd wegens een ernstige supravalvulaire AS.

■ Figuur 3.4 Een 42-jarige patiënt met het Marfan-syndroom. Armen en benen zijn naar verhouding opvallend lang; aan de lange handen vallen de lange vingers op. De voeten zijn groot. Op de voorachterwaartse foto vallen afwijkingen van de vorm van de borstkas op. Deze patiënt heeft een Bentall-procedure ondergaan (vervanging van aortaklep, aortastam en een deel van de aorta ascendens met re-implantatie van de coronaire arteriën) in verband met dilatatie van de aortawortel op 20-jarige leeftijd en een operatie aan de aorta ascendens (buisprothese) in verband met dilatatie op 45-jarige leeftijd. (Met dank aan mw. dr. K. van Engelen, afd. Klinische Genetica, AMC.)

te vergelijken (■ figuur 3.8). Zonder deze vergelijking wordt cyanose vaak gemist.

Omdat cyanose afhankelijk is van de absolute hoeveelheid gedeoxygeneerd hemoglobine (en niet van de relatieve hoeveelheid) is de mate van O_2-saturatie waarbij cyanose zichtbaar wordt, afhankelijk van het totale hemoglobinegehalte; om de waarde van de bevinding te kunnen beoordelen moet dat bekend zijn.

Centrale cyanose detecteert een arterieel gedeoxygeneerd hemoglobinegehalte van 2,38 g/100 ml met een sensitiviteit van 79-95%, specificiteit van 72-95%, LR+ 7,4 en een LR– 0,2.[7]

Cyanose

Cyanose (afgeleid van het Griekse woord kuaneos = donkerblauw) treedt op bij een gemiddelde concentratie gedeoxygeneerd hemoglobine van > 5 g/100 ml (> 3 mmol/l). Bij het capillaire mengsel van arterieel en veneus bloed is bij een volledige arteriële saturatie > 10 g/100 ml nodig om cyanose waar te nemen. Bij anemie zal cyanose dus minder makkelijk zichtbaar zijn, bij polycytemie veel eerder.[8] Bij een normaal Hb en hartminuutvolume wordt cyanose gevonden bij een arteriële zuurstofsaturatie < 80%.

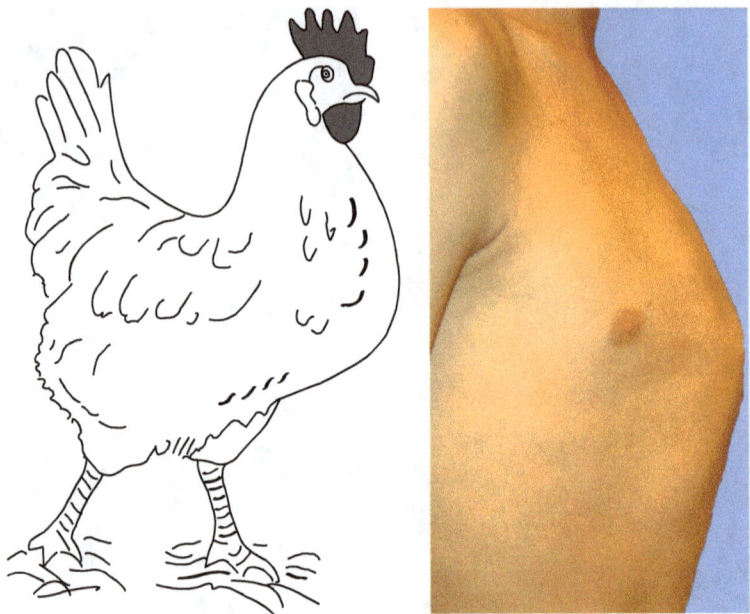

Figuur 3.5 Patiënt met een pectus carinatum (kippenborst). Meestal is dit niet meer dan een cosmetisch probleem. Bij auscultatie van het hart kunnen tonen en eventueel souffles zachter zijn door de grotere afstand tot de stethoscoop. Doordat de angulus Ludovici hoger ligt dan normaal, zal de normaalwaarde voor de externe beoordeling van de centraalveneuze druk lager zijn dan normaal, bijvoorbeeld in plaats van R – 5 cm R – 8 cm. (Met dank aan prof. dr. T. Ebels, afd. Thoraxchirurgie, UMCG.)

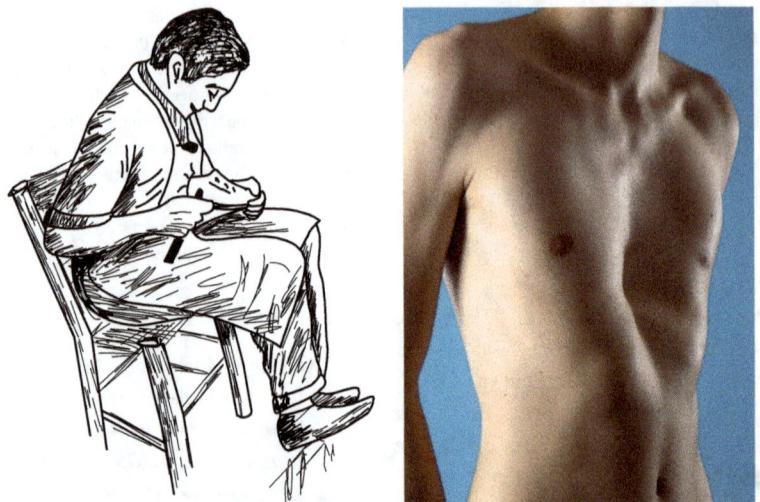

Figuur 3.6 Patiënt met een pectus excavatum (trechterborst, schoenmakersborst). De tekening illustreert waar de term 'schoenmakersborst' vandaan komt: een schoenmaker die vroeger een zool sneed, drukte de schoen voor de stevigheid en de stabiliteit hard tegen zijn sternum. Het vermoeden lijkt gerechtvaardigd dat hij dat echter ongeveer elke dag 20 uur zou moeten doen om het sternum definitief ingedeukt te krijgen. Bij auscultatie zullen bij deze platte thorax tonen en souffles luider zijn. Doordat de angulus Ludovici lager ligt dan normaal, zal de normaalwaarde voor de externe beoordeling van de centraalveneuze druk hoger zijn dan normaal, bijvoorbeeld in plaats van R – 5 cm R – 2 cm. (Met dank aan prof. dr. T. Ebels, afd. Thoraxchirurgie, UMCG.)

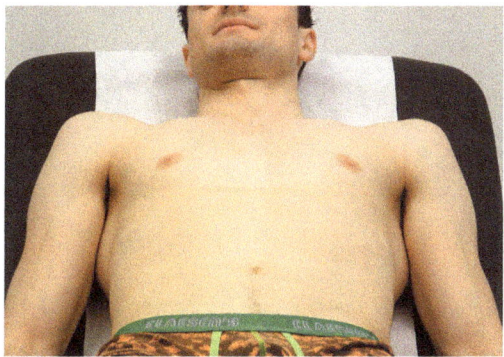

Figuur 3.7 Inspectie van de thorax vanaf het voeteneinde van het bed. Gelet wordt op symmetrie, abnormale welvingen en impulsen.

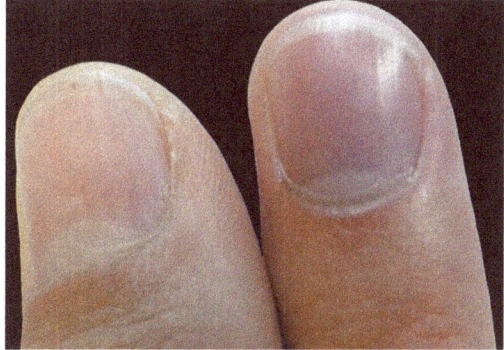

Figuur 3.8 Cyanose wordt beoordeeld door een eigen normale vingernagel (links) naast die van de patiënt (rechts) te houden. Pas dan valt een lichte cyanose op.

Tabel 3.2 Bevindingen bij huid- en nagelinspectie met mogelijk onderliggende pathologie en consequenties.

bevinding	mogelijke onderliggende pathologie
blosjes op de wangen	mitralisklepstenose
warme huid, transpiratie	onder andere hyperthyreoïdie, koorts
koude (klamme) huid	linkerhartfalen, hypothyreoïdie met bradycardie, perifere arteriële doorbloedingsstoornissen
bleke huid	anemie, linkerhartfalen, perifere arteriële doorbloedingsstoornissen
dieprode huid	perifere arteriële doorbloedingsstoornissen
trofische stoornissen: droge huid, schilfering, brokkelige, vervormde doffe ondoorzichtige nagels	perifere arteriële doorbloedingsstoornissen
bleke conjunctivae	anemie, linkerhartfalen
conjunctivabloedinkjes	endocarditis
cyanose centraal (lippen, tong)	rechts-links shunt op atrium- of ventrikelniveau
cyanose centraal, alleen onderste extremiteiten	rechts-links shunt door PDB
trommelstokvingers	rechts-links shunt
horlogeglasnagels	rechts-links shunt
splinterbloedinkjes[a]	endocarditis
petechiae gehemelte	endocarditis
Janeway-laesies[b]	endocarditis
noduli van Osler[c]	endocarditis
arcus senilis (witgrijze ring aan de periferie van de cornea) < 40 jaar	mogelijk hypercholesterolemie
xanthomen[d], xanthelasmata[e]	hyperlipoproteïnemie; atheromateuze plaques

[a] Bruinige, 1-2 mm lange streepjes onder de nagel, maar niet vast aan de rand van de nagel. Het kunnen bloedinkjes zijn die bij endocarditis worden gezien, ze zijn echter niet specifiek.
[b] Kleine helderrode letsels op handpalmen of voetzolen, soms paarsig; niet pijnlijk.
[c] Pijnlijke knobbeltjes aan de palmaire zijde van vingertoppen, handpalmen en voetzolen.
[d] Geelachtige massa's die onder andere op pezen (extensorpezen van vingers, voetzolen en op de achillespees) kunnen voorkomen, pathognomonisch voor familiaire hypercholesterolemie. Eruptieve (= uitbarstende) xanthomen kunnen op het hele lichaam voorkomen en zijn het gevolg van hypertriglyceridemie.
[e] Gelige plaques bij de oogleden, minder specifiek voor hyperlipoproteïnemie. PDB: persisterende ductus Botalli.

Wanneer er sprake is van verbreding en zwelling van de distale falangen van de vingers, spreekt men van trommelstokvingers of ook wel van clubbing (Frans: hippocratisme). Dit gaat vrijwel altijd gepaard met alzijdig gebolde nagels: horlogeglasnagels. Het komt voor bij cyanotische congenitale hartafwijkingen (bijv. bij de tetralogie van

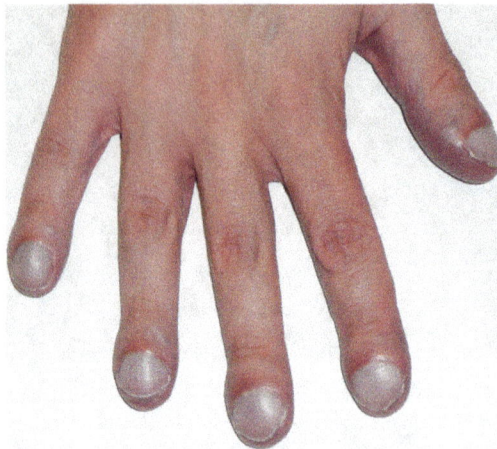

Figuur 3.9 Trommelstokvingers, horlogeglasnagels en cyanose, passend bij een rechts-links shunt.

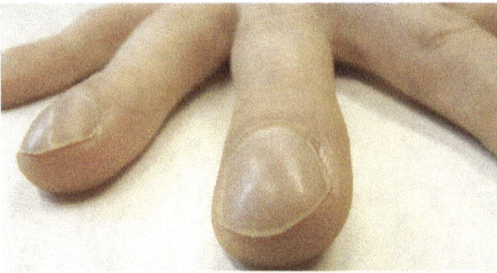

Figuur 3.10 Horlogeglasnagels zonder cyanose bij een jonge man zonder hart- of longafwijkingen.

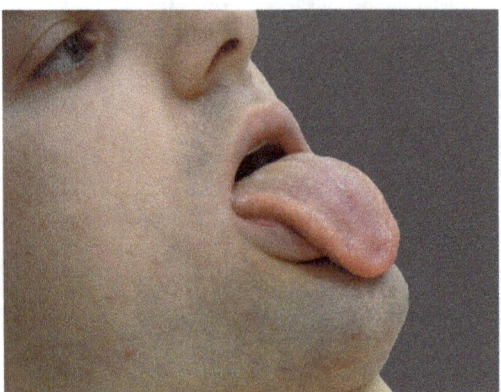

Figuur 3.11 Inspectie van tong en lippen. De kleur is normaal.

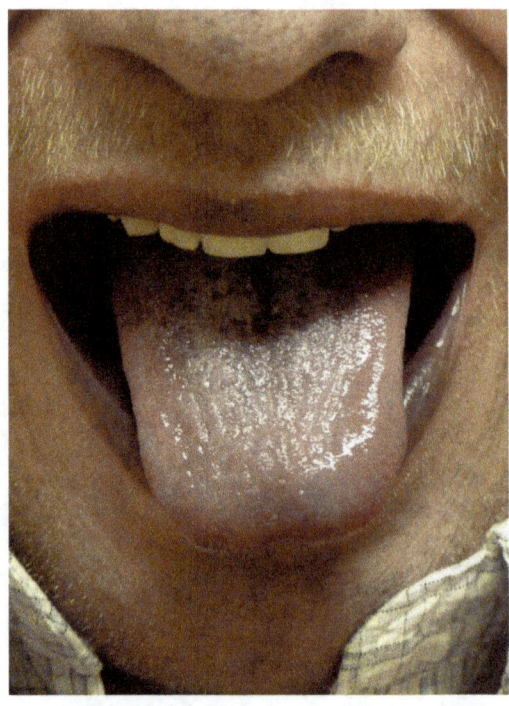

Figuur 3.12 Cyanotische lippen en tong van een 58-jarige patiënt met een ventrikelseptumdefect met een Eisenmenger-syndroom (shuntomkering). Deze patiënt had ook een pulmonalisstenose. De zuurstofsaturatie was op zijn gunstigst 80%.

Fallot, figuur 3.9) en bij chronisch longlijden met hypoxie. Soms is clubbing echter aanwezig bij volkomen gezonde personen. Horlogeglasnagels zonder cyanose (figuur 3.10) kunnen ook bij gezonde mensen worden waargenomen.

Centrale cyanose ontstaat door een rechts-links shunt of door onvoldoende zuurstofopname bij ernstige longafwijkingen. Het bloed dat de LV binnenkomt, heeft daardoor een te lage zuurstofsaturatie. De huid voelt hierbij gewoonlijk warm of normaal aan.

Er is sprake van perifere cyanose wanneer de nagels cyanotisch zijn, terwijl de zuurstofsaturatie in de aorta normaal is. Perifere cyanose zonder centrale cyanose is het gevolg van vertraagde circulatie waardoor lokaal meer zuurstof wordt onttrokken. Cyanotische nagels hoeven dus niet per se op een cardiale afwijking te wijzen; bij koude handen kan het al worden gezien.

Zowel bij centrale als perifere cyanose zijn de nagels blauw. Inspectie van tong en lippen (figuur 3.11) is van belang om centrale cyanose te beoordelen. Lippen en tong zijn bij centrale cyanose ook blauw (figuur 3.12), bij perifere cyanose niet.

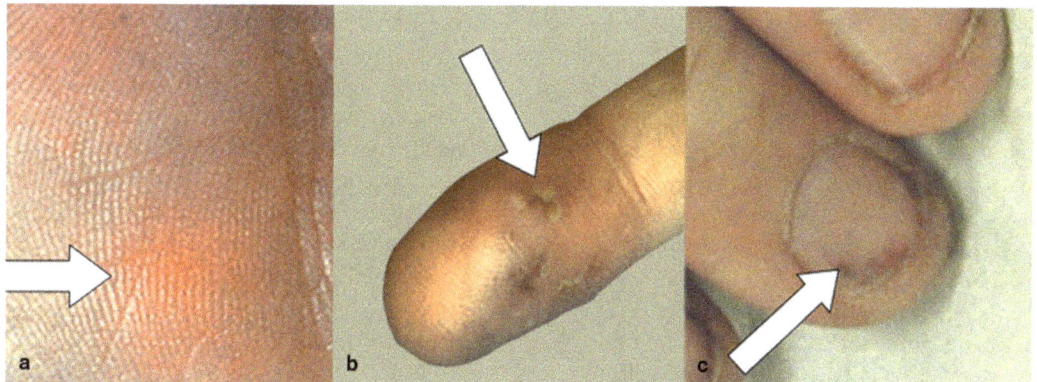

Figuur 3.13 Verschijnselen bij endocarditis. a: Janeway-laesie, b: noduli van Osler, c: splinterbloedinkjes.

Centrale cyanose die zich beperkt tot de onderste lichaamshelft en niet aanwezig is in de bovenste lichaamshelft wordt gezien bij een persisterende ductus Botalli (PDB = persisterende ductus arteriosus) met een rechts-links shunt. De verklaring hiervoor is als volgt: wanneer door een PDB een links-rechts shunt bestaat, kan pulmonale hypertensie ontstaan. Wanneer de weerstand in het pulmonale vaatbed hoger wordt dan de systeemvaatweerstand, ontstaat een rechts-links shunt. Stroomopwaarts van de ductus (aorta ascendens en aortaboog) blijft het bloed normaal gesatureerd, stroomafwaarts vanaf de shunt door de PDB is de saturatie verlaagd.

Bij verdenking op het bestaan van endocarditis is inspectie van gehemelte, conjunctivae, huid en nagels van belang (tabel 3.2). Op de huid kunnen pijnloze Janeway-laesies worden gevonden en/of pijnlijke noduli van Osler (figuur 3.13). Aan de nagels kunnen splinterbloedinkjes zichtbaar zijn (figuur 3.13).

Bij perifere doorbloedingsstoornissen kunnen veranderingen van de huid optreden. Vergelijk daarbij steeds links en rechts met elkaar.

De kleur van de huid is bij een acute arteriële vaatafsluiting perifeer wasbleek. Bij ischemie in combinatie met veneuze stuwing is de huid roodpaars. Bij langdurig bestaand hebbende arteriële vaatafsluiting is de huid zwart als gevolg van necrose.

Chronische doorbloedingsstoornissen zijn aanleiding tot een droge, schilferende huid waarvan de beharing afneemt. De nagels kunnen brokkelig worden en vervormen. Ze verliezen ook dikwijls hun transparantie.

Om de temperatuur te beoordelen van een extremiteit wordt met de handrug gevoeld en links en rechts vergeleken. Voor het detecteren van perifeer vaatlijden heeft temperatuurverschil tussen beide voeten een sensitiviteit 10%, specificiteit 98%, LR+ 6,1, LR– 0,9.[9]

3.1.3 Ademhaling

Op de ademfrequentie moet bewust worden gelet. Een versnelde ademfrequentie valt niet snel op, tenzij een patiënt over de ademhaling klaagt. De ademfrequentie kan onder andere verhoogd zijn door longafwijkingen, door hartafwijkingen, of door een combinatie hiervan. Het is zinvol op het spreken van de patiënt te letten: een kortademige patiënt onderbreekt zinnen om te ademen.

Een belangrijke cardiale oorzaak is linkszijdig hartfalen waarbij de diastolische druk in de LV is toegenomen en daarmee de druk in het LA en de druk in de capillairen van de alveoli, waardoor vocht uittreedt. Het luchtvolume van de longen neemt hierdoor af. Dit gaat gepaard met basaal crepiteren (▶ H. 5). Een andere factor is de lage cardiac output bij linkszijdig hartfalen. De cardiac output is voor rechts en links gelijk. Bij rechtszijdig hartfalen wanneer de cardiac output van rechts onvoldoende is, komt er dus ook te weinig in de LV waardoor ook de cardiac output van LV te laag is. Zo kan een patiënt met rechtsfalen bij een goede LV toch kortademig worden.

De normale ademfrequentie voor volwassenen is 14-20 per minuut. Daarboven spreekt men van tachypnoe. Een fysiologische tachypnoe wordt veroorzaakt door bijvoorbeeld inspanning of zwangerschap. En pathologische tachypnoe wordt veroorzaakt door diverse pulmonale afwijkingen, maar ook door hartfalen.

Is een patiënt kortademig (dyspnoïsch), dan wordt deze dyspnoe nader gespecificeerd als:
1. dyspnoe bij inspanning (dyspnoe d'effort);
2. dyspnoe in rust (dyspnoe de repos);
3. dyspnoe bij plat liggen die vermindert of verdwijnt bij gaan zitten (orthopnoe);
4. dyspnoe die ontstaat bij staan, die verdwijnt bij plat liggen (platypnoe).

De eerste drie vormen kunnen goed passen bij LV-falen, maar worden ook bij cardiale afwijkingen en bij COPD (chronic obstructive pulmonary diseases) en andere pulmonale afwijkingen waargenomen. De vierde vorm ontstaat door toename van recht-links shunting door een persisterend foramen ovale in staande positie (zie kader).

Platypnoe

Wanneer in liggende houding (platypnoe) de zuurstofsaturatie normaal is, terwijl in zittende houding de zuurstofsaturatie <95% is (orthodeoxia), is er sprake van het platypnoe-orthodeoxiasyndroom. Het komt zelden voor. Het onderliggend mechanisme is niet geheel duidelijk, maar het komt voor bij intracardiale shunts, bij pulmonaalvatshunting, bij verstoorde ventilatie-perfusieverhouding, bij ernstig COPD, na longchirurgie of een combinatie hiervan. De intracardiale rechts-links shunt door een persisterend foramen ovale is de bekendste oorzaak. Een dergelijke shunt kan ontstaan wanneer de druk in het RA oploopt (bijv. door acute pulmonale pathologie of na longchirurgie of toename van de pulmonale vaatweerstand).[10] Aangezien de intrathoracale druk orthostatisch toeneemt, wordt dit fenomeen geaccentueerd in zittende of staande houding.[11]

Cheyne-Stokes-ademhaling is gekarakteriseerd door diep ademen (hyperpnoe) afgewisseld met niet ademen (apnoe). Dit kan voorkomen bij ernstig hartfalen, bij hersenletsel/herseninfarct en bij stervende patiënten.

Een Kussmaul-ademhaling is een regelmatige, abnormaal diepe, maar rustige ademhaling, ook wel eens luchthonger genoemd. Het komt voor bij acidose (diabetisch coma).

Kussmaul

Het teken van Kussmaul (▶ par. 4.1.6) staat geheel los van de Kussmaul-ademhaling.

3.1.4 Hart

Tijdens inspectie van het hart staat de onderzoeker rechts van de op de rug liggende patiënt, tenzij anders noodzakelijk is (staand, zittend, linkerzijligging, enz.). Tijdens inspectie van het hart wordt gelet op pulsaties. Zichtbare pulsaties op de thorax kunnen worden gevonden in de regio van de apex en direct links parasternaal in 3L of 4L. Ze kunnen parasternaal gezien worden bij een volkomen normaal hart, vooral bij personen die mager zijn of een kleine voor-achterwaartse thoraxdiameter hebben.[12] De links parasternale pulsaties bij magere personen zijn doorgaans afkomstig van een overigens normaal functionerende LV die zijn impuls via de RV doorgeeft naar de thoraxwand. Ze zijn echter afwijkend wanneer ze worden veroorzaakt door een RV die volume- en/of drukbelast is. Om een onderscheid te maken tussen normale en abnormale pulsaties is het noodzakelijk de anamnese, de auscultatie van het hart en de meting van de CVD erbij te betrekken.

Andere afwijkende pulsaties kunnen het gevolg zijn van bijvoorbeeld een aneurysma van de LV. Zo kan precordiaal een systolische buitenwaartse impuls worden waargenomen bij een aneurysma van de voorwand van de LV.

De apex van de LV vormt de punt van het hart. De zichtbare of voelbare apex (apeximpuls) wordt de ictus genoemd. De *plaats* van een normale ictus wordt in rugligging bepaald. De referentielijn is gewoonlijk de medioclaviculairlijn. De normale ictus is in rugligging zichtbaar binnen de medioclaviculairlijn in de vijfde intercostaalruimte links. Als de ictus buiten deze grenzen wordt gevonden kunnen LV en/of RV vergroot zijn. Ook kan het hart verplaatst zijn als gevolg van longafwijkingen of diafragmahoogstand.

De plaats van de medioclaviculairlijn moet idealiter worden gemeten en niet worden geschat: een nauwkeurige schatting is nauwelijks mogelijk. Voor bepaling van de medioclaviculairlijn wordt het midden van de clavicula gemeten na bepaling van de beide uiteinden ervan. Vandaar wordt parallel aan de midsternaallijn een lijn getrokken (▶ figuur 2.4). De normale plaats van de ictus is binnen deze lijn.

Nogal eens wordt (ten onrechte) de tepel gebruikt als oriëntatiepunt. De tepel ligt echter meestal buiten de medioclaviculairlijn en de positie ervan vertoont te veel variatie.

De ictus is lang niet altijd te bepalen in rugligging. De zichtbaarheid en/of voelbaarheid van de ictus is afhankelijk van vele factoren zoals mammae, adipositas en forse voor-achterwaartse thoraxdiameter (bijv. door emfyseem).

De *kwaliteit* van de ictus wordt niet in rugligging bepaald door inspectie, maar in linkerzijligging door palpatie (zie verder).

3.1.5 Arteriën

Gewoonlijk worden pulsaties in de hals, afkomstig van de art. carotis, beiderzijds wel waargenomen. Uitgesproken pulsaties komen voor bij forse vulling; dat is bijvoorbeeld het geval bij ernstige AI ten gevolge van het grote slagvolume en bij anemie. Bij zeer ernstige AI kan het hele hoofd en zelfs de hele patiënt meeschudden met iedere hartslag. Dit wordt homo pulsans genoemd.

Incidenteel kunnen dilatatie van de aorta ascendens of van de art. pulmonalis communis pulsaties in de intercostaalruimten veroorzaken (zie verder). Ook aneurysmata van de grote arteriën kunnen zichtbaar pulseren.

Bij de meeste slanke mensen is het normaal tijdens inspectie van de buik een buikaorta te zien pulseren. Dikwijls is zelfs de verplaatsing van de polsgolf naar caudaal te volgen.

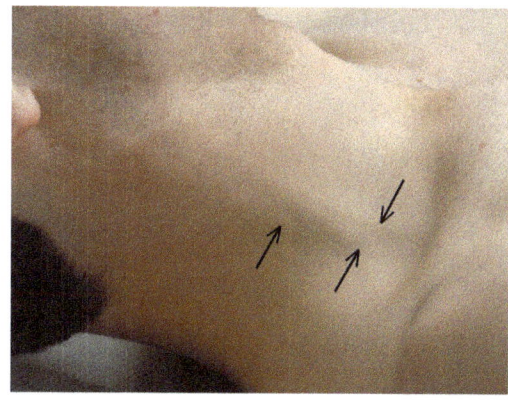

Figuur 3.14 Vena jugularis externa dextra. Er worden van het veneuze systeem vele variaties aangetroffen. Hier zijn in de hals drie veneuze vaten zichtbaar (pijlen).

Pols

Pols is een zichtbaar en/of voelbaar pulsatie(patroon). Hiermee wordt dus niet het polsgewricht bedoeld. Het voelen van 'de pols' is niet gereserveerd voor het voelen van de pulsaties van de art. radialis bij het polsgewricht, maar ook voor het voelen van bijvoorbeeld de art. carotis en andere arteriën. Zichtbare pulsatiepatronen worden ook 'pols' genoemd: het pulsatiepatroon van de vena jugularis wordt de venepols genoemd, enzovoort. Zie ook verder bij fonocardiogrammen (polscurven).

Pulsaties van de buikaorta zijn aanmerkelijk duidelijker en vallen veel eerder op door horizontaal over de buik te kijken terwijl de patiënt de ademhaling stil houdt in uitademingsstand. Bij oudere, magere patiënten kunnen op veel meer plaatsen arteriële pulsaties worden gezien afkomstig van oppervlakkig liggende arteriën, zoals de art. radialis.

Perifere arteriële doorbloedingsstoornissen kunnen asymmetrie van spieren of dikte van extremiteiten (atrofie of oedeem) veroorzaken.

3.1.6 Venen

De normale vena jugularis (▫ figuur 3.14) pulseert passief doordat het intravasculaire volume varieert met de drukvariaties in het RA. De vorm van de

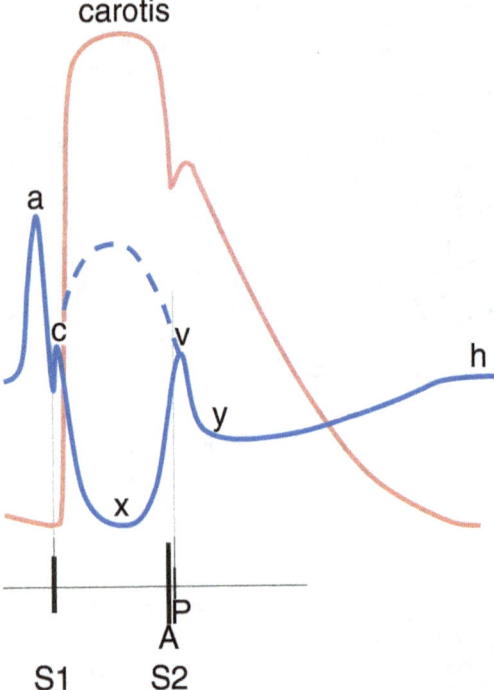

Figuur 3.15 Schematische weergave van het zichtbare pulsatiepatroon van de vena jugularis, samen met de polsgolf van de art. carotis (rood). Als de carotispols naar buiten komt, moet de venepols inzakken. Doorgetrokken blauwe lijn: normaal patroon. Blauwe stippellijn: patroon bij belangrijke tricuspidalisinsufficiëntie. a: a-top, gevolg van de atriumcontractie; c: gevolg van het doorbollen van de tricuspidalisklep tijdens het begin van de contractie van de rechterventrikel (niet zichtbaar bij inspectie); x: systolische drukverlaging in het rechteratrium (RA) doordat het tricuspidalisklepvlak richting apex getrokken wordt; het RA vult zich; v: einde van de vroege, snelle vullingsfase van het RA; y: diastolische drukverlaging in het RA door openen van de tricuspidalisklep en leeglopen van het RA in de RV; h: steady state na maximale vulling van de RV bij een lange diastole. S1: eerste harttoon; S2: tweede harttoon; A: aortale component van de tweede harttoon; P: pulmonale component van de tweede harttoon.

drukcurve van het RA is weergegeven in het Wiggers-diagram (▶ figuur 2.11). Deze vorm is vrijwel gelijk aan de vorm van de verplaatsingscurve = pulsatiepatroon = venepols (◯ figuur 3.15).

In de hals pulseert ook de art. carotis. Voor het onderscheid tussen beide, ◯ tabel 3.3.

De rechter vena jugularis externa bevindt zich dichter bij het hart dan de linker, zodat inspectie van de rechter vena jugularis enigszins de voorkeur heeft. Bovendien bevindt de onderzoeker zich gewoonlijk al aan de rechterkant van de patiënt. Wanneer door anatomische variaties de rechter vena jugularis externa echter niet mooi zichtbaar is, is er niets op tegen om de linker te inspecteren. Beoordeling van de pulsaties is aanmerkelijk eenvoudiger tijdens stilgehouden uitademingsstand, wat dan ook aan te bevelen is. Het polsgolfpatroon kan meestal het beste worden beoordeeld met het bovenlichaam van de liggende patiënt op ongeveer 30° ten opzichte van het horizontale vlak. Het polsgolfpatroon van de vena jugularis wordt beoordeeld zonder afdrukken van de vena jugularis: tijdens afdrukken onder de kaakhoek is het polsgolfpatroon gedempt en dikwijls nog maar matig zichtbaar. Dat komt doordat bij afdrukken de volumina zich minder makkelijk door de vena jugularis kunnen verplaatsen. De a-top van de venepols (◯ figuur 3.15) wordt veroorzaakt door contractie van het RA, want in de vena jugularis bevinden zich vrijwel nooit sufficiënte kleppen. Tijdens de atriumcontractie stroomt het bloed dan ook even terug naar VCS en VCI. De a-top is verhoogd bij iedere situatie met bemoeilijkte ontlediging van het RA zoals bij verhoogde diastolische druk van de RV en bij tricuspidalisklepstenose (TS) of bij contractie van het RA tegen een gesloten tricuspidalisklep.

> **Bernheim**
>
> De a-top is ook verhoogd bij het syndroom van Bernheim: hierbij is de LV zo sterk hypertrofisch (ongeacht de oorzaak) dat hij uitpuilt in het lumen van de RV waardoor de compliantie van de RV afneemt. De a-top is daardoor verhoogd, het x-dal dieper en het y-dal ondiep. De patronen van de venepols bij het syndroom van Bernheim, bij RV-hypertrofie en bij TS zijn vrijwel hetzelfde.

Het c-topje wordt veroorzaakt door het doorbollen van de tricuspidalisklepbladen tijdens het begin van de contractie van de RV. De c-top is gewoonlijk te klein om zichtbaar te zijn. Wanneer tijdens ventrikelcontractie de tricuspidalisklepring richting apex beweegt, wordt het RA uitgerekt en neemt de druk daar af waardoor het x-dal ontstaat. Het

Tabel 3.3 Differentiatie tussen een vena jugularis en een art. carotis bij lichamelijk onderzoek.

	vena jugularis	art. carotis
zichtbaar als bloedvat, soms wat blauwig	vrijwel altijd	niet
pulsaties tijdens hartcyclus	bifide (a-top, v-top)	enkelvoudig
opvallend makkelijk dicht te drukken	ja	gewoonlijk niet
pulsaties palpabel	nee	ja
laat zich naar beneden toe leegstrijken	ja	nee
invloed van persen	zet op	geen
pulsaties beperkt tot breedte van bloedvat	ja	dikwijls breder
patroon tijdens systole	negatief*	positief

* bij ernstige tricuspidalisklepinsufficiëntie (TI) positief.

x-dal wordt geïdentificeerd door de art. carotis *aan de andere kant van de hals* gelijktijdig te palperen. Wanneer de art. carotis naar buiten komt, moet de venepols inzakken (het x-dal). In het algemeen is het x-dal dieper naarmate de a-top hoger is. Bij atriumfibrilleren is het x-dal dan ook zeer ondiep of afwezig. Het x-dal raakt opgevuld wanneer er een belangrijke TI bestaat (figuur 3.15), omdat tegelijkertijd met de instroom in het RA vanuit de VCS en VCI het RA ook wordt gevuld vanuit de RV.

Bij de normale venepols loopt het x-dal weer op tot de v-top, door normale vulling van het RA. Door relaxatie van de RV gaat vervolgens de tricuspidalisklep open en stroomt het bloed van het RA naar de RV: de druk in het RA daalt waardoor het y-dal ontstaat. In de loop van de diastole loopt door de instroom in het RA de druk weer op en kan bij een lange diastole zelfs een afvlakking van de vulling ontstaan: het h-plateau. De v-top is verhoogd bij volumebelastingen van het RA, zoals bij een atriumseptumdefect (ASD) en/of abnormaal inmondende longvenen.

Bij inspectie van de vena jugularis zijn vooral de a-top en de v-top goed zichtbaar; de venepols is dus bifide (dit in tegenstelling tot de arteriële pols die enkelvoudig is). De a-top moet altijd hoger zijn dan de v-top. Het x-dal moet dieper zijn dan het y-dal. Door middel van simultane carotispalpatie kan men de toppen en dalen identificeren. Dat kan ook tijdens auscultatie, want de a-top valt vrijwel samen met de eerste toon (S1) en de v-top met de tweede toon (S2) (figuur 3.15). Het pulsatiepatroon van de vena jugularis kan worden geregistreerd (figuur 3.16-3.20).

Inspectie van bewegingen en ook auscultatie van geluiden worden vaak als erg moeilijk ervaren. Visuele toelichting kan daarbij heel nuttig zijn. Een plaatje is immers dikwijls meer verhelderend en wordt beter vastgehouden dan alleen tekst. Daarom zijn in dit boek veel fonocardiogrammen (geluidsregistraties), dikwijls met polscurven, opgenomen. Alle fonocardiogrammen in dit boek zijn opgenomen tijdens stilgehouden uitademingsstand, tenzij anders aangegeven (effect van ademhaling, Valsalva-manoeuvre).

Voor onderwijs- en leerdoeleinden is fonocardiografie een prachtige techniek die helaas niet meer wordt toegepast. Tegenwoordig leent de echocardiografie zich ook voor het leren luisteren naar souffles; voor training hierin met digitale voorbeelden is de website ▶ www.blaufuss.org zeer geschikt.

Fonocardiogram

Een fonocardiogram is een registratie van hartgeluiden. Om de geluiden goed te kunnen interpreteren moet het opgenomen geluid door filters gestuurd worden waardoor men naar behoefte bepaalde frequenties beter of minder goed zichtbaar kan maken. De laagfrequente trillingen hebben een veel grotere energie dan de hoogfrequente; zonder filters

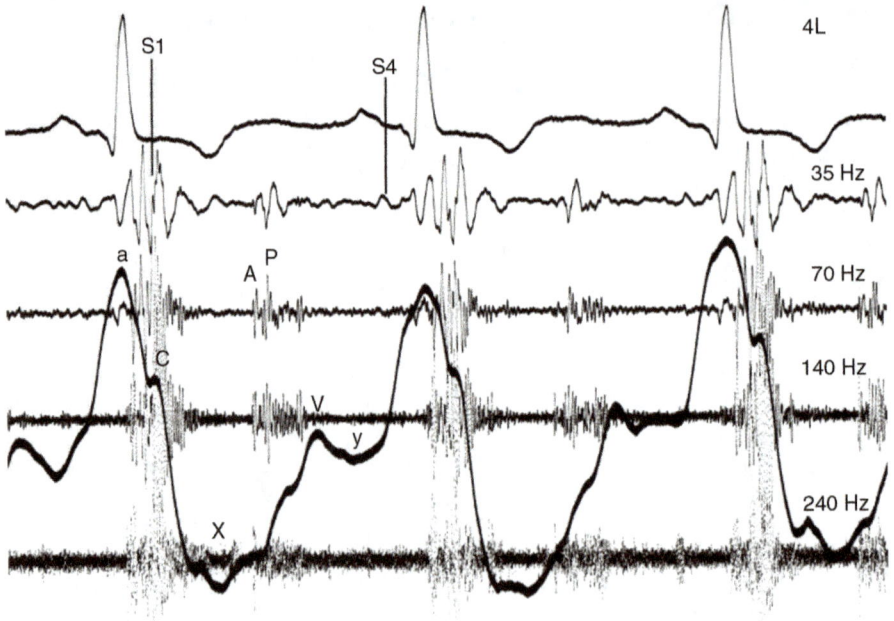

Figuur 3.16 Fonocardiogram opgenomen op 4L en gefilterd bij cut-off frequenties van 35 Hz, 70 Hz, 140 Hz en 240 Hz. De geluiden bij het 35 Hz filter zijn zeer laagfrequent, te vergelijken met het spinnen van een kat of met een doffe bons. De derde (S3) en vierde (S4) tonen zijn in dit kanaal het duidelijkst; soms is bij deze lage frequentie de overgang naar een voelbaar 'geluid' vloeiend. De geluiden bij het 240 Hz filter lijken veel op normaal ademgeruis. Een elektrocardiogram (ecg) wordt meegeschreven. Polscurven kunnen worden meegeschreven, zoals in deze figuur de vena jugularis externa dextra met de a-, c- en v-toppen en het x- en y-dal. Deze patiënt heeft pulmonale hypertensie waardoor de a-top relatief hoog is, omdat in de rechterventrikel ook de diastolische druk wat verhoogd was. Ook veroorzaakte de pulmonale hypertensie een hoogfrequent diastolisch souffletje van een pulmonalisinsufficiëntie aansluitend aan de 2P-toon (P). S1: eerste harttoon; A: aortasluitingstoon.

zouden hoogfrequente trillingen nauwelijks zichtbaar zijn.[13] Meestal worden filters gebruikt met cut-off frequenties van 35 Hz, 70 Hz, 140 Hz en 240 Hz (figuur 3.16). De geluiden bij het 35 Hz filter zijn zeer laagfrequent, te vergelijken met het spinnen van een kat of met een doffe bons. Soms is in deze frequentie de overgang naar een voelbaar 'geluid' (dat is een 'thrill') vloeiend. De geluiden bij het 240 Hz-filter lijken veel op normaal ademgeruis.

Simultaan met de geluidskanalen konden polscurven worden meegeschreven: de beweging van de art. carotis, van de vena jugularis, van de ictus, van de lever, enzovoort. Dat geeft inzicht in de oorsprong van vele auscultatoire gebeurtenissen.

De a-top is verhoogd bij alle vormen van instroombelemmering van de RV: TS, verhoogde diastolische druk in de RV door diverse oorzaken, bijvoorbeeld als gevolg van pulmonale hypertensie (figuur 3.16).

De v-top is verhoogd wanneer de vulling van het RA is vergroot zoals bij een ASD (figuur 3.17).

De a-top ontbreekt bij atriumfibrilleren (figuur 3.18). Het x-dal wordt daardoor ondieper. Bij een pericarditis constrictiva, waarbij de inflow beperkt wordt, is bij voldoende lange diastole een h-plateau waarneembaar (figuur 3.18); het y-dal is bij dit ziektebeeld diep en kortdurend ten gevolge van de snel oplopende diastolische druk (restrictief vullingspatroon van de RV). Een c-top kan meer uitgesproken en zelfs overheersend zijn bij de ziekte van Ebstein (figuur 3.19): het heel grote,

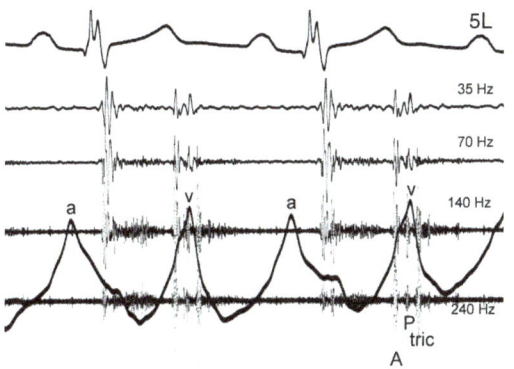

 Figuur 3.17 Fonocardiogram opgenomen op 5L met registratie van de venepols (v. jugularis externa rechts) bij een groot ASD. Door de grotere vulling van het RA is de v-top hoger dan normaal; deze is hier zelfs hoger dan de a-top. Dit past onveranderlijk bij een heel groot ASD. A: aortasluitingstoon; P: pulmonalissluitingstoon; tric: tricuspidalisopeningstoon (zonder tricuspidalisstenose). Voor uitleg van de geluidskanalen, figuur 3.16.

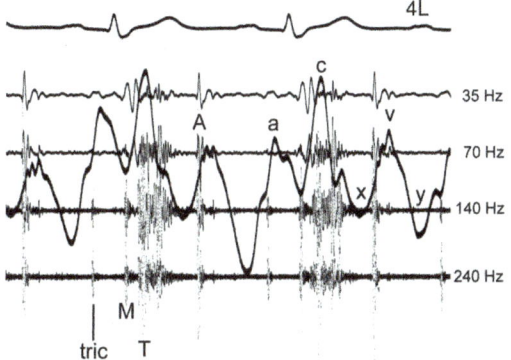

 Figuur 3.19 Fonocardiogram opgenomen op 4L, samen met registratie van de vena jugularispols bij een patiënt met de ziekte van Ebstein. Inspectie van deze venepols kan zeer verwarrend zijn: als gevolg van het heel grote, abnormaal geplaatste tricuspidalisanteriorblad is de c-top verbreed en de meest uitgesproken top. Even na het begin van de atriumdrukverandering na atriumcontractie (a) is er een duidelijke mid-hoogfrequente toon (tric), een tricuspidalisopeningstoon (zonder TS). De tricuspidaliscomponent van S1 (T) kan bij de ziekte van Ebstein hoorbaar zijn, is laat als gevolg van het rechterbundeltakblok en luid door de harde klap die ontstaat bij de abrupte stop van het grote klepblad. De T valt samen met de c. M = mitraliscomponent van de S1; A: 2A-toon. Voor uitleg van de geluidskanalen, figuur 3.16.

abnormaal geplaatste tricuspidalisanteriorblad bolt bij de ventrikelcontractie over een groter opper-

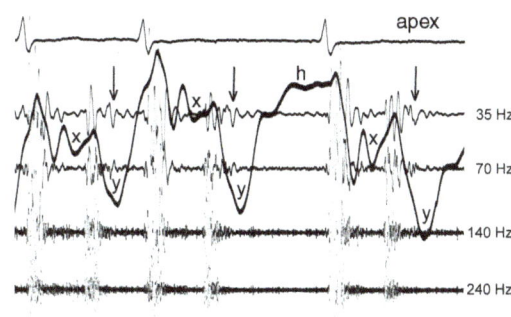

 Figuur 3.18 Fonocardiogram opgenomen op de apex, samen met de venepols (v. jugularis externa rechts). Er is atriumfibrilleren, zodat er geen a-top is. Het x-dal (x) is zo goed als afwezig, passend bij de combinatie atriumfibrilleren en instroombelemmering door het constrictieve beeld. Het y-dal (y) is het enige dal, het is spits, duurt kort en gaat bij een wat langere diastole over in een plateau (h) omdat de vulling gestopt wordt doordat het hart niet verder kan uitzetten. Er is ook een duidelijke pericardial knock (par. 3.4.8 Diastolische extra tonen en figuur 3.95) die samenvalt met het diepste punt van het y-dal (pijl). Voor uitleg van de geluidskanalen, figuur 3.16.

vlak door in het RA waardoor de c-top verbreed en vergroot is.

Omdat de a-top het gevolg is van contractie van het RA, kan het observeren hiervan behulpzaam zijn bij beoordelen van het hartritme. Wanneer tijdens sommige ritmestoornissen (bijv. bij AV-dissociatie, maar ook bij AVNT en bij ventriculaire extrasystolen) het RA gelijktijdig contraheert met de RV, dus wanneer de tricuspidalisklep gesloten is, stroomt tijdens de atriumcontractie meer bloed terug in de vena jugularis, die hierdoor op het moment van de ventrikelsystole geen x-dal maar een top laat zien; een *propgolf* of *cannon wave*.

Propgolven helpen bij de differentiatie tussen verschillende ritmestoornissen (figuur 3.30). Ze kunnen voorkomen bij onder andere atrioventriculaire (AV-)nodale re-entry tachycardie (AVNRT), ventriculaire extrasystolen, ventriculaire tachycardie (VT) en totaal AV-blok (figuur 3.20).

Wanneer de pols regelmatig is maar intermitterend propgolven worden waargenomen, is een AV-dissociatie de oorzaak. Bij patiënten met een VT detecteren intermitterende propgolven een AV-dissociatie met een sensitiviteit van 96%, een specificiteit van 75%, LR+ 3,8, LR− 0,1.[14]

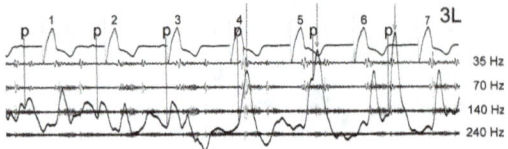

■ **Figuur 3.20** Fonocardiogram, opgenomen op 3L. De polsgolf van de rechter vena jugularis externa is eveneens geregistreerd. Er is sprake van een ventrikelgepaced ritme bij onderliggend sinusritme. De patiënt heeft alleen een ventrikelelektrode, er is geen sensing van het sinusritme en bijgevolg een complete AV-dissociatie. Wanneer atrium- en ventrikeldepolarisaties tegelijkertijd plaatsvinden, ontstaan op de vena jugularispols propgolven (cannon waves (pijlen), complexen 4, 5 en 6) die niet aanwezig zijn wanneer de atriumcontracties tijdens de diastole vallen (complexen 1,2,3 en 7). p: het begin van het mechanische effect van de atriumcontracties (zie hiervoor ook ▶ www.youtube.com/watch?v=gMBZMQwoi_I).
Voor uitleg van de geluidskanalen, ■ figuur 3.16.

Kikkerfenomeen

Wanneer propgolven (cannon waves) bij iedere hartslag zichtbaar zijn spreekt men van een kikkerfenomeen. Dit komt voor bij een AV-nodale re-entry tachycardie (AVNRT). Dit is een supraventriculaire ritmestoornis en wel een nodale ritmestoornis. De AVNRT is de meest voorkomende vorm van een regulaire tachycardie. Het komt vaker voor bij vrouwen dan bij mannen (ongeveer 3:1).

Er is sprake van een extra pad in (of naast) de AV-knoop (■ figuur 3.21) waardoor atria en ventrikels gelijktijdig worden geactiveerd met als gevolg een regulaire tachycardie (150-250 sl/min). Als gevolg van dit type activatie contraheren de atria bij iedere slag tegen een gesloten tricuspidalisklep, zodat er regelmatige cannon waves ontstaan: het kikkerfenomeen (■ figuur 3.22). De patiënt voelt snel en *regelmatig* bonzen in de hals.

Wanneer *irregulaire* cannon waves worden gevonden en/of een wisselend luide S1 wordt gehoord, is een ventriculaire origine van een regulaire tachycardie uiterst waarschijnlijk (ESC Guidelines 2003).[15]

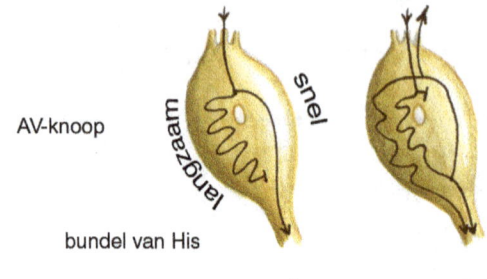

■ **Figuur 3.21** Schematische weergave van het mechanisme van de AV-nodale re-entry tachycardie (AVNRT). De prikkel vanuit het rechteratrium gaat bij een typische AVNRT heen via het trage pad en terug via het snelle pad in de AV-knoop. Het gevolg is dat atrium en ventrikel tegelijk contraheren en het atrium dus contraheert tegen een gesloten tricuspidalisklep met als gevolg een propgolf.

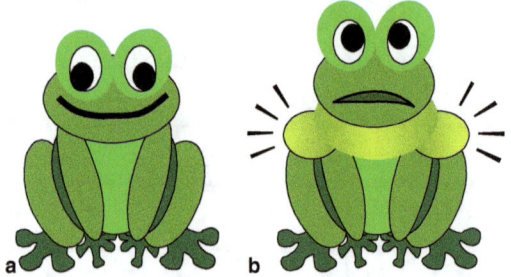

■ **Figuur 3.22** Het kikkerfenomeen in beeld. Bij een kwaak (b) zet het hele halsgebied uit. Bij een patiënt met een AVNRT gebeurt dat ook door de propgolven die bij iedere hartslag zichtbaar zijn.

3.2 Percussie

Geschiedenis van de percussie

Percussie van het hart is geïntroduceerd door Auenbrugger (1722-1809) nadat hij in de gaten kreeg dat zijn vader (een caféhouder) de mate van vulling van de wijnvaten kon schatten door op de vaten te kloppen. De zoon meende onzichtbare ziekten in de thorax met deze methode te kunnen ontdekken.[16] Hij percuteerde

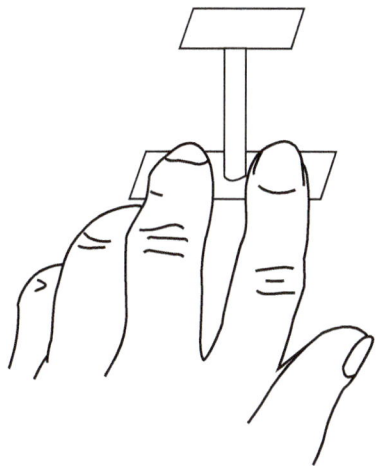

Figuur 3.23 De pleximeter van Sansom. Het onderste vlakje waarop de vingers rusten, wordt op de patiënt geplaatst. Op het bovenste vlakje kan vervolgens worden gepercuteerd.

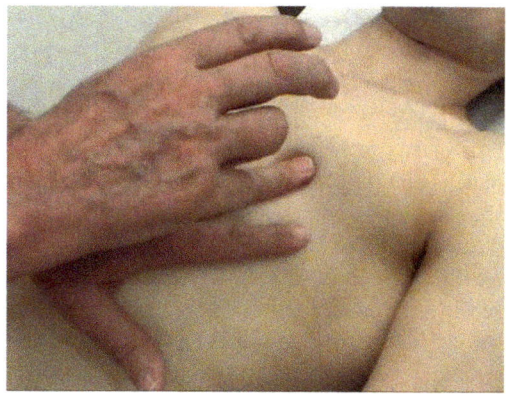

Figuur 3.24 Percussie van het hart wordt uitgevoerd van perifeer naar centraal.

met gehandschoende vingers, die hij dicht tegen elkaar hield en gebruikte de vingertoppen. Dit is de directe percussie. De percussie kreeg opnieuw aandacht van Corvisart[17] (1755-1821) die er een belangrijke klinische onderzoekmethode van maakte. De indirecte percussie, dus met behulp van een instrument, de pleximeter of plessimeter (='slaan' en 'meten') werd vermoedelijk geïntroduceerd door Piorry (1794-1879), een leerling van Corvisart.[18] Hij gebruikte hiervoor een ivoren plaatje, 5 cm in diameter. Later werden hierop diverse variaties bedacht, onder anderen door Sansom (figuur 3.23). Later werden de vingers van de linkerhand gebruikt als pleximeter.

Wanneer in rugligging de apex palpabel is, geeft de plaats van de ictus voldoende indruk over de hartgrootte (▶ par. 3.3.2).

Wanneer de apex slecht of niet palpabel is, kan men met behulp van percussie een indruk krijgen van de hartgrootte (figuur 3.24). Voor een percussiegrens verder dan 10,5 cm van de midsternaallijn is, om een cardio-thoracale ratio van > 0,5 te detecteren, de sensitiviteit 97%, de specificiteit 61%, de LR+ 2,5 en de LR– 0,05.[19] De percussie wordt uitgevoerd van perifeer naar centraal. Een verkeerde inschatting is dan echter snel gemaakt doordat de overgang van de sonore percussietoon van de longen naar de matte percussietoon van de hartfiguur lastig te beoordelen kan zijn. De percussie wordt uitgevoerd van de buitenzijde naar binnen toe, dus van lateraal naar mediaal en van caudaal naar craniaal met de plessimetervinger respectievelijk parallel aan het sternum en haaks op het sternum. Heckerling[20] gebruikte bij het percuteren voor het vaststellen van de plaats van de apex niet de medioclaviculairlijn, maar de afstand tussen het punt waar de percussietoon mat werd en het midden van het sternum. Een afstand van meer dan 10,5 cm in de vijfde intercostaalruimte links had voor de detectie van toegenomen LV-eindiastolisch volume of LV-massa een sensitiviteit 91% en een specificiteit 30%, ten opzichte van CT-scans van het hart.

De gevonden laterale begrenzing van het hart hoeft niet die van de LV te zijn, omdat bij forse vergroting van de RV deze de linkergrens kan vormen. Ook bij veel pericardvocht lijkt het hart bij percussie vergroot.

Als bij percussie de hartfiguur vergroot is, kan er inderdaad een vergroot hart zijn (met weinig of geen pericardvocht), maar het kan ook een klein hart zijn met veel pericardvocht. Als in deze situatie de ictus te vinden zou zijn, bevindt deze zich binnen de percussiefiguur. Ook kan bij pericardvocht de ictus negatief zijn, dat wil zeggen systolisch naar binnen trekken (▶ par. 3.3.2).

3.3 Palpatie

3.3.1 Pols

Het voelen van de pols gebeurt vanouds aan de art. radialis bij het polsgewricht. De art. carotis is hiervoor echter meestal geschikter, omdat de art. carotis dichter bij het hart ligt (figuur 3.25). De linker en rechter art. carotis mogen niet gelijktijdig worden gepalpeerd, omdat dan door vagusstimulatie ten gevolge van prikkeling van het glomus caroticum een bradycardie en zelfs een asystolie kan ontstaan.

De beschrijving van de pols omvat de regelmaat, de frequentie en het karakter. Ook worden eventuele thrills (zie verder) beschreven.

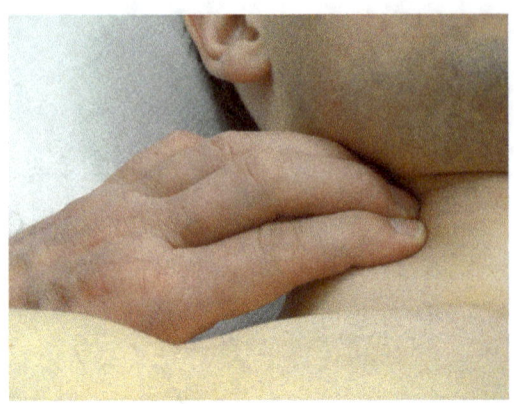

Figuur 3.25 Palpatie van de art. carotis dextra. De beoordeling gaat beter wanneer een aantal vingers naast elkaar in de lengterichting van het bloedvat wordt geplaatst.

Regelmaat van de pols

Een pols is regulair of irregulair. De normale hartactie is niet strikt regulair. Tijdens inademing neemt de vulling van het rechterhart immers toe en verandert ook de vagustonus met als uiteindelijk resultaat een snellere pols: de respiratoire sinusaritmie. Als dit is vastgesteld, wordt de pols toch beschreven als regulair (met respiratoire aritmie).

> **Aritmie?**
>
> Hoewel er bij ritmestoornissen geen sprake is van een aritmie (= geen ritme), wordt deze term toch gewoonlijk daarvoor gebruikt. Een respiratoire aritmie kan zo uitgesproken zijn dat wordt gedacht aan een ritmestoornis, terwijl er slechts sprake is van respiratieafhankelijke frequentieveranderingen. Een ritmestoornis is eenvoudig uit te sluiten door tijdens stilgehouden ademhaling de pols te palperen.

Bij een irregulaire pols moet men beschrijven of de pols *totaal irregulair* is (zoals bij atriumfibrilleren) of *in de basis regulair* met daarbovenop een irregulariteit (zoals bij een sinusritme met veel ventriculaire extrasystolen).

De polsfrequentie

Een polsfrequentie van 60-100 slagen per minuut wordt als normaal beschouwd, hoewel deze bij 95% van de gezonde mensen 50-90 slagen per minuut is.[21] Toch spreekt men pas bij ≥ 100 sl/min van een tachycardie. Dit is bij volwassenen normaal tijdens inspanning of emoties. Tachycardie kan ook duiden op pathologie en komt voor bij bijvoorbeeld koorts, shock, anemie, hyperthyreoïdie, als gevolg van bepaalde geneesmiddelen en bij ritmestoornissen. Bij een frequentie ≤ 60 sl/min spreekt men van bradycardie. Dit hoeft niet afwijkend te zijn. Het kan ook voorkomen bij atleten, omdat zij een groter hart hebben met een groter slagvolume; er is dus in rust een lagere hartfrequentie nodig om een normale cardiac output te bereiken. Ook een verhoogde vagustonus kan leiden tot sinusbradycardie. Een vasovagale collaps waarbij de patiënt flauwvalt als gevolg van een te lage hartfrequentie, kan hiervan het gevolg zijn. Een vasovagale reactie kan worden opgewekt door carotismassage of oogboldruk, maar kan ook worden veroorzaakt door een onderwandinfarct, verhoogde hersendruk of myxoedeem. Icterus kan een relatieve bradycardie veroorzaken. Ook door medicamenten zoals β-blokkers en calciumantagonisten kan een bradycardie ontstaan. Digitalisintoxicatie veroorzaakt naast ritmeproblemen ook bradycardieën.

Karakter van de pols

Er zijn veel factoren die het karakter van de pols tijdens een regulaire hartactie beïnvloeden. De belangrijkste is de polsdruk, dat is het verschil tussen de systolische en de diastolische bloeddruk. Als deze normaal is bij een tevens normale arteriële bloeddruk en normaal slagvolume zal de pols nor-

Tabel 3.4 De belangrijkste polskarakteristieken.

karakter en vulling van de pols	bevinding	oorza(a)k(en)
pulsus aequalis	elke slag even sterk (normaal bij stilgehouden uitademing)	normaal
pulsus parvus	normale vorm maar lage amplitude door klein slagvolume (kleine polsdruk)	hartfalen, hypovolemie, AS
pulsus tardus	trage upstroke (stijgsnelheid)	AS
pulsus celer	hoge amplitude met steil opklimmende polsgolf	toegenomen slagvolume, afgenomen perifere weerstand (koorts, anemie, hyperthyreoïdie, AI, HCM met obstructie, a-v fistels, PDB), bradycardie
pulsus mollis	week, makkelijk wegdrukbaar door kleine polsdruk	vooral bij hypovolemie en ernstig hartfalen
respiratoire 'aritmie'	gering afnemende polsdruk met toename van de polsfrequentie tijdens inspiratie	normaal
pulsus paradoxus	opvallend afnemende polsdruk tijdens inspiratie	harttamponade, pericarditis constrictiva, acuut astma bronchiale, acute longembolie
pulsus alternans	slag op slag wisselend zwakke en sterkere pulsatie *bij regulair ritme*	kan voorkomen bij ernstig LV-falen

AI: aorta-insufficiëntie; AS: aortastenose; HCM: hypertrofische cardiomyopathie; LV: linkerventrikel; PDB: persisterende ductus Botalli.

maal aanvoelen. Er zijn diverse beschrijvingen van het karakter van de pols voorhanden waarvan de belangrijkste in tabel 3.4 zijn weergegeven met illustraties ervan in figuur 3.26-3.28.

De normale pols wordt dikwijls beschreven als 'regulair, aequaal (r.a.)'. Een aequale pols is een steeds even sterke pols; dit kan alleen bij een regulair ritme tijdens stilgehouden ademhaling worden gevonden (figuur 3.29). Een afgenomen polsdruk veroorzaakt een *pulsus parvus* (klein volume) en *tardus* (langzame upstroke met late systolische piek, figuur 3.27); dit wordt gevonden bij ernstige AS. De combinatie van een pulsus tardus et parvus is klassiek voor AS. Een *pulsus celer* is meestal het gevolg van een verhoogde polsdruk; dit wordt gevonden bij ernstige AI. Een felle, korte pols kan soms ook ontstaan bij een hypertrofische cardiomyopathie (HCM) met ernstige obstructie (figuur 3.28): voordat de dynamische obstructie ernstig wordt, wordt snel zo veel mogelijk bloed uitgepompt in de vroege systole. Bij de *pulsus paradoxus* is er sprake van een opvallende afname van de polsdruk tijdens

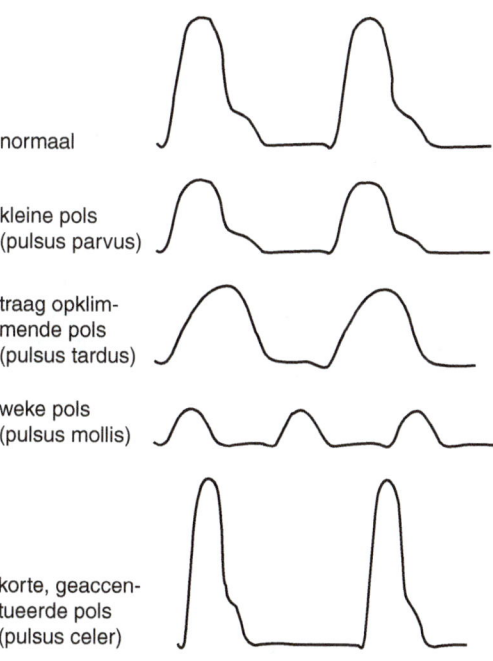

Figuur 3.26 De pols zoals die normaal palpabel is, en de vier belangrijkste palpatoire afwijkingen.

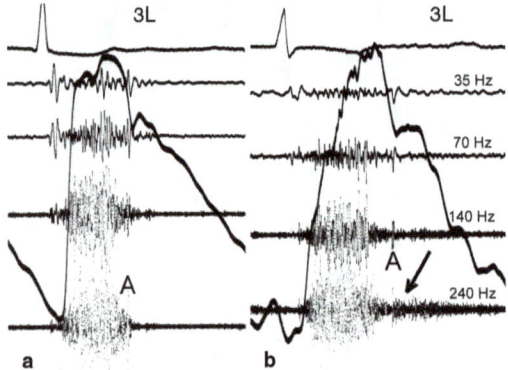

Figuur 3.27 Fonocardiogram opgenomen op 3L bij een patiënt met een pulmonalisstenose en een normale carotispols (a) en een fonocardiogram van een patiënt met een ernstige aortastenose (AS) en aorta-insufficiëntie (pijl), simultaan met de art. carotis sinistra (b). De upstroke van curve a is steil, die van curve b is sterk vertraagd: pulsus tardus. A: aortasluitingstoon. *Noot:* de polscurven worden niet geijkt, de polsdruk is bij de patiënt met AS en AI veel kleiner dan normaal (a). Voor uitleg van de geluidskanalen, ◘ figuur 3.16.

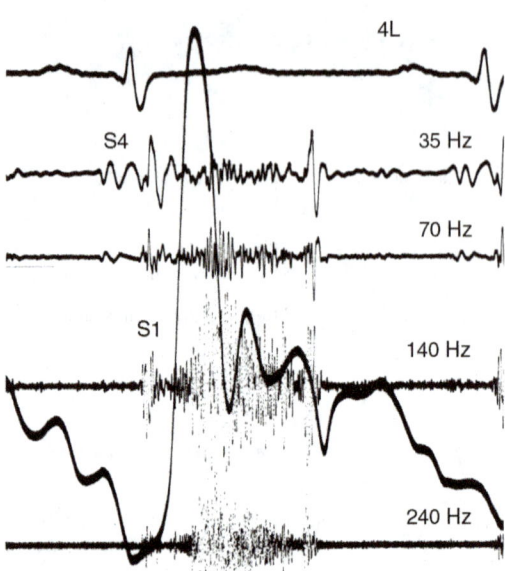

Figuur 3.28 Fonocardiogram opgenomen op 4L, samen met de art. carotis sinistra bij een patiënt met een hypertrofische cardiomyopathie met obstructie. Er is sprake van een kortdurende, geaccentueerde pols, omdat de uitdrijving in de aorta door de in de loop van de systole toenemende subvalvulaire obstructie kort en snel is: pulsus celer. S1: eerste harttoon; S4: vierde harttoon. Voor uitleg van de geluidskanalen ◘ figuur 3.16.

inspiratie. Dit komt voor wanneer er sprake is van veel pericardvocht met tamponade en bij pericarditis constrictiva. Bij zeer ernstige vormen van tamponade is de pols inspiratoir niet palpabel, maar alleen expiratoir. Om dit betrouwbaar te kunnen beoordelen zijn maat en getal nodig, dus moet de bloeddruk worden gemeten. De pulsus paradoxus wordt nader besproken in ▶ H. 4.

Pulsus bisectus

Bij een pulsus alternans kan de zwakke contractie soms niet worden gevoeld aan de pols, zodat de polsfrequentie de helft bedraagt van de hartfrequentie. Dit wordt wel pulsus bisectus genoemd.[22]

De pols bij ritmestoornissen (◘ figuur 3.30)

Ritmestoornissen kunnen ontstaan door:
- abnormale prikkelvorming in atria, geleidingssysteem of ventrikels;
- abnormale prikkelgeleiding;
- combinaties hiervan.

Ritmestoornissen zijn aan de pols palpabel (◘ figuur 3.30), maar ze zijn beter vast te stellen met auscultatie van het hart. Zo kunnen er harttonen bestaan als gevolg van contracties van de LV, terwijl het effect ervan aan de pols niet voelbaar is; bij een onvoldoende gevulde LV is er immers een klein slagvolume. Dit wordt *polsdeficit* genoemd. Traditioneel wordt polsdeficit geassocieerd met atriumfibrilleren, maar het kan voorkomen na iedere erg korte diastole zoals bij ventriculaire extrasystolen en hoge hartfrequenties. Het heeft dan ook diagnostisch weinig betekenis. Propgolven (▶ par. 3.1.6) tijdens ritmestoornissen zijn het gevolg van contracties van het RA tegen een gesloten tricuspidalisklep; ze komen voor bij onder andere AVNRT, ventriculaire extrasystolen, VT en totaal AV-blok. AV-geleidingsstoornissen hoeven geen effect op de regelmaat van de pols te hebben.

de pols zonder ritmestoornissen

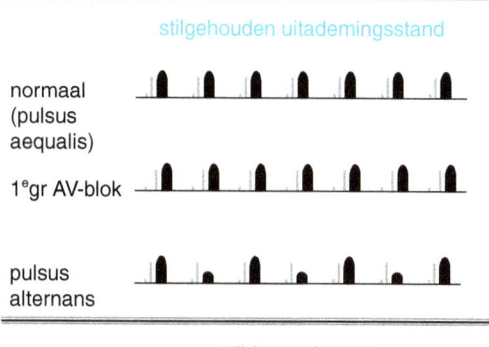

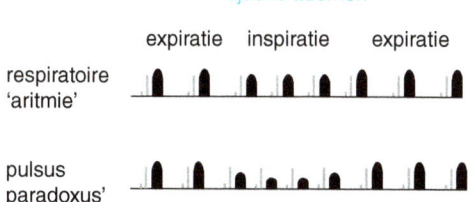

Figuur 3.29 Schematische weergave van een normale pols bij stilgehouden uitademingsstand. Bij een eerste graads (1^{e}gr) AV-blok is de pols ook normaal. Bij de pulsus alternans is het ritme regelmatig, maar om de slag is er een zwakke slag. De respiratoire aritmie wordt niet beschouwd als een ritmestoornis. Wanneer de vulling van de pols tijdens inspiratie sterk afneemt, is er sprake van een pulsus paradoxus. (Zie voor verdere verklaring figuur 3.30.)

Er zijn vele oorzaken van hartritmestoornissen. Een ervan is een toegenomen wandspanning van een atrium of ventrikel waardoor de prikkelbaarheid van de wand verhoogd wordt. Zo kunnen atriale extrasystolen, atriale tachycardieën, atriale flutters of atriumfibrilleren het gevolg zijn van volumebelasting van het LA veroorzaakt door MI. Ook kan een drukbelasting van een atrium de oorzaak zijn, bijvoorbeeld van het LA door MS of door een verhoogde einddiastolische druk van de LV (o.a. bij LV-hypertrofie door hypertensie). Ventriculaire extrasystolen komen veel voor. Soms is er geen herkenbare oorzaak aan te geven. Ze kunnen worden veroorzaakt door een volumebelasting van de LV zoals bij MI, door een systolische drukbelasting (AS, systeemhypertensie) en door een diastolische drukbelasting (linkerhartfalen op basis van bijvoorbeeld cardiomyopathie of ischemie). Een veel voorkomende oorzaak is littekens door een infarct of na een hartoperatie. Ook acute ischemie kan ernstige ritmestoornissen veroorzaken. Dit geldt ook voor ernstige elektrolytstoornissen. Bij al deze oorzaken kunnen ventrikeltachycardieën of ventrikelfibrilleren optreden. Voor ritmestoornissen van de rechterharthelft gelden dezelfde oorzaken als voor links; wat de kleppen betreft, gaat het hier om de tricuspidalis- en pulmonalisklep.

3.3.2 Hart

Om het hart te kunnen palperen rust de hand van de onderzoeker op de thoraxwand en wordt de palpatie uitgevoerd met de vingertoppen. De hand van de onderzoeker ligt zo veel mogelijk in het verlengde van de onderarm, dus de onderzoekbank dient op een goed werkbare hoogte te staan. Er wordt gezocht naar pulsaties en thrills (zie verder). Een palpabele pulsatie wordt meestal veroorzaakt door de apex. De apex is de punt van het hart, meestal gevormd door de LV. De pulsatie van de hartpunt heet de apeximpuls (of apex) = puntstoot = ictus cordis of ictus.

De *plaats* van de ictus wordt bepaald in rugligging en niet in linkerzijligging omdat het hart in linkerzijligging enkele centimeters naar links is gezakt. De ictus van een normaal hart bevindt zich in de vijfde intercostaalruimte links, binnen de medioclaviculairlijn (zie bij inspectie van het hart). Als de ictus buiten deze grenzen wordt gevonden, kunnen LV en/of RV vergroot zijn. Ook kan het hart verplaatst zijn als gevolg van longafwijkingen of diafragmahoogstand. Een palpabele apex in rugligging wordt echter slechts bij 40-50% van de patiënten gevonden.[19,23,24] Wanneer in rugligging de palpabele apex zich lateraal van de medioclaviculairlijn bevindt, zijn, om een cardio-thoracale ratio > 0,5 te detecteren, de sensitiviteit 39-60%, de specificiteit 76-93%, de LR+ 3,4, de LR− 0,6.[25]

De *kwaliteit* van de ictus wordt beoordeeld in linkerzijligging. De linkerzijligging heeft als voordeel dat hart en apex dichter tegen de thoraxwand komen te liggen waardoor apicale pulsaties en thrills (zie verder), maar ook de tonen van de mitralisklep en derde en vierde tonen duidelijker zijn. De thorax moet ontspannen zijn, niet gestrekt. Een hoogliggende linkerarm veroorzaakt al snel

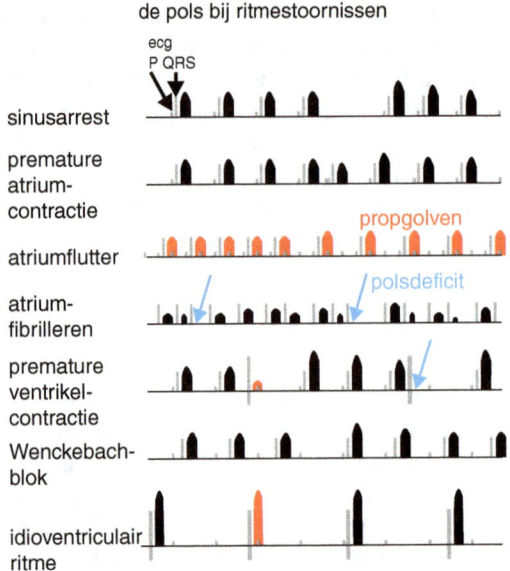

◘ **Figuur 3.30** Schematische weergave van enkele ritme- en geleidingsstoornissen met de effecten ervan op de pols en op de auscultatie tijdens stilgehouden uitademing. Kleine grijze verticale lijntjes: P-toppen. Grote grijze verticale lijntjes: QRS-complexen. Zwarte vlakken: de pols met mate van vulling ervan. Blauwe pijlen: polsdeficit; na een heel korte diastole is er nauwelijks een slagvolume van betekenis en is de pols niet voelbaar. Rode complexen: moment waarop tevens propgolven (cannon waves) optreden; wanneer het rechteratrium contraheert tijdens de systole van de rechterventrikel is dat aan de vena jugularis zichtbaar. **Sinusarrest.** De verwachte sinusknoopdepolarisatie van complex 5 vindt niet plaats. Na een willekeurige pauze start de depolarisatie weer. Aan de pols is dit ritme niet te onderscheiden van een escapeslag. Bij auscultatie is het tijdens de pauze van de pols ook stil (premature atriale contractie (PAC)). **Supraventriculaire extrasystole.** De PQ-tijd is hierbij dikwijls verkort. Een compensatoire pauze wordt hierbij niet vaak aangetroffen. **Atriumflutter.** Zowel een 2:1- als een 3:1-blok is hier aanwezig. Het is echter ook mogelijk dat continue hetzelfde blok bestaat, zodat de pols dan regelmatig aanvoelt. In dit voorbeeld is er steeds tijdens contractie van de rechterventrikel een contractie van het rechteratrium met als gevolg propgolven (rood). **Atriumfibrilleren** met matig snel ventrikelvolgen. De hartslag is totaal irregulair met daardoor sterk wisselende vulling. Het derde en tiende complex tonen een polsdeficit (blauwe pijlen) dat wordt vastgesteld door simultane polspalpatie en auscultatie. **Premature ventriculaire contractie** (PVC). Ventriculaire extrasystole (VES). De sinusknoopontlading gaat normaal door, waardoor de duur van de compensatoire pauze afhangt van het moment waarop de VES plaatsvindt. Bij de eerste VES ontstaat een propgolf (rood); de tweede VES valt vroeger dan de eerste waardoor een polsdeficit ontstaat (blauwe pijl). **Wenckebach-blok.** Tweedegraads blok. Hierbij worden sommige P-toppen niet gevolgd door QRS-complexen. Men onderscheidt hierbij verscheidene typen, waarvan het Wenckebach-type hier is geïllustreerd: de PQ-tijd neemt bij elke slag toe totdat een P-top niet meer wordt gevolgd. Daarna begint hetzelfde opnieuw. **Idioventriculair ritme.** Totaal AV-blok. Er is geen geleiding van atria naar ventrikels meer, waardoor er sprake is van twee onafhankelijke 'pacemakers': een in een atrium en een in een ventrikel: een complete AV-dissociatie. Hierdoor ontstaat een traag idioventriculair ritme. Propgolven (rood) kunnen hierbij voorkomen.

gespannen intercostaalspieren, waardoor een ictus minder goed of niet meer voelbaar kan zijn. Ook kunnen gespannen intercostaalspieren bij auscultatie storend lawaai maken. De linkerbovenarm kan dan ook het best onder schouderhoogte blijven (◘ figuur 3.31).

Met de schouder op het platte bedgedeelte en de elleboog onder schouderhoogte zijn de intercostaalspieren ontspannen (◘ figuur 3.31). De ictus wordt met de volle rechterhand gepalpeerd met de vingers in/parallel aan de intercostaalruimten. Met de vingers wordt van lateraal naar mediaal naar de ictus gezocht (niet met de vingertoppen). Bij een vrouw wordt dikwijls te caudaal gepalpeerd. De ictus bevindt zich voor-achterwaarts gezien onder de mamma en niet caudaal ervan, zodat de palperende vingers hoog onder de mamma moeten worden geschoven (◘ figuur 3.32). Bij de beschrij-

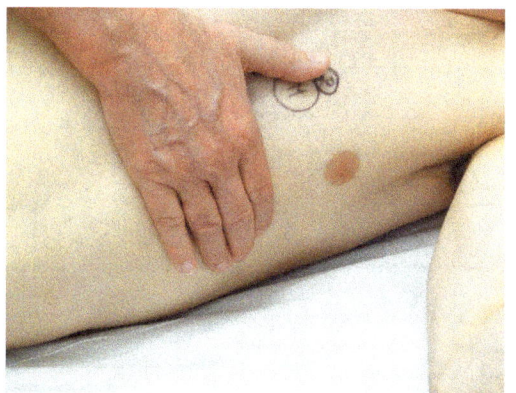 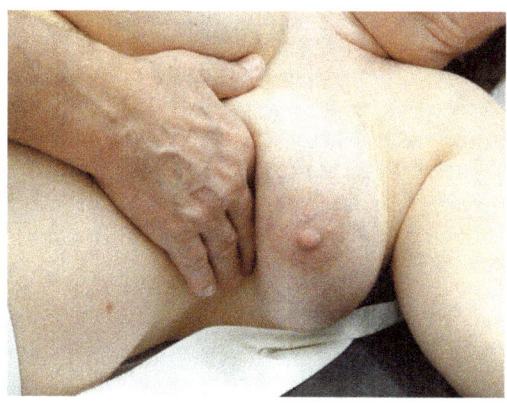

◘ **Figuur 3.31** Juiste houding van de patiënt in linkerzijligging tijdens palpatie van de ictus. De palpatie gebeurt met de volle hand waarbij de hand zo veel mogelijk in het verlengde van de onderarm ligt. Zie tekst voor uitleg.

◘ **Figuur 3.32** Palpatie van de ictus bij een vrouw. Gewoonlijk bevindt de ictus zich niet caudaal van de linkermamma maar eronder. De palperende vingers moeten dan ook hoog onder de mamma worden geschoven.

◘ **Tabel 3.5** Beoordelingscriteria voor de kwaliteit van de ictus. Zie tekst voor uitleg.

ictus-kwaliteiten	bevinding	oorza(a)k(en)
normaal	voelbaar in 1 intercostaal ruimte; 1,5-2,5 cm in diameter; systolisch naar buiten (= positief)	
negatief	systolisch naar binnen (abnormaal)	pericarditis constrictiva, pericardvocht, na hartoperaties
heffend	toegenomen duur (klevend)	druk- en volumebelastingen
hyperkinetisch	krachtiger voelbaar dan normaal	drukbelastingen (AS, HCM met obstructie, hypertensie) volumebelastingen (AI, MI, VSD, PDB); anemie, zwangerschap
verbreed	> 3 cm, vaak in meerdere intercostaalruimten voelbaar	LV-dilatatie* en LV-hypertrofie**
meertoppig	bifide of triple ictus	HCM ± obstructie

AI: aorta-insufficiëntie; AS: aortastenose; HCM: hypertrofische cardiomyopathie; LV: linkerventrikel; MI: mitralisinsufficiëntie. PDB: persisterende ductus Botalli; VSD: ventrikelseptumdefect. *sensitiviteit 100%, specificiteit 40% **sensitiviteit 100%, specificiteit 30%.[20]

ving van de kwaliteit van de ictus worden positiviteit/negativiteit, aantal pulsen per hartcyclus, kracht, duur en breedte beoordeeld (◘ tabel 3.5, ◘ figuur 3.33 en 3.34).

De normale ictus is *positief*, dat wil zeggen komt systolisch naar buiten (▶ par. 2.4 voor het mechanisme hiervan). Dit wordt gecontroleerd door simultane palpatie van de art. carotis. Bij palpatie is de ictus een fractie eerder palpabel dan de art. carotis.

Een *negatieve* ictus beweegt systolisch naar binnen. Dit wordt gevonden bij 90% van de patiënten met pericarditis constrictiva, maar kan ook voorkomen bij pericardvocht en bij verklevingen die het gevolg zijn van hartoperaties.

De *kracht* van de ictus kan zijn toegenomen (hyperkinetische ictus), terwijl de duur ervan nauwelijks is toegenomen.

	S1	S2A	
a			normale ictus
b			hyperkinetische ictus
c			dubbele ictus
d			triple ictus
e			klevende (sustained) ictus
f			tap-dance-ictus
g			negatieve ictus

◘ **Figuur 3.33** Schematische weergave van mogelijke ictusbevindingen. De stippellijn geeft de normale positie van de 2A-toon aan. Zie ook tekst voor uitleg. a: Normale ictus. De pulsduur is meestal korter dan de halve systoleduur. Voorbeeld figuur 3.34 A. b: Hyperkinetische ictus, dit is een krachtiger ictus dan normaal als gevolg van een volumebelasting van de linkerventrikel (LV) (mitralisinsufficiëntie, aorta-insufficiëntie, persisterende ductus Botalli, ventrikelseptumdefect) of van een beginnende drukbelasting. c: Tweetoppige ictus, gewoonlijk als gevolg van een met name drukbelaste LV. De systole duurt langer dan normaal. Voorbeeld figuur 3.34 C. d: Triple ictus die bestaat uit de beide systolische toppen zoals bij C, samen met een palpabele a-top. Deze ictus kan worden gevonden bij hypertrofische cardiomyopathie met obstructie. De systole duurt langer dan normaal. Voorbeeld figuur 3.34 D. e: Klevende (sustained) ictus als gevolg van een langdurig (met name) drukbelaste LV. Voorbeeld figuur 3.34 E en figuur 3.34 E'. f: De tap-dance-ictus wordt gevonden bij een ondervulde LV en dus ook bij mitralisstenose. De systole duurt korter dan normaal. g: Negatieve ictus. Tijdens systole trekt de apex naar binnen. Dit komt voor bij pericarditis exsudativa en bij pericarditis constrictiva en kan dus ook na hartoperaties worden aangetroffen als gevolg van verklevingen. Voorbeeld figuur 3.34 G.

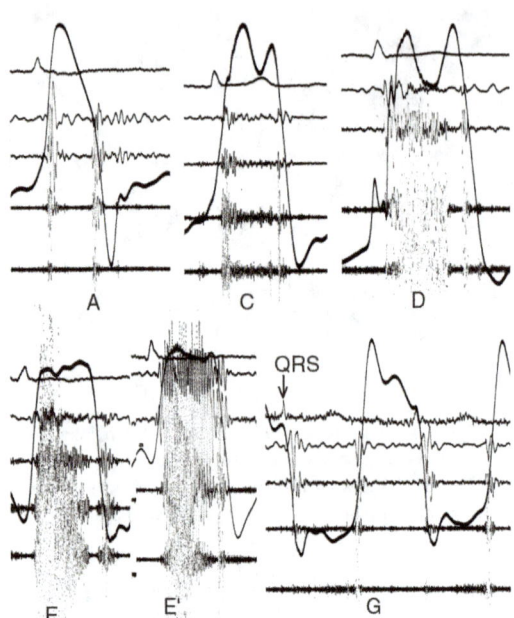

◘ **Figuur 3.34** Fonocardiogrammen met registraties van de beweging van de apex (ictus) bij diverse patiënten. A: Normale ictus. C: Tweetoppige (bifide) ictus, gewoonlijk als gevolg van een met name drukbelaste linkerventrikel (LV). D: Triple ictus die bestaat uit de beide systolische toppen zoals bij B, samen met een soms palpabele a-top (pijl). Deze ictus kan worden gevonden bij hypertrofische cardiomyopathie met obstructie. E: Heffende ictus als gevolg van een langdurig (met name) drukbelaste LV. E': Als E, maar nu met een systolische thrill die dikwijls het gevolg is van een chordaruptuur. G: Negatieve ictus. Tijdens systole trekt de apex naar binnen. Het komt voor bij pericarditis exsudativa, pericarditis constrictiva en kan door verklevingen ook na hartoperaties worden aangetroffen. Het QRS-complex is door storing moeilijk te zien en daarom met een pijl aangegeven.

De *duur* van de ictus (◘ figuur 3.33 en 3.34) ten opzichte van de duur van de systole kan worden beoordeeld door middel van simultane palpatie van de ictus met auscultatie waarbij de afstand tussen eerste en tweede toon immers de duur van de systole vertegenwoordigt. Bij enige ervaring is palpatie zonder auscultatie voldoende voor beoordeling van de duur. Een normale ictus duurt ongeveer een halve tot tweederde systole. Een vrijwel de hele systole voelbare ictus heet klevend (heffende ictus). In linkerzijligging is er bij ongeveer de helft van de gezonde harten een pseudoabnormale klevende ictus. Een korter dan normaal durende ictus wordt gevonden bij een klein slagvolume dat bijvoorbeeld wordt veroorzaakt door ernstige MS ('tap-dance'-ictus). De systole is bij MS verkort door het kleinere diastolische volume waardoor het slagvolume kleiner is.

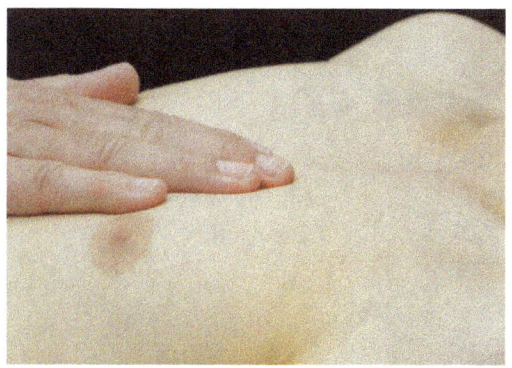

◘ **Figuur 3.35** Palpatie van een parasternale impuls met de vingertoppen. Zie tekst voor uitleg.

Een krachtige, klevende ictus wijst op een belaste LV. Dit kan zijn een drukbelasting (AS, HCM met obstructie, hypertensie) maar ook een volumebelasting (AI, MI, ventrikelseptumdefect (VSD), PDB).

Een *zwakke* ictus wordt gevonden bij hypovolemie, bij dilaterende cardiomyopathie, bij status na groot myocardinfarct en soms bij enige pericardeffusie of bij pericarditis constrictiva. Bij pericardafwijkingen kan de ictus tevens negatief zijn.

De *breedte* van de ictus is normaal 1,5-2,5 cm in diameter en de ictus is normaal palpabel in één intercostaalruimte. Een impuls ≥ 3 cm (en of palpabel in meer dan 1 intercostaalruimte) pleit voor een gedilateerd hart en/of aneurysmavorming.

Het *aantal toppen* van de ictus dat per hartcyclus kan worden gevoeld varieert van 1 (normaal) tot 3. Een tweetoppige ictus (bifide ictus) heeft naast de normale vroegsystolische top nog een tweede, laatsystolische top die past bij een belasting van de LV (◘ figuur 3.33c en 3.34 C). Een drietoppige ictus (triple ictus) (◘ figuur 3.33d en 3.34 D) bestaat uit een grote a-top die het gevolg is van een hoge einddiastolische druk in de LV, een vroegsystolische top en een laatsystolische top en kan onder andere worden gevonden bij HCM met obstructie.

RV-pulsaties. Om naar pulsaties van de RV te voelen bevindt de patiënt zich in rugligging. Met de vingertoppen of met de vlakke hand wordt tegelijk in de derde, vierde en vijfde intercostaalruimte direct links parasternaal (resp. 3L, 4L en 5L) gevoeld (◘ figuur 3.35). Palpeer ook hier weer tijdens stilgehouden uitademing. Palpeer met wisselende druk van de vingertoppen: zwakke pulsaties worden vaak alleen maar gevoeld bij heel subtiele druk van de palperende vingers. Pulsaties direct links parasternaal kunnen veroorzaakt worden door een belaste RV, vooral door volumebelasting (gevonden bij 50% van de patiënten met een ASD wanneer de auscultatie hier ook bij past) en door falen van een drukbelaste RV (bijv. door pulmonale hypertensie). Ze kunnen parasternaal gevoeld worden bij een volkomen normaal hart, vooral bij personen die mager zijn of een kleine voor-achterwaartse thoraxdiameter hebben.[12] De links parasternale pulsaties bij magere personen zijn doorgaans afkomstig van een overigens normaal functionerende LV die zijn impuls via de RV doorgeeft naar de thoraxwand. Ze zijn echter afwijkend wanneer ze worden veroorzaakt door een RV die volume- en/of drukbelast is. Om een onderscheid te maken tussen normale en abnormale pulsaties is het noodzakelijk de anamnese, de auscultatie van het hart en de meting van de CVD erbij te betrekken.

Soms is een klepsluiting voelbaar (mitralisklepsluiting: ◘ figuur 3.39). Een pulmonalisklepsluiting kan links parasternaal voelbaar zijn (palpabele 2P); *bij patiënten met MS* pleit dit enigszins voor de diagnose pulmonale hypertensie (LR+ 3,6 voor een gemiddelde pulmonalisdruk >50 mmHg), maar de afwezigheid van een palpabele 2P pleit enigszins tegen de aanwezigheid van pulmonale hypertensie (LR– 0,05).[26]

Andere afwijkende pulsaties kunnen het gevolg zijn van bijvoorbeeld een aneurysma van de LV. Zo kan precordiaal een systolische buitenwaartse impuls worden waargenomen bij een aneurysma van de voorwand van de LV.

In 2R en 2L kunnen uiterst zelden impulsen worden gevoeld van een respectievelijk gedilateerde aorta en art. pulmonalis.

Thrills. Tijdens palpatie van het hart en van de bloedvaten wordt ook gelet op de aanwezigheid van thrills. Hoe een thrill voelt, kan goed worden geoefend op een spinnende kat. Thrills (bij de mens, niet bij een spinnende kat) zijn palpabele vibraties die worden veroorzaakt door forse wervelingen van bloed en gaan dan ook gepaard met een meestal luide, laagfrequente souffle. Een hoorbare lage frequentie wordt soms beter gevoeld (thrill) dan gehoord, want zulke lage frequenties zijn zowel hoor-

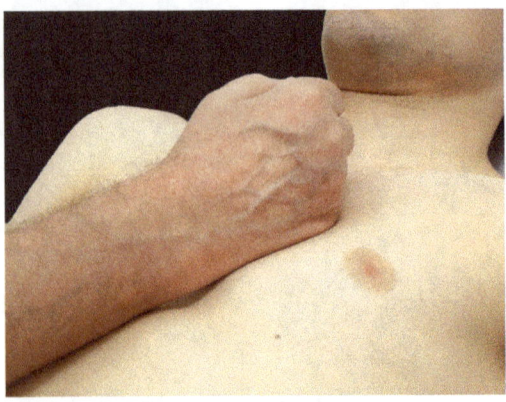

◧ **Figuur 3.37** Palpatie van een thrill parasternaal. Met de zijkant van een vlakliggende hand wordt een thrill dikwijls beter gedetecteerd dan met vingertoppen.

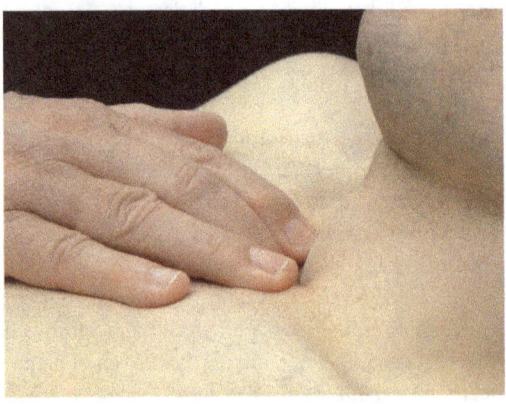

◧ **Figuur 3.36** Fonocardiogram opgenomen op 3L met registratie van de art. carotis sinistra bij een patiënt met aortastenose. Systolisch is op de art. carotis een ruwe vibratie zichtbaar (gekartelde rand nabij de top van de carotiscurve), die voelbaar was als een thrill. Voor uitleg van de geluidskanalen ◧ figuur 3.16.

◧ **Figuur 3.38** Palpatie van een thrill in de fossa suprasternalis. Zie tekst voor uitleg.

baar als voelbaar. Een thrill op de art. carotis kan worden gevoeld bij AS (◧ figuur 3.36), links dikwijls duidelijker dan rechts (dit heeft te maken met de hoek waaronder de art. carotis op de aortaboog staat: voor de art. carotis dextra bijna haaks, voor de art. carotis sinistra een beetje met de boog mee).

Sommige dokters vinden dat precordiale thrills het beste voelbaar zijn met de vinger(toppen), andere voelen beter met de zijkant van de hand (◧ figuur 3.37). In de fossa suprasternalis kan een thrill worden gevoeld door, met de hand rustend op het sternum, een gekromde vinger vrij diep in de fossa suprasternalis te duwen (◧ figuur 3.38). Oorzaken zijn onder andere AS (3L, 2R, soms ook een thrill aan de apex), pulmonalis(klep)stenose (PS) (3L, 2L, fossa suprasternalis) en een VSD (3L-4L). Ook een PDB en een coarctatio aortae (resp. op 2L en op de rug) kunnen een thrill veroorzaken. Bij palpatie van de ictus in linkerzijligging kan een systolische thrill gevonden worden bij mitralisinsufficiëntie (MI) op basis van chordaruptuur. Dit kan ook bij een AS en bij een VSD, hoewel hierbij de thrill meestal maximaal is op respectievelijk 3L/2R/suprasternaal (AS) en links parasternaal (VSD). Een diastolische thrill kan veroorzaakt worden door MS (◧ figuur 3.39). Ook kan bij ongeveer een op de vijf patiënten met pericarditis *en* pericardwrijven een thrill worden gevoeld.[27]

3.3.3 Perifere arteriën

Voor een gericht onderzoek van de perifere arteriën (◧ figuur 3.40-3.63) is de anamnese van cruciaal belang.

Auscultatie van arteriën gebeurt systematisch van craniaal naar caudaal, links en rechts.

Bij auscultatie horen er geen souffles te zijn, tenzij voortgeleide souffles veroorzaakt door stroomopwaartse obstructies, zoals de bij een AS voortgeleide souffle naar de carotiden. Boven de aorta abdominalis kan het bonzen van het hart wel hoor-

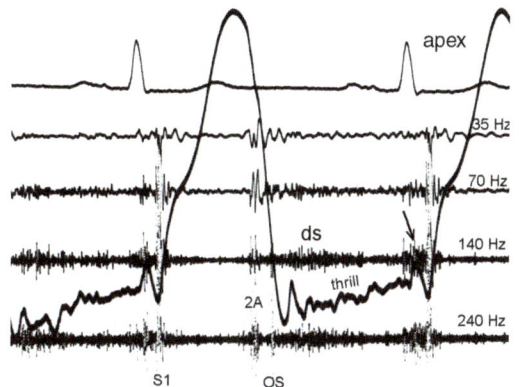

◘ **Figuur 3.39** Fonocardiogram opgenomen op de apex met registratie van de ictus bij mitralisstenose. Tijdens diastole is een vibratie zichtbaar die als thrill palpabel was. Er is een diastolische zachte souffle (ds) die na een openingssnap (os) begint en ten tijde van de atriumcontractie het luidst is (pijl). S1: eerste toon; 2A: aortasluitingstoon. Voor uitleg van de geluidskanalen, ◘ figuur 3.16.

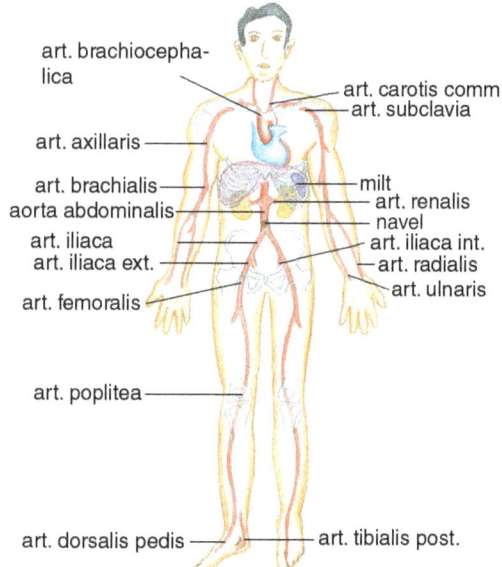

◘ **Figuur 3.40** Schematische weergave van de plaatsen en namen van de grote arteriën die bij het perifeer vaatonderzoek kunnen worden beluisterd en gepalpeerd. Ter oriëntering zijn de vijfde tot en met tiende rib ingetekend, alsmede lever, milt en nieren. art: arterie; int.: interna; ext.: externa; comm.: communis; post.: posterior.

baar zijn, maar deze laagfrequente tonen worden gemakkelijk onderscheiden van midfrequente vaatsouffles. Gezien het meestal midfrequente karakter van vaatsouffles worden ze met de membraan beluisterd. Tijdens het luisteren wordt zo weinig mogelijk geduwd. Bij hard duwen is het immers mogelijk zelf een souffle te genereren (◘ figuur 3.41) of zelfs het bloedvat dicht te drukken. ◘ Tabel 3.6 voor de schematische weergave van de auscultatie van perifere arteriën.

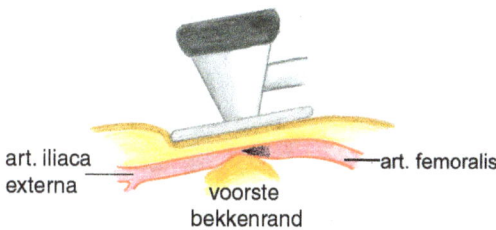

◘ **Figuur 3.41** Schematische weergave van de techniek waarmee met behulp van de stethoscoop een souffle over de art. femoralis kan worden gegenereerd. Met de rand van de stethoscoop wordt de art. femoralis in de lies deels gecomprimeerd op de harde bekkenondergrond waardoor stroomafwaarts wervelingen ontstaan die een souffle veroorzaken. Voor een optimale geluidsweergave wordt de membraanzijde richting voet gehouden, zodat het geluid langs de membraan strijkt. art.: arteria.

Souffle-proef

Studenten die nog nooit een souffle gehoord hebben, kunnen een souffle genereren door met de membraanrand van de stethoscoop stevig op de art. femoralis te drukken op de harde ondergrond van het bekken. Er wordt zo een kunstmatige stenose gemaakt (◘ figuur 3.41) die een fraaie luide vaatsouffle tot gevolg heeft. Dit mag natuurlijk niet worden geprobeerd als er verdenking is op het bestaan van atherosclerose (een oudere patiënt, iemand met veel risicofactoren voor atherosclerose, bij claudicatioklachten, of wanneer er zonder compressie al een souffle over de art. femoralis bestaat), omdat dan mogelijk een plaque kan worden losgemaakt.

Palpatie van de perifere arteriën gebeurt eveneens systematisch van craniaal naar caudaal (◘ tabel 3.6) waarbij steeds links en rechts met elkaar worden vergeleken.

◘ **Tabel 3.6** Systematiek, plaats en techniek van auscultatie en palpatie van perifere arteriën.

arterie	auscultatie	palpatie
art. carotis communis	tijdens stilgehouden ademhaling. Hoog onder de kaakhoek en laag boven de clavicula (◘ figuur 3.42)	niet aan beide zijden tegelijk vanwege de kans op prikkeling van de sinus carotis waardoor bradycardie of asystolie (◘ figuur 3.52)
art. brachiocephalica (= anonyma)	tijdens stilgehouden ademhaling. Tussen aorta en clavicula (◘ figuur 3.43)	
art. subclavia	tijdens stilgehouden ademhaling. Vlak boven (mediaal) en onder (lateraal) de clavicula (◘ figuur 3.44)	supraclaviculair direct boven en direct onder de clavicula (◘ figuur 3.53). Normaal nauwelijks/niet palpabel
art. axillaris		hoog in de oksel, richting humerus (◘ figuur 3.54). Normaal nauwelijks/niet palpabel
art. brachialis		in de sulcus bicipitalis, enkele cm boven de elleboog, iets mediaal, vrij diep, vrij stevig duwen (◘ figuur 3.55)
art. radialis		aan de ventrale duimzijde (◘ figuur 3.56)
art. ulnaris		aan de ventrale pinkzijde (◘ figuur 3.56)
art. renalis	halverwege tussen xifoïd en navel (◘ figuur 3.45). Als daar geen souffle hoorbaar is aan weerszijden van de aorta: op de rug luisteren circa 3 cm onder de twaalfde rib (◘ figuur 3.46 en 3.47)	
aorta abdominalis	boven de navel en ter hoogte van de navel (bifurcatie) (◘ figuur 3.48)	boven de navel, stevig duwen (◘ figuur 3.57). Bij mogelijk verbrede aorta (aneurysma) bimanuele palpatie vanaf lateraal (◘ figuur 3.58)
art. iliacae	5 cm onder de navel, lateraal, in het traject bifurcatie aorta-art. femoralis (◘ figuur 3.49)	5 cm onder de navel, lateraal. Normaal niet palpabel (◘ figuur 3.59)
art. femoralis communis	Indien geen souffle (◘ figuur 3.50): plaats art. femoralis met palpatie nauwkeuriger bepalen en opnieuw luisteren	in de lies ter hoogte van de bekkenrand (◘ figuur 3.60)
art. femoralis superficialis in het kanaal van Hunter	binnenzijde bovenbeen (◘ figuur 3.51)	
art. poplitea		rugligging: knie heel licht gebogen. Palpeer met twee handen met de vingertoppen van beide handen naast elkaar (◘ figuur 3.61). Goed drukken. Het mag ook in buikligging of zittend uitgevoerd worden
art. dorsalis pedis		op de voetrug, juist lateraal van de pees van de strekspier van de grote teen (evt. de grote teen laten aanspannen) (◘ figuur 3.62)
art. tibialis posterior		achter/onder de binnenenkel (◘ figuur 3.63)

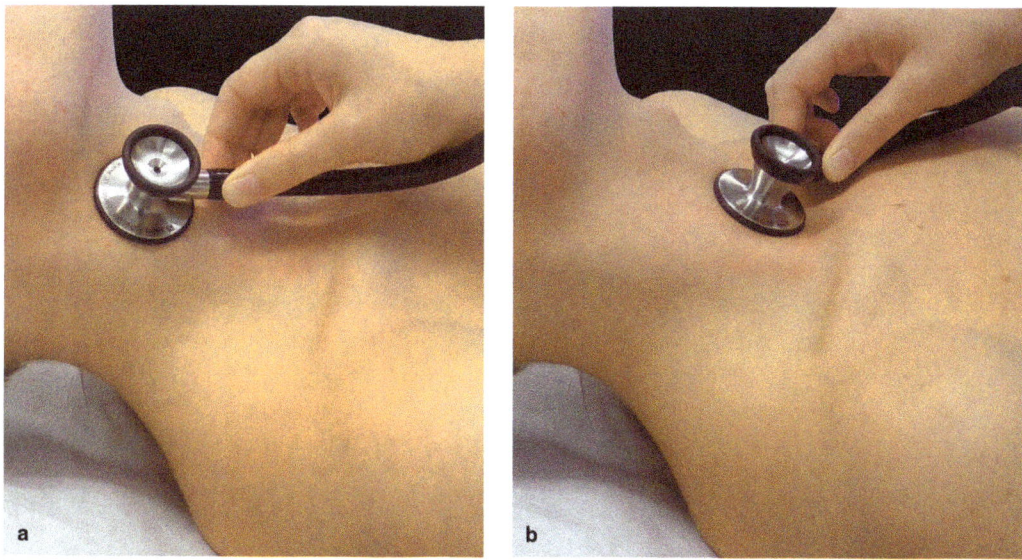

Figuur 3.42 Auscultatie van de art. carotis dextra hoog (a) en laag (b).

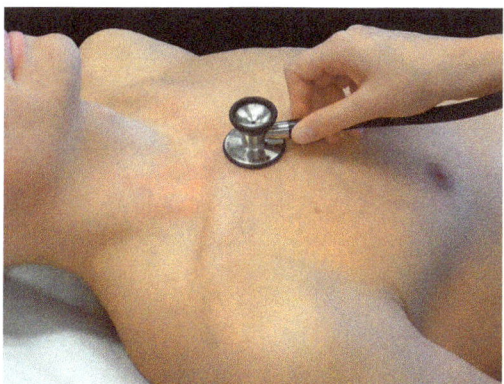

Figuur 3.43 Auscultatie van de art. anonyma dextra.

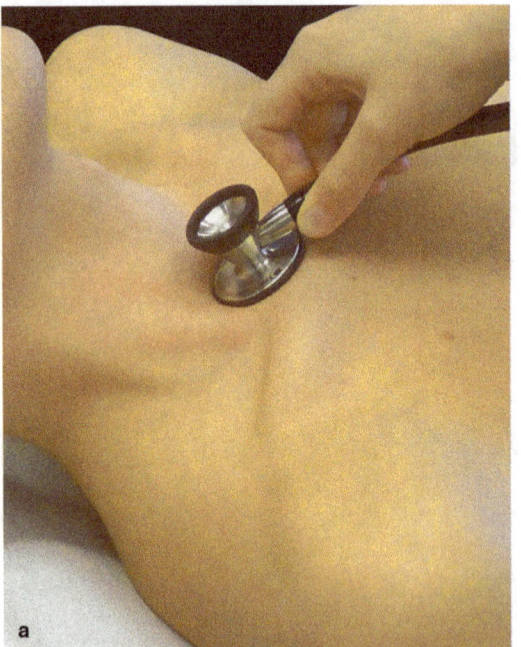
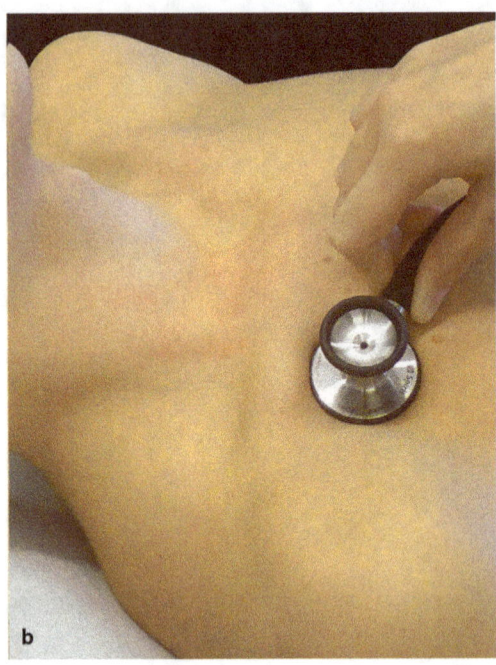

Figuur 3.44 Auscultatie van de art. subclavia dextra mediaal vlak boven de clavicula (a), lateraal vlak onder de clavicula (b).

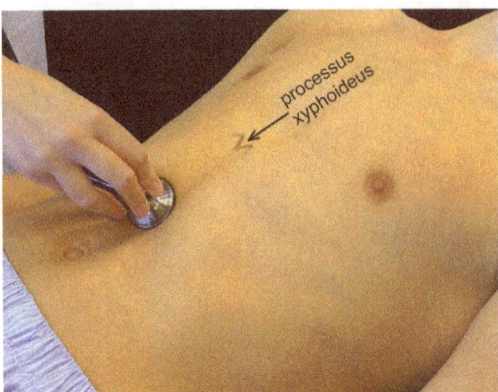

Figuur 3.45 Auscultatie van de art. renalis dextra tussen xifoïd en navel. De punt van de processus xiphoideus van het sternum is aangegeven.

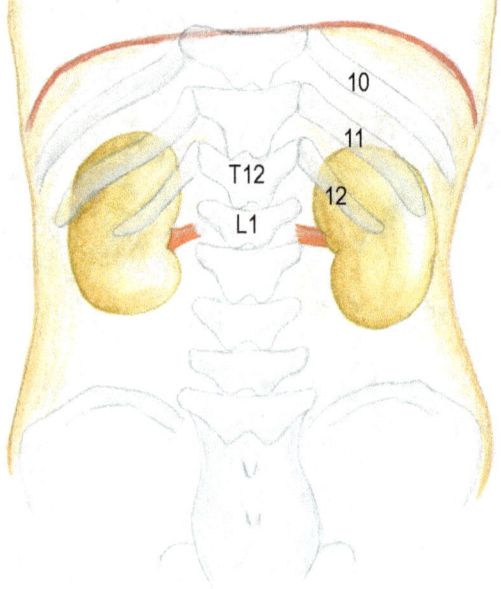

Figuur 3.46 Positie van de nieren ten opzichte van ribben en wervels gezien vanaf de achterzijde. De art. renalis bevindt zich 3-4 cm onder de aanhechting van de twaalfde rib (T12). L1: eerste lumbale wervel.

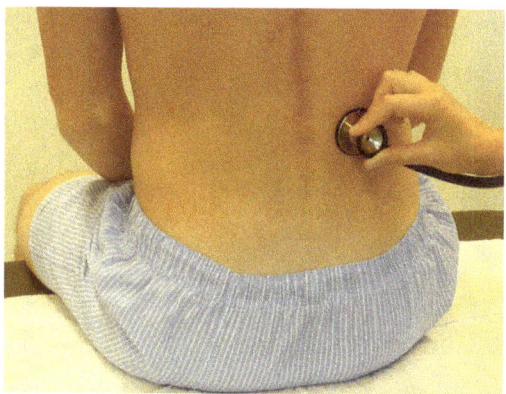

Figuur 3.47 Auscultatie van de art. renalis dextra op de rug 3 cm onder de twaalfde rib.

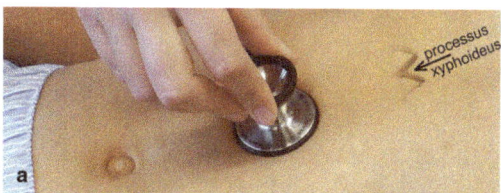
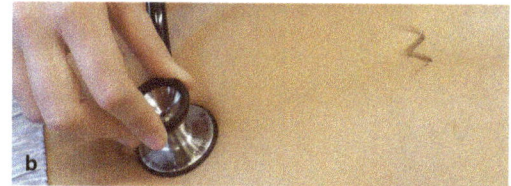

Figuur 3.48 Auscultatie van de aorta abdominalis boven de navel (a) en ter hoogte van de navel (b) op de bifurcatie. De punt van de processus xiphoideus van het sternum is aangegeven.

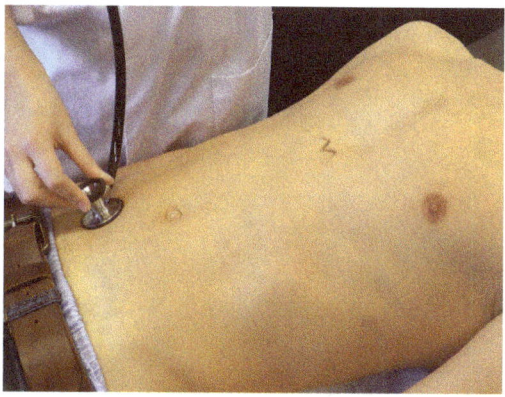

Figuur 3.49 Auscultatie van de art. iliaca 5 cm onder de navel, lateraal, in het traject bifurcatie aorta-art. femoralis.

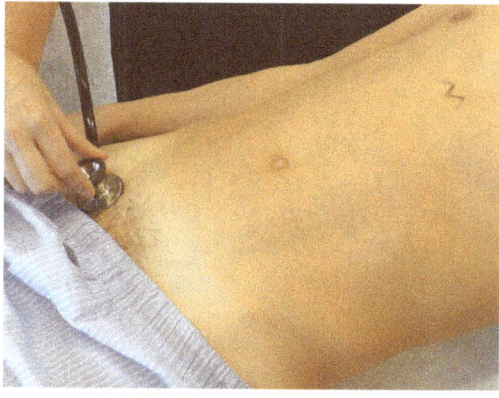

Figuur 3.50 Auscultatie van de art. femoralis.

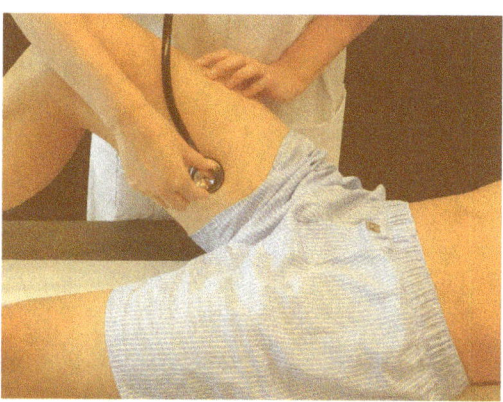

Figuur 3.51 Auscultatie van de art. femoralis superficialis in het kanaal van Hunter.

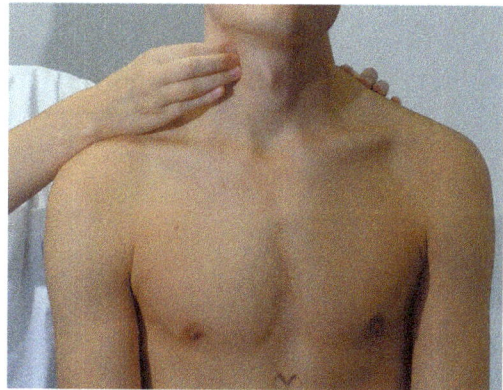

Figuur 3.52 Palpatie van de art. carotis dextra. De beoordeling gaat beter wanneer een aantal vingers naast elkaar in de lengterichting van het bloedvat wordt geplaatst.

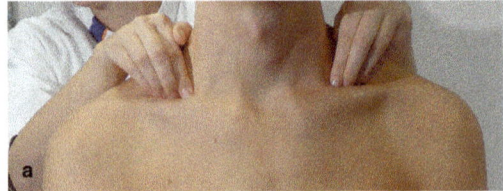
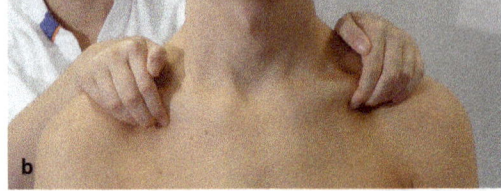

Figuur 3.53 Palpatie van de art. subclavia direct boven (mediaal) (a) en direct onder (lateraal) (b) de claviculae.

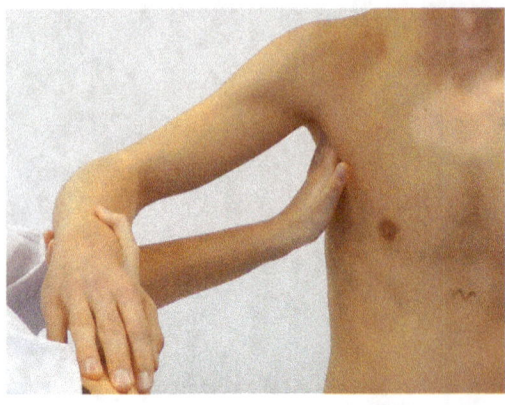

Figuur 3.54 Palpatie van de art. axillaris hoog in de oksel, richting humerus.

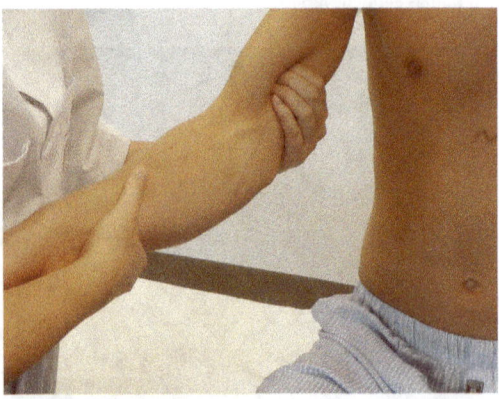

Figuur 3.55 Palpatie van de art. brachialis dextra in de sulcus bicipitalis. (Voor identificatie van de art. brachialis bij bloeddrukmeting mag de duim van de onderzoeker worden gebruikt (▶ figuur 4.4).) De arm van de patiënt wordt gesteund.

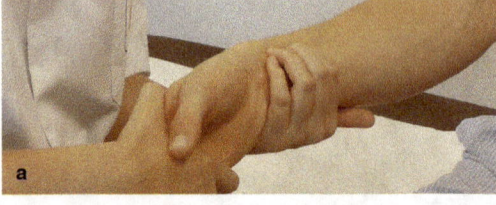
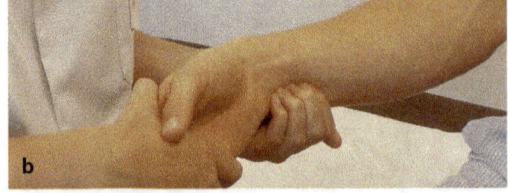

Figuur 3.56 Palpatie van de art. radialis (a) en van de art. ulnaris (b). De arm van de patiënt wordt hierbij gesteund.

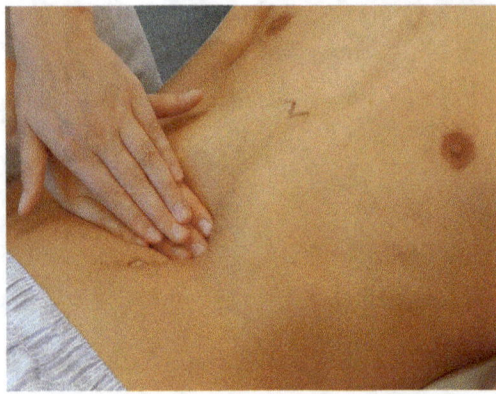

Figuur 3.57 Palpatie van de aorta abdominalis boven de navel.

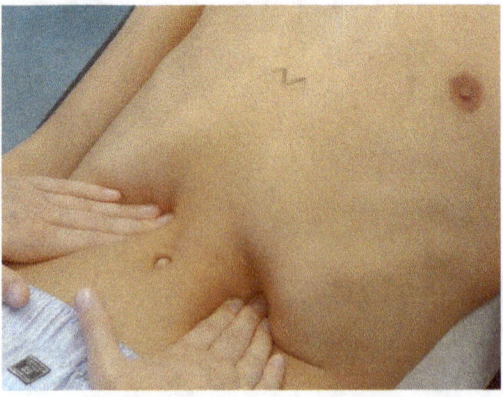

Figuur 3.58 Bilaterale palpatie van de aorta abdominalis boven de navel om expansieve pulsaties vast te stellen.

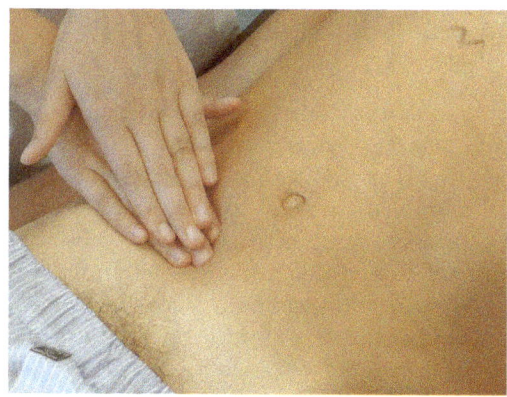

Figuur 3.59 Palpatie van de art. iliaca 5 cm onder de navel, lateraal, met twee handen op elkaar.

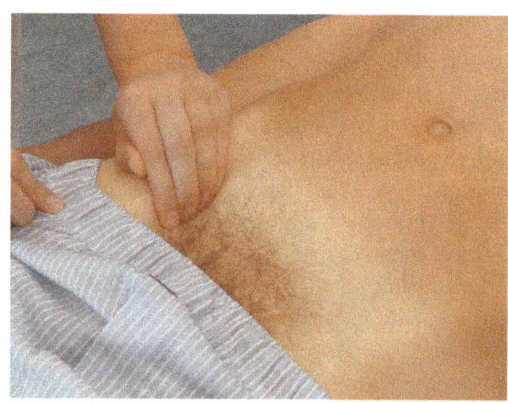

Figuur 3.60 Palpatie van de art. femoralis.

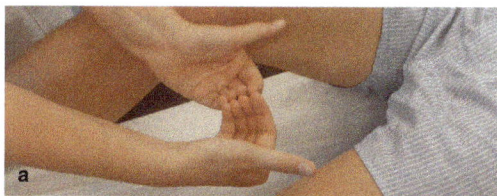
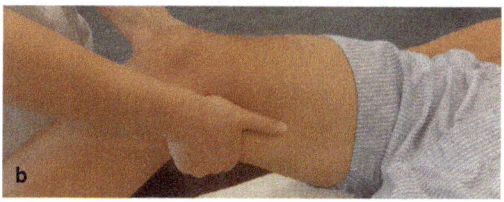

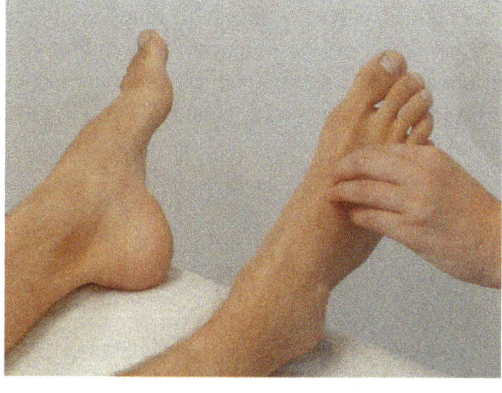

Figuur 3.62 Palpatie van de art. dorsalis pedis langs de laterale zijde van de pees van de musc. hallucis longus.

Figuur 3.61 Palpatie van de art. poplitea. De palpatie wordt uitgevoerd met de rijen vingertoppen van beide handen tegen elkaar (a). De vingertoppen worden stevig in de knieholte geduwd (b).

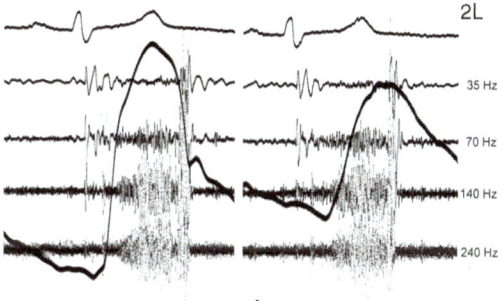

a art. carotis dextra   b art. femoralis dextra

Figuur 3.64 Fonocardiogram opgenomen op 2L met registraties van de art. carotis dextra (a) en van de art. femoralis dextra (b) bij een patiënt met een coarctatio aortae. De upstroke van de art. femoralis is duidelijk trager en veel later dan die van de art. carotis dextra. Voor uitleg van de geluidskanalen, figuur 3.16.

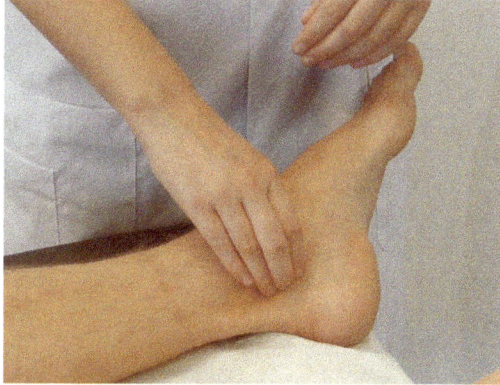

Figuur 3.63 Palpatie van de art. tibialis posterior met drie vingers om de malleolus medialis gebogen.

Voor *palpatie* van een arterie (figuur 3.52-3.63) is het handig de drie middelste vingers op een rijtje te plaatsen waarbij met de vingertoppen wordt gevoeld. Met drie vingers tegelijk op het traject van het bloedvat geplaatst is er altijd wel een mooiste pulsatie bij een bepaalde vinger. Het is niet aan te bevelen om voor beoordeling van de kwaliteit van perifere pulsaties de duim te gebruiken. De duimarterie bevindt zich ventraal in het midden van de duim waardoor eigen pulsaties verwarrend kunnen werken; bij de vingers bevinden de arteriën zich lateraal in de vingertoppen.

Palpatie naar de kwaliteit van de art. carotis wordt staand gedaan achter de zittende patiënt (figuur 3.52): de art. carotis kan dan gemakkelijk tegen de cervicale wervels aan worden gedrukt. Dit mag nooit aan twee kanten tegelijk vanwege de kans op prikkeling van de sinus carotis waardoor een bradycardie of zelfs asystolie kan ontstaan. Palperen van de buikarteriën (figuur 3.57-3.59) kan beter met 2 vlakke handen op elkaar om meer kracht te kunnen zetten, zoals bij diepe buikpalpatie.

Verwarrend?

Als pulsaties erg zwak zijn kunnen ze soms worden verward met pulsaties in de eigen vingertoppen of pulsaties in de duim. Dit is eenvoudig te controleren door gelijktijdig met de vrije hand de art. radialis van de eigen palperende hand te voelen.

De Allen-test

Een arterielijn in de art. radialis kan tot obstructie ervan leiden. Men dient tevoren te controleren of de art. radialis perifeer van de voorgenomen insteekplaats vanuit de art. ulnaris van bloed kan worden voorzien (de art. radialis en de art. ulnaris zijn door oppervlakkige en diepe palmaire arteriën met elkaar verbonden). Hiervoor dient de Allen-test. De hand wordt hoog gehouden waarna de patiënt gedurende 30 sec een vuist maakt. Vervolgens worden zowel de art. radialis als de art. ulnaris dichtgedrukt. De hand blijft hoog en de vuist wordt geopend. De hand moet dan bleek zijn, waarbij bleekheid vooral kan worden gezien aan de nagels. Vervolgens wordt de druk op de art. ulnaris weggehaald. De kleur moet binnen 7 sec terugkomen. De test heet dan negatief (de normale bevinding). In dat geval zijn de palmaire verbindingen intact.

De test is positief (dat wil zeggen een afwijkende bevinding) wanneer de kleur niet binnen 7-10 sec terugkomt. De voorziening vanuit de art. ulnaris is onvoldoende en de art. radialis kan niet veilig worden aangeprikt.

Het nut van de Allen-test is echter nooit goed bewezen. Ook bij negatieve Allen-tests kan perifere ischemie na canulatie zich voordoen.[28,29]

Bij palpatie van de perifere arteriën wordt gelet op:
- de kwaliteit (sterkte, kracht) van de pulsaties: normaal, zwak of afwezig. Hierbij moet bedacht worden dat de art. dorsalis pedis niet bij iedereen palpabel is. Dit hoeft niet te wijzen op pathologie.
- breedte van een arterie. In geval van een aneurysma (lokale meestal concentrische verwijding) kunnen expansieve pulsaties worden gevoeld, dat wil zeggen dat bij palpatie de pulsaties alle richtingen uitgaan in plaats van alleen naar voren.

Wanneer pulsaties van de art. tibialis posterior en de art. dorsalis pedis niet kunnen worden gevonden, wijst dit sterk op perifere vaatziekte (sensitiviteit 63-72%, specificiteit 92-99%, LR+ 14,9, LR− 0,3).[30]

Bij een coarctatio aortae van enig belang zullen pulsaties van de art. femoralis niet alleen verzwakt zijn, maar ook dikwijls voelbaar trager opklimmen: 'pulsus tardus (traag) et parvus (klein/zwak)' (figuur 3.64). De zwakte van de pulsaties is vaak eenvoudiger te voelen dan het 'tardus' karakter. Wanneer simultaan de art. radialis wordt gepalpeerd, kan dikwijls een tijdsverschil worden waargenomen.

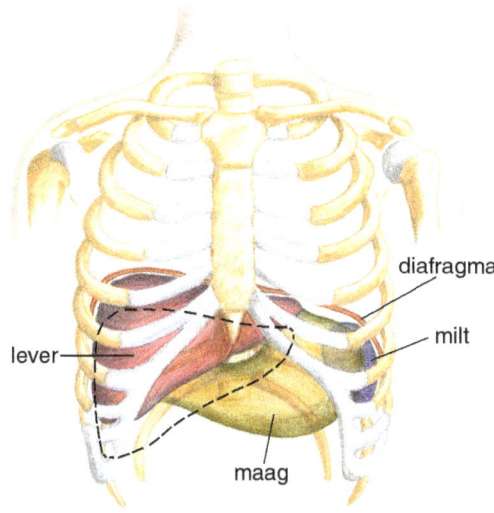

Figuur 3.65 Schematische weergave van de plaats van de lever in de bovenbuik tijdens uitademingsstand zonder persen met daarbij de mate van verschuiving bij inademen (stippellijn). De milt bevindt zich onder de linkerdiafragmakoepel, grotendeels achter de maag.

Capillairy refill wordt beoordeeld door te duwen op nagel of huid en wel zo dat deze bleek wordt. Bij loslaten zal de bleekheid binnen 5 seconden weer verdwijnen. Als dit langer duurt, kan er sprake zijn van een systemische en/of lokale gestoorde arteriële circulatie, maar erg waardevol is dit gegeven niet (sensitiviteit 28%, specificiteit 85%, LR+ 1,9, LR– niet significant).[30]

3.3.4 Lever en milt

De lever bevindt zich onder de rechterdiafragmakoepel en voor een vrij groot deel ook onder de linkerdiafragmakoepel (figuur 3.65). Gewoonlijk is een niet-vergrote lever niet palpabel. Het middendeel komt weliswaar onder de ribbenboog uit, maar ligt achter de musc. rectus abdominis waardoor de palpatie wordt bemoeilijkt. Bij inspiratie zakt de lever vele centimeters en kan dan wel palpabel zijn.

De grootte van de lever wordt beoordeeld in de rechtermedioclaviculairlijn. De grootte van de lever kan percutoir en door palpatie bepaald worden.

Percussie van de lever: de bovengrens van de lever wordt gevormd door de overgang van de sonor klinkende long naar mat klinkende lever; de ondergrens van de lever wordt bepaald door de overgang van de mat klinkende lever naar de wisselende tympanie van de darmen.

Palpatie van de lever: hiertoe wordt de palperende rechterhand plat op de buik gelegd met de vingers wijzend naar de ribbenboog; er wordt van caudaal naar craniaal gepalpeerd om de rand bij een vergrote lever niet te missen. Tijdens diepe inspiratie wordt met gestrekte vingers de rechterbovenbuik van de patiënt ingedrukt en kan men soms de rand van de lever onder de vingers door voelen glippen.

Men dient zich te realiseren dat de grootte van de lever afhankelijk is van lichaamsbouw, geslacht, leeftijd maar dat er ook variabiliteit is in vorm en ligging van de lever. Zo kan bij een diafragmahoogstand rechts een vergrote lever niet palpabel zijn, omdat de lever zich hoger bevindt dan normaal; bij een ernstige COPD hoeft een palpabele lever niet op vergroting ervan te wijzen, want de lever bevindt zich lager dan normaal.

De sensitiviteit van percussie en palpatie ter beoordeling van leververgroting is in onderzoeken 30-70% en de specificiteit 60-95%.[31] Als een onderzoeker meent een leverrand bij palpatie te hebben gevonden, heeft hij vrijwel altijd gelijk (sensitiviteit 48%, specificiteit 100%, LR+ 233,7, LR– niet significant).[32] Echter, de afstand leverrand-ribbenboog zegt weinig over de grootte van de lever (sensitiviteit 39-71%, specificiteit 56-85%, LR+ 1,9, LR– 1,6).[32] Buiten percussie en palpatie bestaat er nog een techniek om de grootte van de lever te bepalen: de 'scratch-test'. Hierbij wordt gebruikgemaakt van auscultatie, waarmee verschillen in geluidsoverdracht via de buikholte kunnen worden gedetecteerd boven massieve en holle organen en ruimten. Plaats de stethoscoop boven de geschatte locatie van de lever, kras vervolgens licht over de huid onder de verwachte plaats van de leverrand, ga daarna systematisch naar een hoger niveau, totdat het geluid wordt versterkt door de levermassa (► http://depmedicina.med.up.pt/opeta/abdo/AB_ch11.html). Over de waarde van de scratch-test voor het bepalen van de levergrootte kan geen goede uitspraak worden gedaan, vooral omdat de uitvoering van de test zeer sterk varieert. Veel waarde lijkt de scratch-test mede daardoor niet te hebben.

Een van de oorzaken van een leververgroting is stuwing door rechterhartfalen. De CVD is dan ook verhoogd.

In geval van ernstige TI wordt systolisch bloed teruggestuwd naar de lever. Dit is soms palpabel en wordt dan positieve leverpols of 'pulserende lever' genoemd (◘ figuur 3.66). Het is daarbij belangrijk om de lever vrij lateraal te palperen, want anders is verwarring met aortapulsaties mogelijk.

De milt bevindt zich lateraal onder de linkerdiafragmakoepel (◘ figuur 3.65). De milt ligt grotendeels achter de maag.

De grootte van de milt wordt bepaald door percussie en palpatie (▶ http://stanfordmedicine25.stanford.edu/the25/spleen.html).

Percussie van de milt volgens Traube: de patiënt ligt in rugligging en men percuteert de driehoek begrensd door de zesde rib boven, de midaxillairlijn links en de ribbenboog onder. Een gedempte percussie kan op miltvergroting wijzen. Men kan de percussie starten vanaf het punt van Castell: de laagste intercostaalruimte ter hoogte van de voorste linkeraxillairlijn. Het percussiegeluid is meestal tympanisch. De patiënt wordt vervolgens gevraagd diep in te ademen; als de tympanie blijft, is miltvergroting onwaarschijnlijk. Als het tympanisch geluid doffer wordt, is miltvergroting aannemelijk.[33]

Palpatie van de milt:
- begin in het rechter onderste buikkwadrant zodat een sterk vergrote milt niet wordt gemist;
- leg de palperende vingers op de buik, vraag de patiënt diep in te ademen. Doe zelf niets met de vingers, alleen afwachten wat gebeurt;
- als de patiënt heeft uitgeademd kunnen de palperende vingers verplaatst worden;
- bepaal het laagste deel van de milt onder de ribbenboog, bepaal de miltcontour en de gevoeligheid;
- als de milt niet voelbaar was, wordt de procedure herhaald in rechterzijligging zodat de zwaartekracht de milt binnen bereik brengt.

》 Let the spleen palpate your fingers and not the other way around. There is no gold, so don't dig! 《

Bedenk dat de milt sterk vergroot en fragiel kan zijn (bijv. bij mononucleosis); door aggressief te palperen kan de milt beschadigd worden.

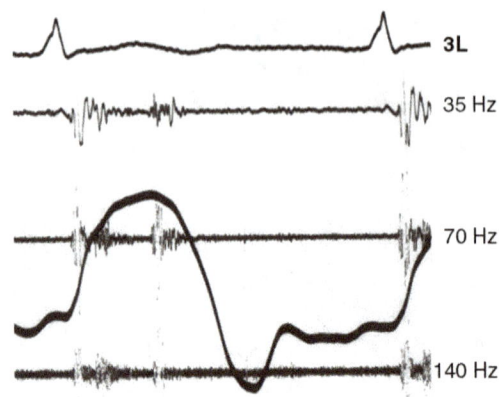

◘ **Figuur 3.66** Fonocardiogram opgenomen op 3L met de lever'pols' bij ernstige TI. De leverpols is hier systolisch positief. Normaal is er tijdens de systole een x-dal (vergelijk venecurve). Palpatoir was de terugstroom naar de lever voelbaar. Voor het bepalen van de systole is simultane palpatie van de aorta abdominalis of van de art. carotis aangewezen. Voor uitleg van de geluidskanalen, ◘ figuur 3.16.

De combinatie van percussie en palpatie heeft een hoge specificiteit (circa 90%) maar een vrij lage sensitiviteit.[34]

Een vergrote milt kan gevonden worden bij infecties zoals endocarditis. In het acute stadium hiervan is de milt echter zo week dat ook een vrij fors vergrote milt niet palpabel hoeft te zijn.

3.3.5 Turgor, oedeem, ascites

Een verminderde turgor kan een centrale oorzaak hebben (ondervulling) of lokaal wijzen op een doorbloedingsstoornis. Om een verminderde turgor vast te stellen wordt een huidplooi opgetild, even vastgehouden en dan weer losgelaten. Normaal verstrijkt de huidplooi praktisch direct weer. Als de plooi even blijft staan, is de turgor afgenomen.

Oedeem kan worden gevonden bij RV-falen maar kan ook ontstaan door vele andere oorzaken (◘ tabel 3.7). De meest frequente oorzaak van enkeloedeem is veneuze insufficiëntie (disfunctie van de kleppen in de beenvenen met als gevolg spataderen, varices). Hierbij is de CVD niet verhoogd, tenzij er ook rechtsfalen is.

3.3 · Palpatie

Tabel 3.7 Mogelijke oorzaken van oedeem en ascites.

	lokale veneuze stuwing	verhoogde CVD	pitting oedeem
oorzaken van oedeem			
cardiaal	+	+	+
veneuze insufficiëntie	+	–	+
obesitas	+	–	+
zwangerschap	+	–	+
lymfoedeem (langdurig)	–	–	–
hypoalbuminemie*	–	–	+
oorzaken van ascites			
RV-falen	+	+	+
levercirrose	+	–	+
peritonitis carcinomatosa	–	–	–
hypoalbuminemie*	–	–	+

*door verlaagde colloïd-osmotische druk, bij nefrotisch syndroom, bij levercirrose, protein-losing enteropathy, cachexie, acute glomerulonefritis. CVD: centraalveneuze druk; RV: rechterventrikel.

Enkelzijdig oedeem heeft geen centrale, maar een lokale oorzaak. Rechtsfalen laat zich verder eenvoudig differentiëren van andere oorzaken van oedeem en ascites doordat bij rechtsfalen de CVD verhoogd is. Het kunnen uitvoeren en interpreteren van de beoordeling van de CVD (▶ H. 4) is dan ook cruciaal voor het stellen van de diagnose.

Oedeem door veneuze stuwing bij hartfalen laat zich gemakkelijk wegdrukken waarbij het putje dat hierdoor ontstaat, enige tijd zichtbaar blijft ('pitting oedeem') (figuur 3.67). Na langdurige lymfestuwing wordt de huid harder en laat het oedeem zich moeilijk wegdrukken.

De cardiale oorzaak van de hoge veneuze druk kan een geïsoleerde drukverhoging in het RA zijn (tabel 3.8). Overbelasting van de RV met verhoogde diastolische druk in de RV is veel vaker de oorzaak (tabel 3.8).

Ascites is vrij vocht in de buikholte dat ontstaat door een hoge hydrostatische druk zoals bij RV-falen, pericarditis constrictiva, levercirrose, obstructie van de VCI en levervenen of door een verlaagde colloid-osmotische druk (hypoalbuminemie). Diagnostiek (▶ www.youtube.com/watch?v=sRjlP6wm09Q)

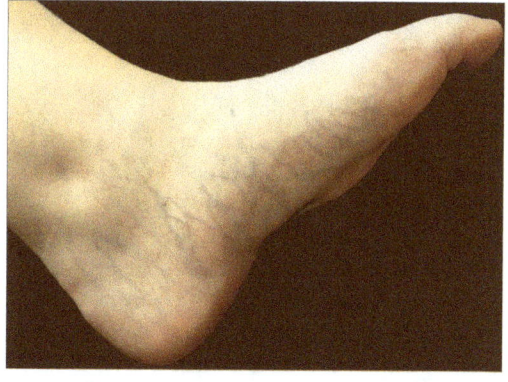

Figuur 3.67 Oedeem van de enkel. Na een lichte druk met de duim gedurende circa 5 sec ontstaat een 'putje' ('pitting oedeem').

vindt plaats door percussie in rugligging. De ascites zakt dan naar beneden en de darmen drijven daar bovenop. Ter plaatse van overgang van darmen naar ascites gaat tympanie over in gedempte percussie; vervolgens draait de patiënt zich op de linker- of rechterzijde waarna het vocht naar de laagste zijde zakt en het grensvlak tussen tympanie en gedempte percussie naar boven (is naar het midden) verschuift.

● **Tabel 3.8** Mogelijke cardiale oorzaken van oedeem en ascites.

oorzaken van verhoogde druk in RA	oorzaken van verhoogde diastolische druk in RV die leidt tot verhoogde druk in RA
tamponade	volumebelasting: – TI, PI, ASD, abnormaal inmondende longvenen
pericarditis constrictiva	drukbelasting: – longembolie, PS, pulmonale hypertensie – RV-infarct, stapelingsziekten – gevolg van LV-falen
TS	
Fontan-circulatie*	

*Bij de Fontan-circulatie is de pulmonale ventrikel (meestal de rechterventrikel (RV)) onderontwikkeld en werd vroeger een aansluiting gemaakt van rechteratrium (RA) naar art. pulmonalis; de druk in het RA is daardoor altijd verhoogd. De meeste huidige Fontans hebben een TCPC (totale cavopulmonale connectie). ASD: atriumseptumdefect; LV: linkerventrikel; PI: pulmonalisinsufficiëntie; PS: pulmonalisstenose; TI: tricuspidalisinsufficiëntie; TS: tricuspidalisstenose.

Dit fenomeen heet 'shifting dullness' (verschuivende demping), de sensitiviteit hiervan is 69% (46-68%), de specificiteit 69% (56-90%), de LR+ is 2,9 (1,7-5,6) en de LR– 0,5 (0,2-0,7).[35]

Undulatie is een golfbeweging die bij de liggende patiënt met ascites in het buikvocht kan worden opgewekt wanneer in één van de flanken tegen de buikwand wordt gestoten. Deze golfbeweging kan voelbaar zijn met de andere hand die tegen de andere flank aan ligt. De golfbeweging verplaatst zich echter ook naar anterieur. Om dit te voorkomen en daarmee de laterale golfbeweging te versterken moet een derde hand (van onderzoeker of patiënt) de buikwand ter hoogte van de navel indrukken zodat de golfbeweging zich alleen via de ascites naar de andere flank kan verplaatsen. De sensitiviteit van undulatie is 51% (20-80%), de specificiteit 91% (82-100%).[35] Voor het onderzoek bij een patiënt met veel ascites, ▶ H. 5.

3.4 Auscultatie van het hart

Geschiedenis van de auscultatie

Hippocrates beluisterde borst en buik van patiënten door zijn oor daarop te leggen: de 'directe' auscultatie. Pas ruim 2000 jaar later wordt specifiek de auscultatie van het hart beschreven door William Harvey (1628) in zijn 'De motu cordis' waarin hij vaststelde dat er bij elke puls van het hart twee geluiden te horen waren.[36] Enkele jaren later veronderstelde Hooke (1635-1703) zelfs dat het wel eens mogelijk zou kunnen zijn aan de hand van geluiden die inwendige organen maken, vast te stellen of ze wel afdoende werkten.

De 'directe' auscultatie, waarbij de arts luisterde met zijn oor tegen borst, rug of buik, had uiteraard zo zijn sociale en technische beperkingen. In het Hôpital de La Charité in Parijs is aan auscultatie heel veel gedaan. Met de uitvinding van de stethoscoop door Laennec (een leerling van Corvisart) in 1816 werd 'indirecte' auscultatie mogelijk.[37] Om afstand tot zijn patiënt te bewaren rolde hij een stuk papier op tot een koker die aan de ene kant op de patiënt werd gezet en aan de andere kant in zijn oor werd geplaatst. Hij ontdekte dat hij hartgeluiden op deze wijze zelfs beter kon horen dan met het blote oor. Later heeft hij een driedelige (beter op te bergen) houten koker gemaakt (● figuur 3.68), die hij de cylinder noemde, later stethoscoop (Grieks: stethos = borst, skopein = om te kijken of te zien). Het instrument gebruikte hij overigens ook wel eens om mee te percuteren. Het is ook mogelijk dat Laennec afstand tot zijn patiënt wilde bewaren omdat hijzelf tbc had. Hij is op 45-jarige leeftijd aan tbc overleden. Zijn stethoscoop was een belangrijke bijdrage voor de diagnostiek, maar niet zijn interpretatie van harttonen en souffles. Zo was hij van mening dat de eerste toon een ventrikeltoon was (bruit ventriculaire) en de tweede toon een atriumtoon (bruit auriculaire); de atriumcontractie vond dus volgens hem plaats direct aan het einde van de ven-

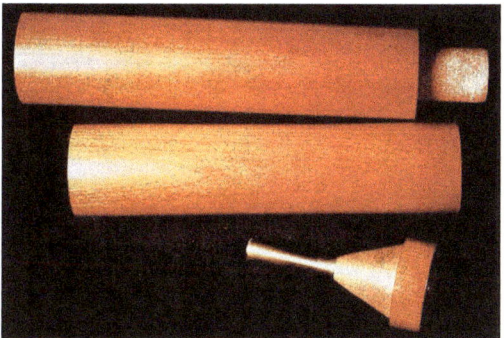

◘ **Figuur 3.68** De stethoscoop van Laennec. Iedereen die zijn boekje 'De l'auscultation médiate' (1819) kocht, kreeg een dergelijke stethoscoop erbij.

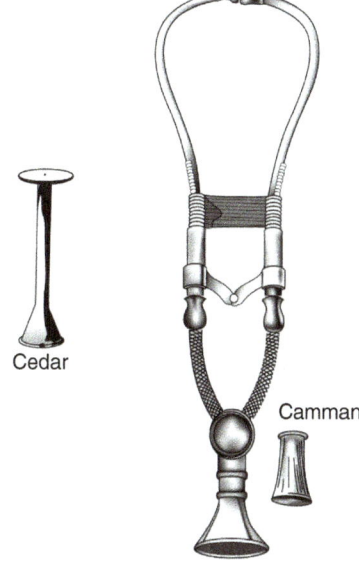

◘ **Figuur 3.69** Enkele stethoscoopontwerpen uit de 19e eeuw. De Camman-stethoscoop dateert van 1843. De Cedar-stethoscoop wordt nu nog in de obstetrie gebruikt.

trikelcontractie. Hij dacht dat souffles werden gegenereerd door spasmen van het hart of van de grote vaten. Dat heeft hij ook jarenlang onderwezen. Vijf jaren na zijn dood ontdekte een van zijn buitenlandse studenten, Hope (1801-1841)[38] dat de tweede harttoon een kleptoon is: wanneer hij bij een opengemaakte aap met twee haakjes de aorta- en pulmonalisklep openhield, verdween de tweede toon. Maar in hetzelfde jaar stelde Magendie ten overstaan van de Franse academie van wetenschappen dat harttonen ontstaan doordat het hart tijdens contracties telkens tegen de borstwand aan stoot. Ook Hope stierf jong, hij overleed net als zijn leermeester aan tbc.

Later werden vele typen stethoscopen bedacht waaronder bijzonder fraaie (◘ figuur 3.69).

Pas in 1829 werd een niet-stijve stethoscoop gebouwd door Comins. De eerste binaurale stethoscoop werd omstreeks 1843 geïntroduceerd. Omstreeks 1900 werd een membraan toegevoegd.

Zo werd de 19e eeuw de eeuw van de 'stethoscopie'.

De techniek van het opschrijven van harttonen en -souffles (fonocardiografie), later simultaan met polscurven, heeft veel bijgedragen aan het begrijpen van de origine van hartgeluiden. Willem Einthoven, de uitvinder van de elektrocardiograaf, was ook de eerste die met succes harttonen registreerde in 1894[39] door zijn draadgalvanometer te koppelen aan een luidspreker.[40] In latere jaren heeft vooral Aubrey Leatham (1920-2012) met zijn publicatie uit 1958 veel verklaard van de bevindingen bij auscultatie.[41]

3.4.1 Inleiding

Auscultatie van het hart is onderdeel van de totale diagnostiek en blijft ook heden ten dage richtinggevend voor een juiste interpretatie van eventueel later te verrichten aanvullend beeldvormend onderzoek (bijv. echocardiografie en/of MRI).

De anamnese en de overige bevindingen tijdens het lichamelijk onderzoek sturen niet alleen de auscultatie, maar worden ook betrokken bij de interpretatie van de auscultatiebevindingen.

Het ausculteren van de gebeurtenissen in het hart kan pas effectief verricht worden met voldoende kennis van fysiologie en pathologie.

Auscultatie is een technische bekwaamheid die kan worden aangeleerd door goede training.

Bekwaam?

Uit een onderzoek in 1993 bleek dat slechts 20% van de studenten geneeskunde correct een aantal auscultatoir relatief eenvoudige hartafwijkingen kon vaststellen; voor artsassistenten was dat 19%.[42]

In 1995 bleek bij een ander onderzoek waaraan vrijwillig huisartsen meededen, dat een minstens graad-III-souffle van AI met een minstens zo luide bijbehorende systolische souffle slechts door 55% correct werd gehoord. Van de dokters die niet de juiste diagnose stelden bleek 43% de diastolische souffle niet te hebben gehoord. De dokters die waren afgestudeerd tussen 1967 en 1974, deden het met 77% correct, beter dan de later afgestudeerden (52%).[43]

Bij een groep derdejaars studenten geneeskunde bleek in 2004 voorafgaand aan een training in auscultatie 39% de juiste diagnose AS, AI, MI, MS, S3 en/of S4 te stellen; na de training was dit 89%.[44] Voor training is de website ► www.blaufuss.org zeer geschikt. Er is ook een free apple download van blaufuss verkrijgbaar (► http://itunes.apple.com/us/app/blaufuss-sound-builder/id478832082?mt=8).

Door de auscultatie volgens een vast systeem te benaderen kan men diagnostisch veel bereiken. Auscultatiefenomenen worden dikwijls gemist omdat de onderzoeker afwacht wat op haar/hem afkomt, en verzuimt de tonen en souffles systematisch op te zoeken, dat wil zeggen dat men selectief moet luisteren naar bijvoorbeeld eerst de eerste toon, vervolgens de tweede toon, dan de systole en tot slot de diastole en dit doen op verschillende posities op de thorax en in verschillende houdingen van de patiënt. Ook worden diverse souffles vaak gemist, omdat ze bijzonder laagfrequent zijn (bijv. MS en TS) of omdat ze bijzonder hoogfrequent zijn (bijv. AI) en vaak gepaard gaan met een veel makkelijker hoorbare mid- of hoogfrequente souffle in het andere deel van de hartcyclus, hetgeen gemakkelijk

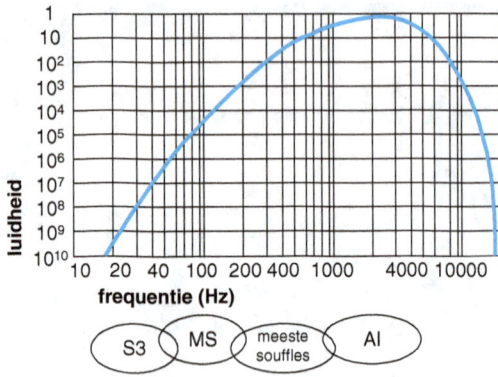

● **Figuur 3.70** Curve die de gevoeligheid van het gehoor weergeeft bij verschillende frequenties (naar Fletcher). Bij 2000 Hz is het gehoor het gevoeligst. Bij lagere en hogere frequenties moet het geluid luider zijn om het goed te kunnen waarnemen. In de figuur zijn ook de frequentieregio's van de derde toon (S3), van een mitralisstenose (MS), van de meeste souffles en van aorta-insufficiëntie (AI) geplaatst. De S3 is zeer laagfrequent en moeilijk hoorbaar. De vierde toon lijkt hier veel op. Een MS-souffle is vrijwel altijd een erg laagfrequente, zachte souffle die daardoor makkelijk wordt gemist. Een AI-souffle is meestal hoogfrequent en zacht, lijkend op normaal ademgeruis (klinkend als een zucht). De souffle wordt daardoor ook vaak gemist.

leidt tot een 'hoera-diagnose'. Daarbij dient bedacht te worden dat laag- en zeer hoogfrequente geluiden veel luider moeten zijn om gehoord te kunnen worden dan mid- en hoogfrequente geluiden (● figuur 3.70).

Het belangrijkste probleem bij de interpretatie van souffles is een tekort aan instructie en training met feedback. Het herkennen van een souffle is dan moeilijk.

Er zijn vele voor het hart belastende souffles waarvan een patiënt (nog) geen last heeft. Een gevolg hiervan kan zijn dat het doorsturen van een patiënt met een souffle afhankelijk wordt gemaakt van klachten of andere afwijkingen die bij lichamelijk onderzoek werden gevonden op een tijdstip dat al ernstige schade aan het hart is aangericht.

> Wanneer bij auscultatie niet met zekerheid kan worden vastgesteld dat een souffle onschuldig is, dient een patiënt doorgestuurd te worden (► par. 3.4.9).

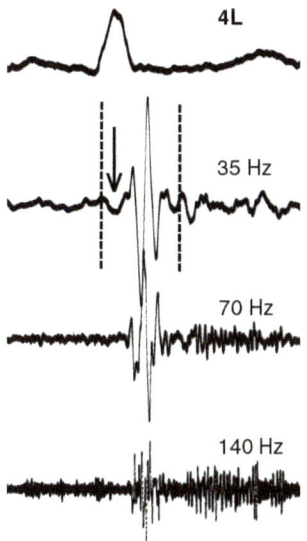

Figuur 3.71 Fonocardiogram opgenomen op 4L. De eerste toon is breed (tussen de stippellijnen) en is niet in natuurkundige zin een toon want hij is registreerbaar in meerdere frequenties: laag- (cut-off frequenties 35 Hz en 70 Hz) en midfrequent (140 Hz).

3.4.2 Oorsprong en luidheid van harttonen en souffles

Harttoon?

De term 'toon' betekent in natuurkundige zin een hoorbare trilling van korte duur en van één bepaalde frequentie. Harttonen zijn echter altijd in meerdere frequenties registreerbaar (figuur 3.71). Toch wordt de term 'harttoon' gebruikt. Een toon is soms moeilijk te onderscheiden van een souffle: een lange toon is hetzelfde als een korte souffle, de oorsprong is echter anders.

Oorsprong

Kleptonen ontstaan doordat een klepblad abrupt wordt gestopt in zijn beweging, te vergelijken met een parachute die (geluidloos) opengaat en aan het einde van het opengaan met een klap abrupt wordt gestopt in zijn beweging. Het is aangetoond dat de kleppen eerst sluiten en dat pas daarna de toon

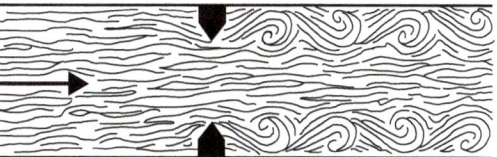

Figuur 3.72 Ontstaanswijze van een souffle. Volgens Bruns[46] veroorzaakt een ook geringe obstructie in (of een onregelmatigheid in de wand van) een bloedvat wervelingen die het bloed doen trillen en daarmee souffles veroorzaken.[47]

ontstaat.[45] Het kan ook worden vergeleken met een zeil dat flapt in de wind. Kleptonen ontstaan niet doordat klepbladen tegen elkaar slaan of tegen aangrenzende structuren klappen.

Wandtonen zijn hoorbare trillingen van een ventrikelwand, soms in combinatie met het pericard. Er zijn diverse oorzaken, die bij de normale wandtoon (de S3, ▶ par. 3.4.6 Wandtoon: de normale derde toon (S3)) en bij de diastolische extra tonen (▶ par. 3.4.8 Diastolische extra tonen) worden besproken.

Souffles zijn het gevolg van vorming van vortices (wervelingen) in de bloedstroom die voldoende krachtig zijn om hoorbaar te worden (figuur 3.72). Dit geldt uiteraard niet voor souffles die niet bloedstroomgerelateerd zijn zoals pericardwrijven en Hamman's sign (een kloppend geluid, synchroon met dat van de hartslag, dat waarschijnlijk veroorzaakt wordt door het kloppen van het hart tegen de lucht bij linkszijdige pneumothorax)(▶ par. 3.4.9).

Turbulentie?

Vrij algemeen wordt gedacht dat souffles het gevolg zijn van turbulentie. Turbulentie kenmerkt zich door een wervelend karakter van een stroom, wat niet wil zeggen dat wervelingen hetzelfde zijn als turbulentie! Turbulentie wordt namelijk gekenmerkt doordat een laminaire (gelaagde) stroom die bestaat in een gladwandige buis *een stroomsnelheid bereikt die het dimensieloze getal van Reynolds overschrijdt*. Bruns heeft in een uitstekend onderzoek al aangetoond dat het eigenlijk onmogelijk is dat turbulentie van de bloedstroom de oorzaak is van souffles, omdat een bloedstroomsnelheid minstens 20 m/sec moet zijn voordat turbulentie ontstaat.[46]

Deze bloedstroomsnelheden worden in het menselijk lichaam niet bereikt. In een model met zeer hoge stroomsnelheden waarbij turbulentie werd bewezen, bleek er nauwelijks iets te horen te zijn. Hij verklaart souffles uit vorming van (niet door turbulentie ontstane) wervelingen (◘ figuur 3.72) die plaatsvinden wanneer een (soms heel geringe) obstructie van de bloedstroom aanwezig is. Een oneffenheid van de vaatwand (zonder obstructie) kan al voldoende zijn om wervelingen en daarmee een souffle te veroorzaken.

Deze wervelingen vinden bijvoorbeeld bij de aortaklep en de pulmonalisklep altijd plaats omdat de ostia van deze kleppen niet rond zijn. Dat is met kleurendopplerechocardiografie ook zichtbaar te maken. Eigenlijk zou dus iedereen een ejectiesouffle moeten hebben. Dat die meestal niet hoorbaar is, komt onder andere door de geringe mate van wervelingen en de afstand tussen geluidsbron en stethoscoop. Als een ejectiesouffle zonder belangrijke obstructie bestaat, is er sprake van een onschuldige ejectiesouffle.

Studenten die nog nooit een souffle gehoord hebben, kunnen een souffle genereren (▶ par. 3.3.3).

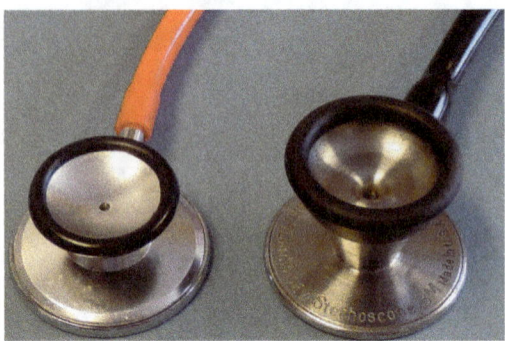

◘ **Figuur 3.73** De linker stethoscoopkop is van een enkelslangsstethoscoop. De harde plastic rand heeft een minder goede aansluiting aan de huid dan een rubber rand. De klok is ondiep vergeleken met die van de rechter stethoscoopkop en eindigt in een erg klein gaatje met scherpe rand. Een diepe klok met rubberrand is superieur voor de transmissie van laagfrequente tonen en souffles.

— de positie en houding van de patiënt;
— het hartritme.

3.4.3 De stethoscoop

De stethoscoop bestaat uit een kop (die bestaat uit een klok en een membraan), een slang en een oorgedeelte. Het membraan versterkt alle frequenties gelijkmatig waardoor de slechter hoorbare lage frequenties (◘ figuur 3.70) (relatief) kunnen ondersneuwen. De klok laat alle frequenties door, maar laagfrequente geluiden beter dan het membraan waardoor bijkomende hoogfrequente geluiden (zoals van AI) (deels) gemaskeerd kunnen worden.[48]

Een stethoscoop moet voldoen aan een aantal eisen:
— de klok moet voldoende diep zijn en voorzien zijn van een rubberrand (◘ figuur 3.73). Bij een ondiepe klok met plastic rand (bij de enkelslangsstethoscopen) zijn laagfrequente geluiden zoals een derde harttoon (S3), een vierde harttoon (S4), MS- en TS-souffles en de lage frequenties van een AS souffle slechter hoorbaar.
— het membraan is van stevig plastic gemaakt. De ophanging van het membraan in een rubber ringetje gaat enigszins ten koste van de hoge frequenties.

Luidheid

De luidheid van een kleptoon wordt bepaald door de mate en snelheid van drukverandering tijdens openen of sluiten van de klep en de ruimtelijke stand van de AV-klepbladen ten tijde van de ventrikelcontractie. Daarnaast wordt de luidheid bepaald door klepfactoren zelf (◘ tabel 3.10): de grootte van de klepbladen (de grootte van de parachute, het zeiloppervlak) en de souplesse van de klepbladen.

De luidheid van tonen en souffles wordt tevens beïnvloed door:
— de slanglengte van de stethoscoop (▶ par. 3.4.3);
— de plaats waar geluisterd wordt;
— de afstand tussen stethoscoop en geluidsbron;
— de hoeveelheid en aard van het materiaal tussen de geluidsbron en de stethoscoop zoals vet en lucht;

- de slanglengte is de belangrijkste kwaliteitsfactor, de slang moet kort zijn: 25-30 cm. Het verschil met een lange slang is goed hoorbaar omdat de intensiteit van het geluid afneemt met het kwadraat van de afstand (figuur 3.74). De lengte van 25-30 cm werd vroeger wel verkocht, maar is nu niet meer verkrijgbaar. Inkorten is wat lastig door het schotje dat in de slang zit, maar wel mogelijk. Door een dubbelslangsstethoscoop is de voortgeleiding niet beter dan door een enkelslangsstethoscoop.[48] De dubbelslangsstethoscoop is wel beter dan de enkelslangsstethoscoop, maar dat is omdat de overgang van slang naar oorstukken bij de dubbelslangsstethoscoop beter is.
- de overgang van de slang naar de oorstukken dient vloeiend te zijn. Bij enkelslangsstethoscopen staat de slang haaks op het oorgedeelte wat de voortgeleiding van geluidsgolven niet ten goede komt.
- de oordopjes mogen hard of zacht zijn, zolang ze maar goed afsluiten en het omgevingslawaai zo veel mogelijk buitensluiten. Bijna altijd moeten de hoeken van de metalen stethoscoopuiteinden aangepast worden aan de richting van de gehoorgangen van de dokter. In elk geval moeten ze naar voren gericht zijn (de richting van de gehoorgangen). Een luchtlek door slecht afsluitende oordopjes is een belangrijke oorzaak van niet horen of van foute interpretaties van tonen en souffles.

Er zijn stethoscopen voor volwassenen en voor kinderen (figuur 3.74). Een stethoscoop voor kinderen heeft een klein klokje met aan de andere zijde een klein membraantje. Een deel van de stethoscopen voor volwassenen wordt afgeleverd met op de klok een 'kindermembraantje'; verhoudingsgewijs is dit 'kindermembraantje' echter veel groter dan het membraantje van de stethoscoop voor kinderen (figuur 3.75). Bovendien ontbreekt op een dergelijke stethoscoop de klok. Het is dan ook sterk aan te bevelen het kindermembraantje dat zich op de klokzijde van de stethoscoop voor volwassenen bevindt (figuur 3.75, rechts) te vervangen door een rubber ring (bijgeleverd bij dit type stethoscopen) waardoor de lagere frequenties veel beter hoorbaar worden (figuur 3.73, rechts).

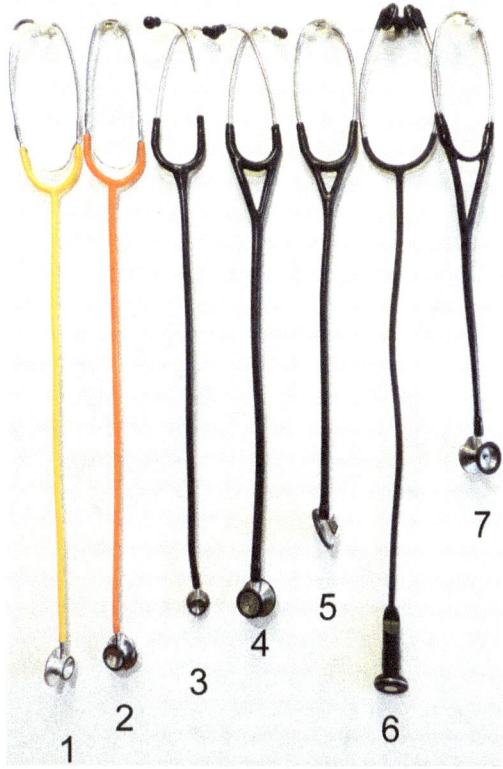

Figuur 3.74 De meest gebruikte stethoscopen. 1 en 2: enkelslangsstethoscopen. De slanglengte van dit type is het grootst waardoor de intensiteit van het geluid hoorbaar minder goed is. Ook zijn de lage frequenties door de ondiepe klok minder goed. De 90° overgang van slang naar oorstukken is nadelig voor de geluidstransmissie. 3: stethoscoop met kinderkopje. Ook hiervan is de slang te lang. Ook hiervan is de 90° overgang van slang naar oorstukken nadelig. 4: stethoscoop met een kinderkopje (klein membraan in rubber) en een volwassenenkop (groter membraan in rubber). De lagere frequenties worden minder goed gehoord, ook omdat de stethoscoop vrijwel altijd toch wordt aangedrukt. 5: een stethoscoop met één membraan in rubber. Draaien van de kop is niet meer nodig, maar lage frequenties worden makkelijk gemist, omdat een diepe klok ontbreekt en om de reden zoals genoemd bij 4. 6: een elektronische stethoscoop. De slanglengte is hier uiteraard niet meer van belang. Deze stethoscopen versterken het geluid waarbij geschakeld kan worden tussen mid-, hoog- en laagfrequent. Ze versterken echter ook de achtergrondruis. 7. Stethoscoop met diepe klok, een membraan dat niet in rubber gevat is (figuur 3.78 en 3.79) en met een korte (dubbel)slang. Dit is de beste stethoscoop. Deze slanglengte wordt helaas niet meer gemaakt. De gangbare stethoscopen kunnen echter redelijk eenvoudig worden ingekort. Het verschil in geluidsintensiteit valt daarna direct op.

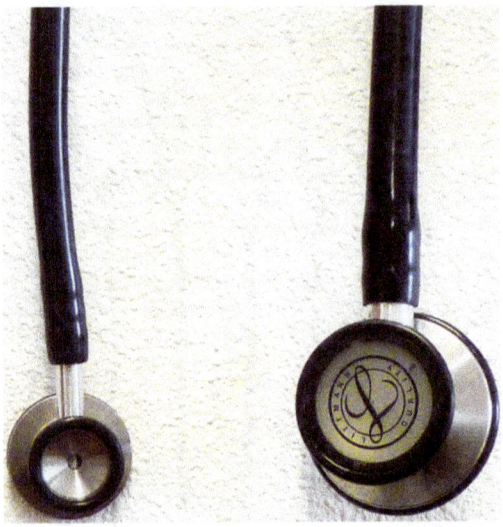

Figuur 3.75 Vergroting van 3 (stethoscoop voor kinderen) en 4 (in deze toestand verkochte stethoscoop voor volwassenen). De stethoscoop voor kinderen heeft hier een klokje met aan de andere zijde een membraantje. Verhoudingsgewijs is de kindermembraan van de stethoscoop voor volwassenen veel groter dan het membraantje en klokje van de stethoscoop voor kinderen. Van de stethoscoop voor volwassenen (rechts) levert vervanging van het kindermembraan door een rubber ring (bijgeleverd bij dit type stethoscoop) aanmerkelijk betere lagere frequenties op (figuur 3.74, nr 7) en dit is dan ook dringend aan te raden.

Het belangrijkste tijdens het ausculteren blijft echter datgene wat tussen de oordopjes van de stethoscoop zit: oren en hersenen.

3.4.4 Techniek

De onderzoekruimte moet voldoende warm en vooral stil zijn.

De houding van de patiënt is afhankelijk van wat men wenst te beluisteren. Gewoonlijk ligt de patiënt tijdens auscultatie ontspannen op de onderzoekbank/bed met het boveneinde van de bank op 20° tot 30°.

Ademgeruis kan erg storend zijn. Daarom wordt zo veel mogelijk geluisterd tijdens stilgehouden uitademing in normale uitademingsstand zonder persen.

Drukken met de stethoscoop heeft tot gevolg dat van de huid een membraan wordt gemaakt. Hier-

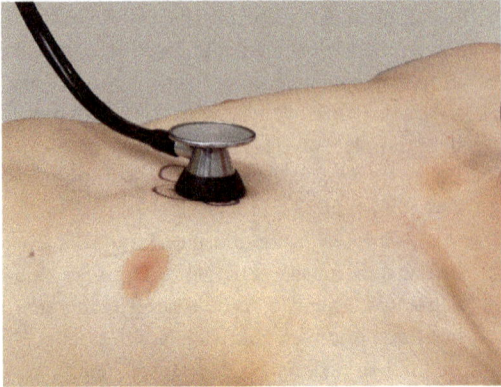

Figuur 3.76 Met de klok van de stethoscoop los op de thoraxwand is er geen risico om door drukken een membraan van de huid te maken en daarmee lage frequenties te missen. Hier wordt geluisterd op 3L waaronder zich de hartkleppen bevinden.

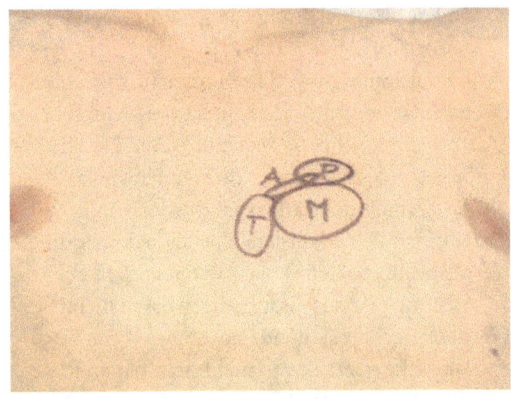

Figuur 3.77 Klepposities geprojecteerd op de thorax ter hoogte van 3L-4L. A: aortaklepring; P: pulmonalisklepring; T: tricuspidalisklepring; M: mitralisklepring.

door worden lage frequenties weggedrukt. Daarom ligt de klok tijdens auscultatie zo los mogelijk op de thoraxwand (figuur 3.76, meestal wordt de auscultatie begonnen met de klok op 3L, omdat zich hieronder de kleppen bevinden (figuur 3.77)). Een goede aansluiting van de klok op de huid kan worden 'gestuurd' met het hoofd van de onderzoeker. Een wat zwaardere kop van een stethoscoop is daarbij prettig, want het is stabieler en geeft een makkelijker contact met de huid (figuur 3.78). Als dit technisch niet mogelijk is (bijv. bij de zittende patiënt of bij auscultatie aan de apex met de patiënt op de linkerzij) kan het uiteinde van de slang van de

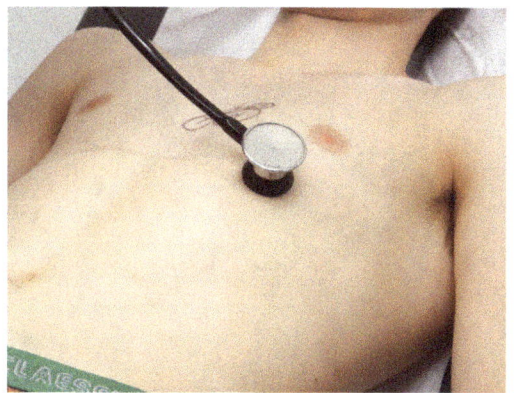

● **Figuur 3.78** Beluisteren van de apex in rugligging met de klok.

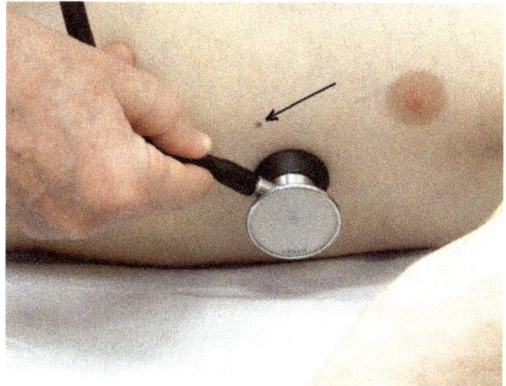

● **Figuur 3.79** Luisteren aan de apex in linkerzijligging met de klok. Let op hoever de ictus door deze ligging is verplaatst naar lateraal: de stip geeft de ictuspositie in rugligging aan (pijl); de klok van de stethoscoop bevindt zich op de ictus. De stethoscoop wordt vastgehouden aan de slang en niet aan de kop om drukken te vermijden. Bij drukken gaat de huid functioneren als een membraan en gaan lage frequenties verloren. Dat geldt voor auscultatie in linkerzijligging vooral voor de laagfrequente S3, S4 en de MS-souffle.

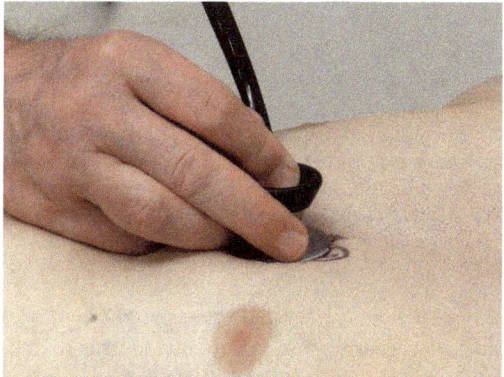

● **Figuur 3.80** Voor het beluisteren van de midden- en hoge frequenties wordt de membraanzijde vrij stevig aangedrukt. Dat geeft meer stabiliteit waardoor minder storende geluiden optreden. De stabiliteit wordt ook nog eens verhoogd door tegelijk met dezelfde hand op de thorax te leunen.

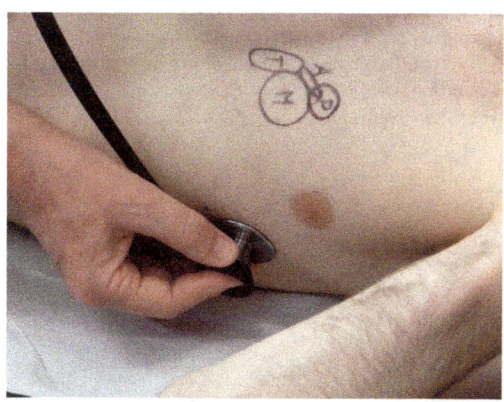

● **Figuur 3.81** Auscultatie met de membraan aan de apex in linkerzijligging. De membraanzijde mag vrij stevig worden aangedrukt. De posities van de hartkleppen zijn op de thorax getekend. A: aortaklep; P: pulmonalisklep; M: mitralisklep; T: tricuspidalisklep.

stethoscoop worden vastgehouden om de klok net te laten 'kleven' aan de huid (● figuur 3.79).

De membraanzijde mag wel vrij stevig aangedrukt worden. Dat geeft meer stabiliteit waardoor minder storende geluiden optreden. De stabiliteit wordt nog eens verhoogd door tegelijk met dezelfde hand op de thorax te leunen (● figuur 3.80).

De auscultatie aan de apex met de patiënt in linkerzijligging heeft tot doel de geluiden van de mitralisklep (beter) te horen. Een MS, bijvoorbeeld, is zelden in rugligging hoorbaar. Bij auscultatie aan de apex in linkerzijligging met de membraan mag de membraan stevig worden aangedrukt (● figuur 3.81). Daarbij moet worden bedacht dat bij vrouwen de apex zich gewoonlijk voor-achterwaarts gezien onder de linkerborst bevindt en niet caudaal ervan (● figuur 3.82). Dikwijls wordt veel te ver caudaal geluisterd. Bij auscultatie aan de apex in linkerzijligging met de klok moet er bij vrouwen

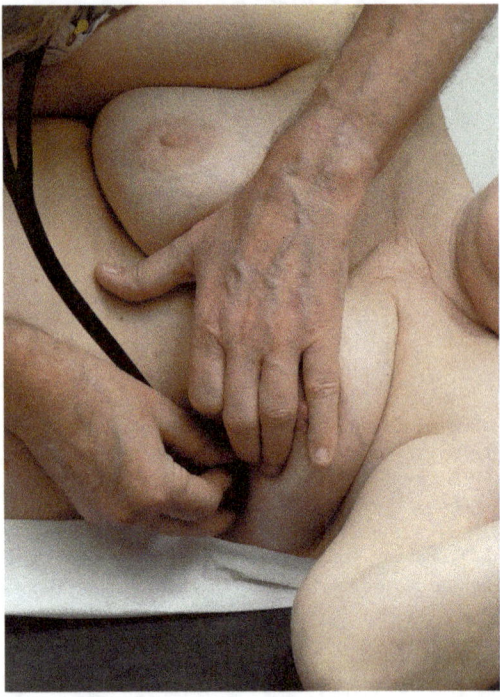

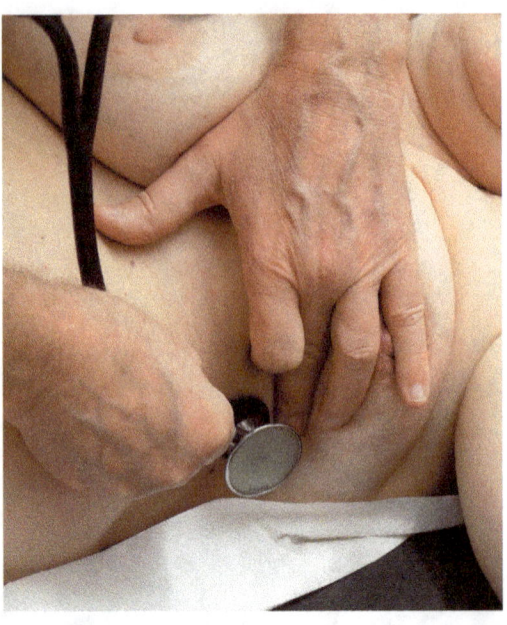

Figuur 3.82 Bij een vrouw bevindt de apex zich in het algemeen voorachterwaarts gezien onder de linkermamma (en niet caudaal ervan); de linkermamma moet dus wat naar boven worden geduwd en de stethoscoop hieronder worden geplaatst.

Figuur 3.83 Bij luisteren met de klok moet ervoor worden gezorgd dat bij het opduwen van de mamma de huid zo weinig mogelijk aangespannen wordt, anders worden lage frequenties gemist.

tijdens het opduwen van de mamma (figuur 3.83) voor worden opgepast de huid niet te strak te trekken of te hard te duwen met de stethoscoop, omdat dan van de huid een 'membraan' wordt gemaakt.

Het beluisteren van het hart bij de zittende patiënt is zinvol bij het zoeken naar pericardwrijven en naar AI (figuur 3.84). Bedenk daarbij dat bij zitten het hart minstens een intercostaalruimte is gezakt, ▶ par. 3.4.9, onder 'Invloed van de houding'.

3.4.5 Systematiek

Wat tijdens auscultatie wordt beoordeeld en hoe de bevindingen worden gerapporteerd is samengevat in tabel 3.9.

De auscultatie kan begonnen worden met de klok op 3L. Vervolgens worden de andere auscultatieplaatsen beoordeeld (tabel 3.9). Overal wordt met de klok en met de membraan geluisterd.

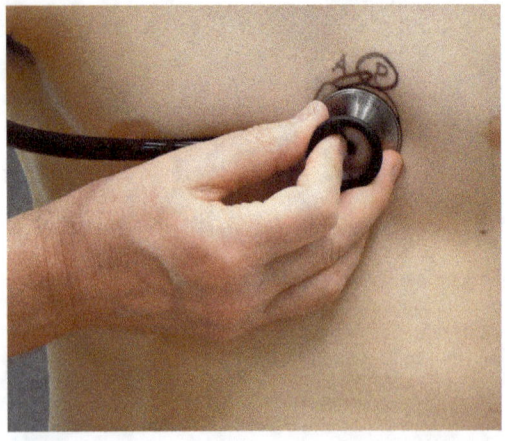

Figuur 3.84 Om een AI-souffle (beter) te horen of op zoek naar pericardwrijven wordt ook in zittende houding geluisterd. De AI-souffle bevindt zich vlak onder de aortaklep die nu in zittende houding wat gezakt is.

Tabel 3.9 Schema van te beoordelen gegevens en de plaatsen waar minimaal en waar op indicatie wordt geluisterd tijdens auscultatie. Voor nadere uitleg zie tekst.

	te beluisteren plaatsen	rapportage
ritme	alle	regulair irregulair met regulaire basis (extrasystolen) totaal irregulair (atriumfibrilleren)
hartfrequentie	alle	aantal slagen per minuut
tonen	minimaal: 3L (direct links naast het sternum), 2L, 2R, 4L, 5L, apex *(apex standaard ook in linkerzijligging)*	identificatie en luidheid van S1 2A 2P onderlinge luidheid van S1 en 2A splijting van S2 (normaal, wijd, blijvend maar variërend, gefixeerd, paradox) aortale ejectietoon S3 systolische extra tonen diastolische extra tonen
souffles	minimaal: 3L (direct links naast het sternum), 2L (pulm.klep, PDB, coarctatio aortae) 2R, 4L, 5L, apex *(apex standaard ook in linkerzijligging)* aanvullend op indicatie: onder de clavicula sinistra: PDB **op de rug**: coarctatio aortae. **zittend**: AI en pericardwrijven **staand**: onschuldige souffle	punctum maximum op de thorax fase (systolisch en/of diastolisch) begin en einde t.o.v. de tonen vorm (crescendo-decrescendo, crescendo, decrescendo, bandvormig, spoelvormig) frequentie (mid-, hoog-, laagfrequent of combinaties) luidheid (schaal I-VI) uitstraling evt. verandering bij zitten, staan en/of Valsalva-manoeuvre invloed van ademhaling op de luidheid

coarct: coarctatio aortae; AI: aorta-insufficiëntie; PDB: persisterende ductus Botalli.

Punten van Erb

Gezien de plaats van de kleppen kunnen de meeste tonen en souffles goed gehoord worden in de derde intercostaalruimte ongeveer 3 cm links van de sternumrand. Dit punt wordt ook wel het punt van Erb genoemd. Dit heeft niets te maken met het 'neurologische' punt van Erb (Wilhelm Heinrich Erb, 1840-1921) dat 2-3 cm boven het sleutelbeen ligt; elektrische stimulatie van dit gebied resulteert in samentrekking van meerdere armspieren.

De auscultatie begint met het beoordelen van het *hartritme*: regulair, irregulair met regulaire basis (extrasystolen), of totaal irregulair (atriumfibrilleren).

De *hartfrequentie* kan bij auscultatie hoger zijn dan aan de pols palpabel is (polsdeficit, ▶ par. 3.4.7). Bij de aanwezigheid van souffles kan de hartfrequentie ook van belang zijn omdat sommige souffles hartfrequentieafhankelijk aan- of afwezig kunnen zijn of in luidheid veranderen wanneer de hartfrequentie verandert. De souffle van een MVP, bijvoorbeeld, ontstaat soms alleen bij hogere hartfrequentie wanneer het LV-volume kleiner is en kan bij lage hartfrequentie met een groter LV-volume verdwenen zijn (figuur 3.109 en 3.110). De souffle van mitralisstenose wordt luider bij hogere hartfrequentie.

Waar verder op gelet dient te worden bij auscultatie, staat vermeld in tabel 3.9.

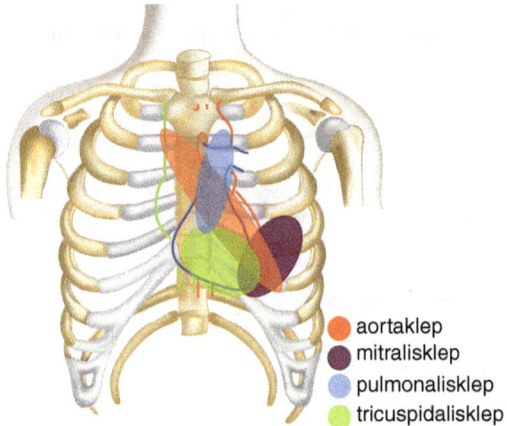

◘ **Figuur 3.85**   De regio's op de thorax waar de verschillende kleppen het beste hoorbaar zijn.

- aortaklep
- mitralisklep
- pulmonalisklep
- tricuspidalisklep

In principe worden alle auscultatieplaatsen (◘ figuur 3.85) beoordeeld met zowel de klok als het membraan. Achtereenvolgens wordt eerst gelet op de S1, dan op de S2 met de beide componenten en het splijtingsgedrag, de onderlinge luidheid van de tonen, extra tonen, systolische souffles en diastolische souffles. De auscultatie aan de apex in linkerzijligging hoort bij het routineonderzoek. Auscultatie in zittende en staande houding en op de rug wordt op indicatie uitgevoerd: voor auscultatie van AI en pericardwrijven wordt de patiënt ook zittend beluisterd wanneer de betreffende souffles in rugligging niet hoorbaar zijn; voor het aantonen van een onschuldige souffle staat de patiënt (▶ par. 3.4.9 Invloed van houding). Bij het zoeken naar een PDB moet ook geluisterd worden onder de clavicula sinistra. Bij hypertensiepatiënten dient ook eenmaal op de rug ter hoogte van de linker scapulabinnenrand geluisterd te worden naar een souffle die past bij een coarctatio aortae.

De *regio's waar geausculteerd wordt* naar de hartkleppen (kleptonen, kleplekkages en klepstenosen), zijn weergegeven in ◘ figuur 3.85. Ze hangen uiteraard samen met de posities van de hartkleppen (◘ figuur 3.86). Hat hart wordt beluisterd van basis tot apex. De basis van het hart is de regio waar de bovenzijde van het hart zich bevindt (3L, 2L, 2R).

Het is niet zo zinvol om standaardplaatsen op te geven die minimaal beluisterd dienen te worden, omdat auscultatiefenomenen zich ook buiten deze plaatsen kunnen bevinden. Als het hart beluisterd wordt, moet de hele regio waarin het hart zich bevindt, worden beluisterd, maar ook de regio's waarin de grote vaten zich bevinden. Standaardplaatsen worden in boeken en handleidingen echter vaak wel als minimaal te beoordelen opgegeven. Dat zijn dan 3L (direct links naast het sternum), 4L, 5L, apex *(standaard ook in linkerzijligging)*, 2L en 2R.

3.4.6   Geluiden van het normale hart

Bij auscultatie van het normale hart worden kleptonen en (soms) een wandtoon gehoord.

De normale wandtoon is de derde harttoon die het gevolg is van een goede elasticiteit van de ventrikelwand (de afwijkende derde toon wordt later besproken).

Bij gezonde kinderen en jonge volwassenen kunnen vijf harttonen per hartcyclus hoorbaar zijn (◘ figuur 3.98):

vier kleptonen:	de eerste toon (S1)
	de beide componenten van de tweede toon (S2): 2A, 2P
	de aortale ejectietoon
één wandtoon:	de derde toon (S3)

Daarnaast wordt frequent een onschuldige ejectiesouffle gehoord.

Kleptonen
De eerste toon (S1)
De systole wordt eerst geïdentificeerd en daarmee de S1 en de S2. Bij lage hartfrequentie is dat door de langere diastole eenvoudig maar bij een pols van 90 sl/min en hoger kan het moeilijk worden: simultane palpatie van de art. carotis maakt dan duidelijk wat de systole is. De toon direct voor de voelbare pulsatie is de eerste toon. De art. radialis is hiervoor minder geschikt omdat de polsgolf daar ongeveer 1/3 systoleduur later aankomt.

De S1- en 2A-toon worden beoordeeld op onderlinge luidheid: op 3L moet de 2A-toon luider zijn dan de S1. De S1 wordt grotendeels veroorzaakt door het sluiten van de mitralisklep en nauwelijks tot voor een gering deel door de tricuspidalisklep. Zachte, laagfrequente ventrikelwandgeluiden die

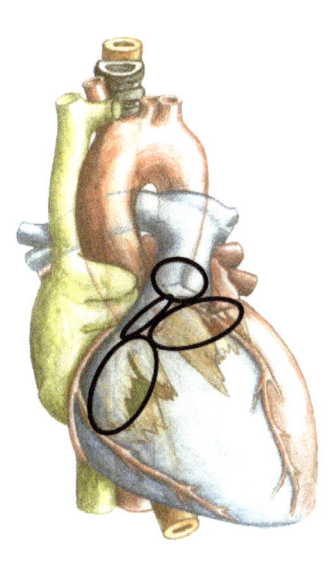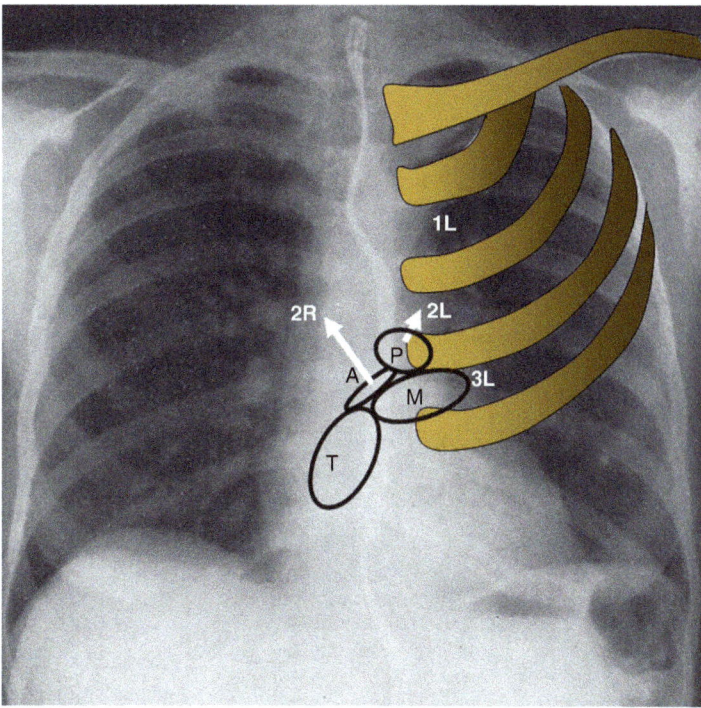

Figuur 3.86 Schematische weergave van het hart met daarin geprojecteerd de klepringen die in de rechterfiguur zijn geprojecteerd op een thoraxfoto. De klepringen zijn met elkaar verbonden met uitzondering van de tricuspidalis- en de pulmonalisklepring. P: pulmonalisklepring; A: aortaklepring; M: mitralisklepring; T: tricuspidalisklepring.
De figuren maken duidelijk waarom een ejectiesouffle van de pulmonalisklep kan worden voortgeleid naar de tweede intercostaalruimte links parasternaal (2L, keine pijl) en een ejectiesouffle van de aorta naar de tweede intercostaalruimte rechts parasternaal (2R, grote pijl).

worden gegenereerd tijdens de ventrikelaanspanning dragen bij aan de breedte van S1 (figuur 3.87).

De normale tricuspidalisklepsluiting is zacht en draagt gewoonlijk weinig tot niet bij aan de luidheid van de eerste toon. Dikwijls is er sprake van de combinatie mitralissluitingstoon en aortale ejectietoon die geïnterpreteerd wordt als 'gespleten S1' (figuur 3.90). Een abnormaal aangelegde tricuspidalisklep zoals bij ziekte van Ebstein kan wel een duidelijk hoorbare tricuspidalissluiting veroorzaken en daarmee een echte splijting van de S1. De tricuspidalisklepslippen zijn immers groter dan normaal, vooral de anteriorklepslip. Hoe groter een klepslip, hoe harder de sluiting klinkt. Ook bij een mechanische tricuspidalisprothese is een splijting hoorbaar.

S1 gespleten?

Sommigen toonden 'hard' aan dat er altijd een tricuspidaliscomponent is,[49] anderen ontkennen het overtuigend nog harder.[50] Nog steeds is niet iedereen ervan overtuigd dat de normale S1 hoorbaar gespleten is. Fonocardiografisch is aangetoond dat een S1 na verwijdering van de tricuspidalisklep bij vijf honden ongewijzigd uit dezelfde componenten bleef bestaan.[51]

De luidheid van de mitralissluitingscomponent van S1 wordt bepaald door diverse factoren, namelijk (tabel 3.10):
– de positie van de klepbladen aan het begin van de LV-contractie;
– de contractiekracht;

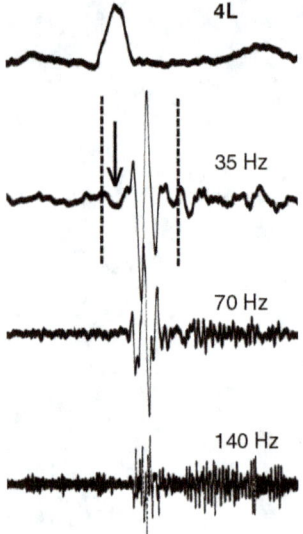

◘ **Figuur 3.87** Fonocardiogram opgenomen op 4L. Er is een normale S1 (tussen de stippellijnen) zichtbaar in verschillende frequenties: laag- (cut-off frequenties 35 Hz en 70 Hz) en midfrequent (140 Hz). De toon is breed. Het vroege, zachte, laagfrequente deel (pijl) wordt veroorzaakt door het aanspannen van de LV nog voordat er snelle drukstijging plaatsvindt. Het luide middendeel van de toon is niet duidelijk in componenten te onderscheiden. Voor uitleg van de geluidskanalen, ◘ figuur 3.16.

— de morfologie van de mitralisklep (grootte, souplesse).

Ten eerste wordt de luidheid van de S1 bepaald door de *mate van openstaan van de klep* ten tijde van de LV-contractie. De einddiastolische druk in de LV is hierbij van belang: bij een verhoogde LV-einddiastolische druk kan de klep tijdens diastole eerder in een ruststand (pre-closurestand = bijna-gesloten stand) komen te staan, waarna nog maar een kleine afstand overbrugd hoeft te worden om te sluiten en de S1 dus zacht zal worden; dit valt vooral op bij een restrictieve vulling en bij AI. Ook de PQ-tijd heeft invloed op de luidheid van de S1: bij een normale PQ-tijd is de klep na de atriale systole weer bijna in ruststand gekomen. Bij een verlengde PQ-tijd is de pre-closure stand nog meer uitgesproken en zal S1 zachter zijn. Bij een korte PQ-tijd staat de klep tijdens het begin van de ventrikelcontractie wijder open en de sluiting zal daardoor luider zijn.

Een wisselend luide S1 bestaat bij bijvoorbeeld atriumfibrilleren, omdat niet alleen de stand van de klepbladen maar ook het drukverschil over de klep wisselt met de duur van de voorafgaande diastole. De S1 is ook wisselend luid bij een compleet hartblok: wanneer het PR-interval toevallig tijdens de AV-dissociatie ongeveer 40 tot 80 ms is,[45] stroomt het bloed nog snel de ventrikel in terwijl deze begint te contraheren. De klep wordt dan, terwijl deze erg wijd open staat, met een luide klap gesloten.

> **Een kanonschot**
> De luide S1 die bij een totaal AV-blok kan voorkomen, werd ten tijde van de Franse ontwikkeling van de stethoscopie (1906) wel 'bruit de canon' genoemd. De oorzaak ervan was toen nog niet duidelijk.

Ten tweede wordt de luidheid van de S1 bepaald door de *LV-contractiekracht*. De S1 wordt zachter als gevolg van afgenomen kracht van de ventrikelcontractie (de snelheid van drukopbouw). Dit is echter niet altijd het geval: ook bij ernstig LV-falen kan de S1 soms normaal luid zijn.[52]

Ten derde speelt de *morfologie van de mitralisklepbladen* een rol bij de luidheid van de S1.

Een te luide S1 kan worden gevonden bij MS met een gefixeerde kleprand maar soepel centraal gedeelte van het klepblad (de zogenoemde 'klepbuik'). Dat is vooral het geval bij congenitale MS en bij reumatische MS.

Een zachte S1 komt voor als de hele mitralisklep stijf is (bijv. een jarenlang bestaand hebbende MS). De S1 kan zachter worden bij acute ernstige AI, omdat door de terugstroom naar de LV de diastolische druk snel oploopt, waardoor de mitralisklep al in de diastole geluidloos kan worden dichtgedrukt. Bij zeer snelle diastolische druknivellering tussen aorta en LV is incidenteel zelfs een middiastolische mitralissluitingstoon hoorbaar.

De tweede toon (S2) met de beide componenten aortasluitingstoon (2A) en pulmonalissluitingstoon (2P)

De 2A- en de 2P-tonen worden veroorzaakt doordat de ventrikels relaxeren waardoor een lagere druk ontstaat in de ventrikels dan in respectievelijk de

Tabel 3.10 Oorzaken van afwijkende luidheid van tonen en oorzaken van extra tonen.

	lokalisatie	moment in de hartcyclus	frequentie	betekenis
S1 te luid	apex lzl		mid/laag	mitralisklep staat nog wijd open (niet in pre-closure stand): korte PQ-tijd, tachycardie, hoge output (inspanning, hyperthyreoïdie, anemie), MS met soepel centraal deel van de klepbladen, mobiel LA-myxoom
S1 te zacht of afwezig	apex lzl		mid/laag	stijf centraal deel van de klepbladen bij MS, langzame drukopbouw (ernstig hartfalen), vroege mitralisklepsluiting door – lange PQ-tijd – ernstige AI
S1 variabel luid				atriumfibrilleren, compleet hartblok
2A te luid	3L		mid/laag	hypertensie, tweeslippige klep
2A te zacht	3L		mid/laag	stijve klepslippen, pleit voor belangrijke gecalcificeerde AS
2P te luid	3L-2L		mid/laag	pulmonale hypertensie, PS
ejectietoon van aortaklep	3L-4L	direct na S1	mid-hoog	normaal, te luid bij tweeslippige klep
ejectietoon van de pulmonalisklep	3L-2L	direct na S1	mid-hoog	soms bij PS
systolische click	apex lzl-4L	systolisch	hoog	MVP, extracardiale oorzaken
openingssnap mitralis (zelden tricuspidalis)	apex lzl	vroegdiastolisch	hoog	MS (TS) met (deels) soepele klep
tricuspidalisopeningstoon zonder TS	5L	vroegdiastolisch	hoog	bij groot ASD en ziekte van Ebstein
S3 fysiologisch	apex lzl	vroegdiastolisch	laag	normaal onder 40 jaar
S3 fysiologisch te luid	apex lzl	vroegdiastolisch	laag	inspanning, volumebelasting LV (MI, VSD, PDB, AI), volumebelasting RV (ASD, abnormaal inmondende longvenen, TI, PI)
S3 pathologisch	apex lzl	vroegdiastolisch	laag	hartfalen
pericardial knock	apex lzl	vroegdiastolisch	laag	pericarditis constrictiva
tumorplop	apex lzl	vroegdiastolisch	laag	myxoma cordis
S4	apex lzl	presystolisch, na atriumcontractie	laag	hoge einddiastolische druk van de ventrikel door slechte rekbaarheid

AI: aorta-insufficiëntie; AS: aortastenose; ASD: atriumseptumdefect; LA: linkeratrium; lzl: linkerzijligging; MI: mitralisinsufficiëntie; MS: mitralisstenose; MVP: mitralisklepprolaps; PDB: persisterende ductus Botalli; PI: pulmonalisinsufficiëntie; PS: pulmonalisstenose; RV: rechterventrikel; TI: tricuspidalisinsufficiëntie; TS: tricuspidalisstenose; VSD: ventrikelseptumdefect.

aorta en de art. pulmonalis. De kleppen sluiten hierdoor en op het moment dat de klepbladen/klepslippen/kleptasjes abrupt worden gestopt in hun beweging ontstaan de tonen.

De 2A- en de 2P-tonen kunnen alleen worden geïdentificeerd wanneer ze allebei worden gehoord, dus wanneer er twee tonen hoorbaar zijn op de positie van de tweede toon. Het splijtingsgedrag tijdens ademen bepaalt welke van beide tonen de 2A en de 2P is (zie verder).

De 2A-toon is het luidst op 3L, boven de klep. Met de klok iets verplaatst richting 2L kan de 2P worden gehoord. Het splijtingsgedrag van de S2 wordt beoordeeld (◘ tabel 3.9 en ◘ figuur 3.88). De patiënt ademt daarbij normaal. Als de 2A en 2P dan niet kunnen worden onderscheiden, kan de patiënt *langzaam* iets meer in- en uitademen dan normaal; soms wordt de 2P dan hoorbaar. Diep of snel in- of uitademen werkt alleen maar storend, niet alleen door de dan sterk hoorbare ademhaling, maar ook omdat bij diepe inademing longweefsel tussen de stethoscoop en het hart schuift, hetgeen de toch al zachte 2P minder goed hoorbaar maakt.

Een te zachte 2A komt voor bij een stijve (sclerotische), eventueel verkalkte aortaklep (◘ tabel 3.10). Dit kan gepaard gaan met AS. Bij een ernstig verkalkte aortaklep kan de 2A zelfs verdwijnen.

Klepsouplesse

De luide klap die een soepele klep kan maken, is te begrijpen door een vergelijking te maken met een spinnakerzeil: als dit ontplooit en de wind erin valt, hoor je een klappend geluid. Als het spinnakerzeil in gips gedoopt zou zijn, kan je er nog zo hard in blazen maar je hoort niets.

Een te luide 2A komt voor bij een groter drukverschil over de kleppen tijdens het sluiten ervan, dus bij diastolische systeemhypertensie. Ook kan de 2A te luid zijn bij een tweeslippige klep, waarbij de klepbladen groter zijn of bij aortadilatatie (door betere geleiding van de toon naar de thoraxwand).

De 2P is bij kinderen en jonge mensen gewoonlijk aanwezig, maar verdwijnt meestal op latere leeftijd, vermoedelijk als gevolg van de grotere afstand tussen pulmonalisklep en thoraxwand. Bij 65-75% van gezonde volwassenen is een fysiologische splij-

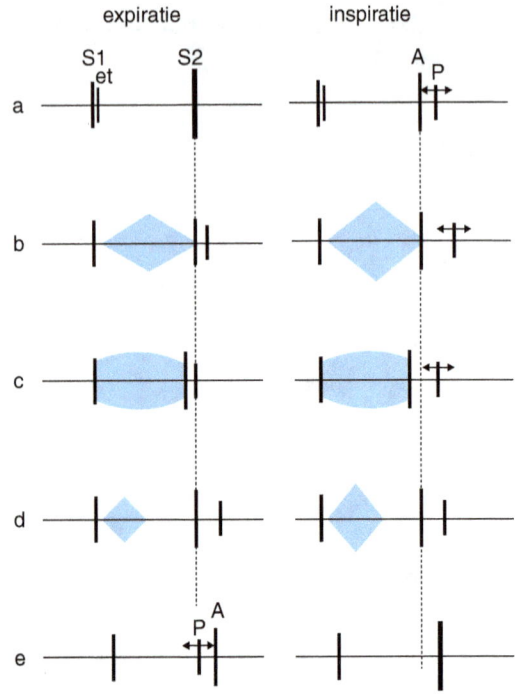

◘ **Figuur 3.88** Mogelijke hoorbare splijtingen van de tweede toon (S2), te beluisteren op 3L-2L. De grootte van de verticale streepjes geeft de luidheid van de tonen weer. Voor verklaring zie tekst. a: Normale splijting. b en c: Blijvende, maar niet-gefixeerde splijting. d: Gefixeerde splijting. e: Paradoxale splijting. De gestippelde verticale lijnen vertegenwoordigen de normale positie van de aortasluitingstoon. S1: eerste toon; et: ejectietoon; A: aortasluitingstoon; P: pulmonalissluitingstoon.

ting van de S2 hoorbaar; hoe ouder de patiënt is, hoe minder vaak een 2P wordt gehoord.[53]

De luidheid van de 2P wordt vergeleken met die van de 2A: indien (bij een normaal luide 2A), de 2P op 3L luider is dan de 2A, dan is de 2P vermoedelijk te luid en is nader onderzoek noodzakelijk. Een 2P die aan de apex hoorbaar is, is zeker te luid. Een te luide 2P kan passen bij een groter diastolisch drukverschil tussen art. pulmonalis en RV, dus bij pulmonale hypertensie. Het bewijst het echter allerminst. Een te luide 2P heeft een sensitiviteit van 58-96% en een specificiteit van 19-46% voor het detecteren van pulmonale hypertensie, terwijl de LR+ en LR– niet significant zijn.[54] Het palpabel zijn van een sluiting van de pulmonalisklep is hiervoor beter[54] (► par. 3.3).

> **De te luide 2P**
>
> In de literatuur is de definitie van een te luide 2P niet eensluidend en soms uitgesproken onduidelijk. Het is bijvoorbeeld foutief gedefinieerd als een S2 die hoogsternaal links luider is dan rechts, dus zonder een 2P te definiëren. Een te luide 2P wordt ook wel gedefinieerd als een te luide tweede component van S2 (zonder te vermelden wat te luid is en op welke plaats werd geluisterd).

Fonocardiografisch blijft de S2 tijdens expiratie gespleten, maar deze splijting is zo nauw dat het niet hoorbaar is. Auscultatoir vallen de 2A en de 2P in expiratiestand dan ook 'samen'. De S2 klinkt dan enkelvoudig. De inspiratoire splijting van S2 wordt vooral veroorzaakt door twee mechanismen.

1. Bij inspiratie wordt door de negatieve intrathoracale druk extra bloed vanuit VCS en VCI aangezogen waardoor het volume in RA en RV toeneemt. Hierdoor duurt de systole van rechts wat langer en valt de 2P wat later (◘ figuur 3.88). Tegelijkertijd valt de 2A vroeger tijdens inspiratie. Dat komt omdat tijdens inspiratie het ventrikelseptum een beetje naar links wordt geduwd (▶ figuur 4.8) met als gevolg dat de vulling van de LV wat kleiner wordt. Daardoor duurt de ejectie van de LV wat korter en valt de 2A vroeger.
2. Bij inspiratie neemt het verschil in capaciteit en weerstand van aorta en longvaatbed toe. Het normale pulmonaalvaatbed heeft een hogere capaciteit en lagere weerstand dan het systeemvaatbed. Tijdens inademen wordt de weerstand van het pulmonaalcircuit verlaagd waardoor het hangout-interval (▶ par. 2.4) wordt verlengd en de pulmonalisklep later sluit.

Als gevolg van bovenstaande mechanismen komt het normale respiratieafhankelijke splijtingsinterval van de S2 tijdens inademen voor ongeveer twee derde voor rekening van een later vallende 2P en voor ongeveer een derde voor rekening van een vroeger vallende 2A,[55] mogelijk zelfs meer.[56] De splijting van de tweede toon is het gevolg van een samenspel van de veranderde weerstand van het pulmonaalcircuit en de pulmonaalveneuze return. Het netto-effect is dat de uitdrijving van de RV langer duurt, de LV-ejectietijd korter wordt en het 2A-2P-interval groter wordt bij inspiratie.[57]

De splijting van S2 kan abnormaal zijn.

Wanneer bij expiratie de tonen apart hoorbaar blijven maar wel bij inademen verder uit elkaar komen, is er sprake van 'een wijde, blijvende maar niet-gefixeerde S2-splijting'. Dit kan worden veroorzaakt door een te late 2P en/of een te vroege 2A. Oorzaken voor een te late 2P kunnen zijn geleidingsvertraging (rechterbundeltakblok), drukbelasting van de RV (PS, ◘ figuur 3.88b, en pulmonale hypertensie) of volumebelasting van de RV (abnormaal inmondende longvenen, pulmonalisinsufficiëntie (PI) en/of TI, een klein deel van de ASD's). Een te vroege 2A bestaat bij een korter durende LV-systole door MI (◘ figuur 3.88c), door slechtere vulling van de LV bij bijvoorbeeld MS, of door LV-falen.

Bij een gefixeerde S2-splijting (◘ figuur 3.88d en 3.89) is er geen variatie in afstand tussen de 2A en de 2P tijdens de ademhaling. Dit komt voor bij ongeveer 80% van de grotere ASD's. Een gefixeerde S2-splijting heeft voor het detecteren van een ASD een sensitiviteit van 92%, een specificiteit van 65%, een LR+ 2,6, LR– 0,1.[54]

> **Gefixeerd**
>
> Bij een groot ASD kan de S2 gefixeerd gespleten zijn. Dat ontstaat als volgt: bij inspiratie wordt het veneuze aanbod aan het RA vergroot waardoor volume en druk daar toenemen. De links-rechts shunt door het ASD neemt daardoor wat af, waardoor vanuit het LA tijdens inspiratie wat meer bloed naar de LV gaat. Het gevolg is dat bij inspiratie beide ventrikels meer bloed ontvangen en van beide ventrikels in evenredige mate de systoleduur wordt verlengd. Dus vallen de 2A en de 2P in gelijke mate later: de splijting is gefixeerd.

Een paradoxale S2-splijting houdt in dat tijdens expiratie een splijting hoorbaar is en tijdens inspiratie niet. Dat komt bijvoorbeeld voor bij een te laat vallende 2A. Een te late 2A kan ontstaan door

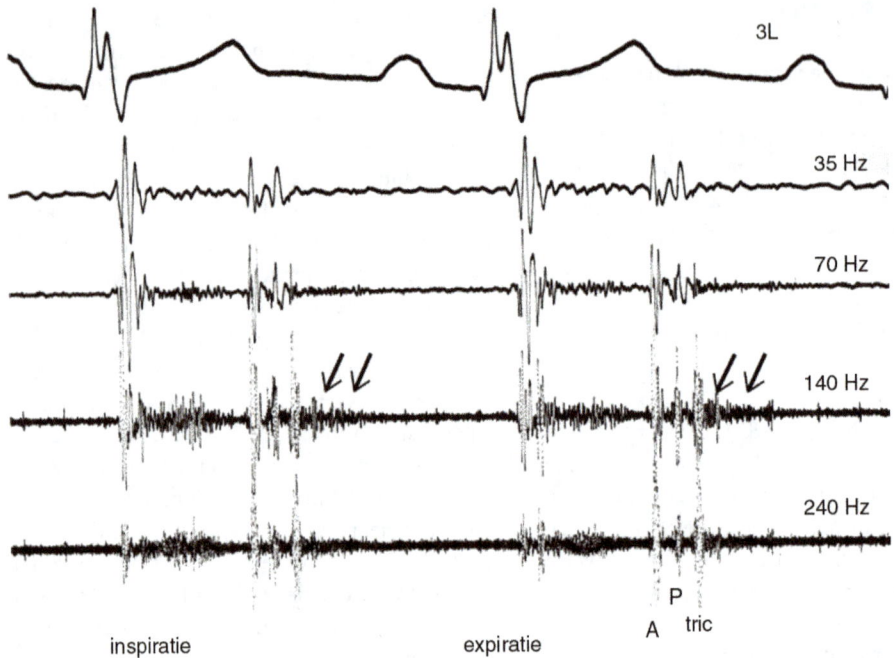

Figuur 3.89 Fonocardiogram opgenomen op 3L van een patiënte met een groot ASD II. De afstand tussen de aortasluitingstoon (A) en de pulmonalissluitingstoon (P) is bij inspiratie en expiratie gelijk: er is een gefixeerde splijting van de tweede toon. Het is een groot ASD, want er is een tricuspidalisinstroomsouffle over de tricuspidalisklep (dubbele pijlen). De souffle is mid- en hoogfrequent, anders dan bij een tricuspidalisstenose (TS) waar de souffle laagfrequent is. Er is een tricuspidalisopeningstoon (tric) zonder dat er sprake is van een TS. Een onschuldige pulmonalisejectiesouffle is op dit punt ook nog zichtbaar; de souffle is luider tijdens inspiratie. Voor uitleg van de geluidskanalen, figuur 3.16.

meerdere oorzaken (figuur 3.88e), elektrisch (linkerbundeltakblok); mechanisch (drukbelasting van de LV: AS, HCM met obstructie, systeemhypertensie). Van de dan gehoorde beide componenten van S2 is de eerste component de 2P en de tweede component de 2A.

De aortale ejectietoon

Geschiedenis van de aortale ejectietoon

De aortale ejectietoon of ejectieclick (in het verleden door de Fransen een claquement artériel protosystolique genoemd) werd pas voor het eerst beschreven in 1940 door Wolferth[58] en in 1955 fonocardiografisch geanalyseerd door Reinhold[59] bij patiënten met congenitale AS (vrijwel altijd een bicuspide klep). Hij was van mening dat het geen kleptoon was, maar kon ook geen andere oorzaak bedenken. Langdurig werd verondersteld dat het een 'aortaworteltoon' zou zijn, een toon die gegenereerd zou worden in de basale aortawand. Hoe de wand van de aorta een mid- tot hoogfrequente toon zou kunnen genereren, bleef onbesproken. Langdurig werd ook verondersteld dat de ejectietoon ontstaat doordat de klepbladen tegen de aortawand zouden botsen, hoewel een botsing van de klepvliesjes met de wand van de aorta fysiologisch niet mogelijk is.

De aortale ejectietoon (figuur 3.90) is een normale toon die ontstaat doordat delen van de aortaklepbladen abrupt worden gestopt in hun beweging als

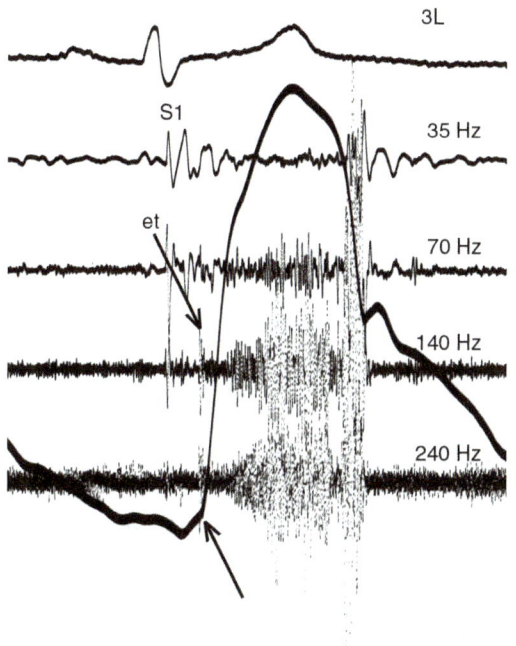

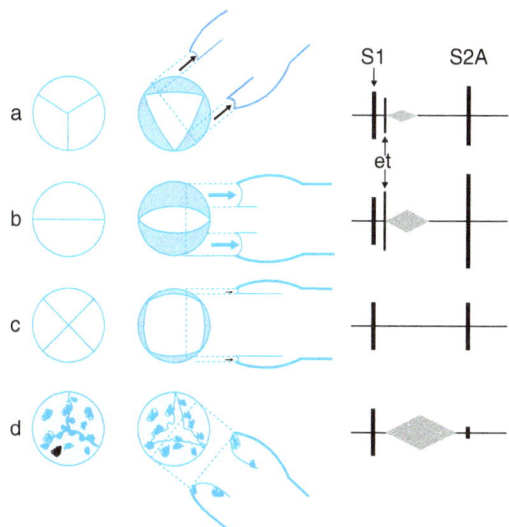

Figuur 3.90 Fonocardiogram van een aortale ejectietoon (et, bovenste pijl) in de midden- en hoge frequenties, opgenomen op 3L. De toon valt samen met het upstrokepunt van de linker art. carotis (onderste pijl). S1 = eerste toon. Voor uitleg van de geluidskanalen, figuur 3.16.

Figuur 3.91 Origine en luidheid van de aortale ejectietoon. Links: de gesloten kleppen. Midden: de geopende kleppen. Rechts: bijbehorende schematische fonocardiogrammen. a: Normale drieslippige aortaklep. De blauwe delen van de klep kunnen door hun bouw niet opengaan. Zij functioneren als soepele klepdelen die tijdens het opengaan van de klep abrupt in hun beweging worden gestopt (zie pijlen) en daarmee een kleptoon veroorzaken: de ejectietoon (et). Een onschuldig ejectiesouffletje kan hierbij bestaan. b: Tweeslippige aortaklep. De blauwe delen zijn groter dan bij de drieslippige klep en daardoor is de ejectietoon luider (pijlen). Er kan een onschuldige ejectiesouffle bij horen, maar ook is een klepstenose of klepinsufficiëntie mogelijk. c: Vierslippige aortaklep. De blauwe delen zijn aanmerkelijk kleiner dan bij de normale klep, daarom hoeft er geen ejectietoon hoorbaar te zijn. De aortasluitingstoon (S2A) is bijbehorend wat minder luid. d: Een sclerotische en ook verkalkte aortaklep. Bij het openen van de klep is er geen soepel klepdeel meer dat plotseling wordt gestopt. Er is dus ook geen ejectietoon. De S2A-toon is bijbehorend zacht. Meestal gaat dit gepaard met een belangrijke aortastenose, maar dat hoeft niet. S1 = eerste toon.

de klep al open is gegaan (figuur 3.91a). De toon is gewoonlijk het luidst boven de aortaklep (3L) maar kan helemaal precordiaal aanwezig zijn, soms zelfs het luidst aan de apex. De ejectietoon is mid- tot hoogfrequent en gewoonlijk op 3L zachter dan S1. Een te luide aortale ejectietoon (tabel 3.10) komt voor bij een bicuspide aortaklep (figuur 3.91b). Dit is ook wanneer er geen duidelijke AS of AI bestaat géén onschuldige afwijking: de aorta ascendens is, vooral wat verder boven de sinus Valsalva, dikwijls zwak aangelegd bij een bicuspide klep. Een te luide aortale ejectietoon is daarom een indicatie voor beoordeling van de klep en bepaling van de diameter van de gehele aorta ascendens met echocardiografie en/of MRI. De 2A-toon is bijbehorend te luid omdat twee grote klepbladen bij sluiting meer geluid produceren dan drie kleine. Bij een vierslippige aortaklep zijn bij de opening de randoppervlakken van de klepbladen kleiner en is de ejectietoon zacht of afwezig (figuur 3.91c).

Wanneer de aortaklep stug wordt (sclerotisch), zal de ejectietoon verdwijnen (figuur 3.91d). De 2A-toon is dan bijbehorend zacht tot soms zelfs afwezig.

De pulmonale ejectietoon

> **Geschiedenis van de pulmonale ejectietoon**
> De pulmonale ejectietoon werd in 1902[60] al beschreven. Dat was eerder dan de aortale ejectietoon. In 1937[61] werd het een 'claquement artériel pulmonaire protosystolique' genoemd. In 1940 werd het een 'semilunaire openingssnap' genoemd,[58] maar de precieze oorzaak van deze toon was nog niet duidelijk. De toon werd wel in alle publicaties als afwijkend beschouwd.

De oorsprong van de pulmonale ejectietoon is hetzelfde als die van de aortale ejectietoon. De pulmonale ejectietoon wordt in het normale hart niet waargenomen. Eigenlijk alleen bij een abnormaal aangelegde pulmonalisklep met grote klepbladen, dikwijls gepaard gaande met een klepstenose, kan een ejectietoon hoorbaar zijn. Dan is een pulmonale ejectietoon niet te onderscheiden van een aortale ejectietoon.

Wandtoon: de normale derde toon (S3)

De normale S3 ontstaat doordat de LV-wand abrupt wordt gestopt in zijn beweging aan het einde van de snelle instroom (figuur 3.92), wanneer de elasticiteit van de ventrikel maximaal is gebruikt. De normale S3 is dus een uiting van goede elasticiteit. Jonge mensen hebben dan ook een S3. Boven de 30 jaar verdwijnt de fysiologische S3 langzamaan, omdat de LV wat stijver wordt. De S3 is dikwijls weer hoorbaar te krijgen tijdens/na inspanning. Een S3 kan ook terugkomen wanneer er meer volume de ventrikel instroomt dan normaal zoals bij MI (figuur 3.92) (en voor een S3 van rechts, bij TI); dat is pathologisch. Voor verdere beschrijving van de pathologische S3, ▶ par. 3.4.8 Diastolische extra tonen. De S3 is het beste hoorbaar aan de apex in linkerzijligging (uitsluitend met de klok van de stethoscoop).

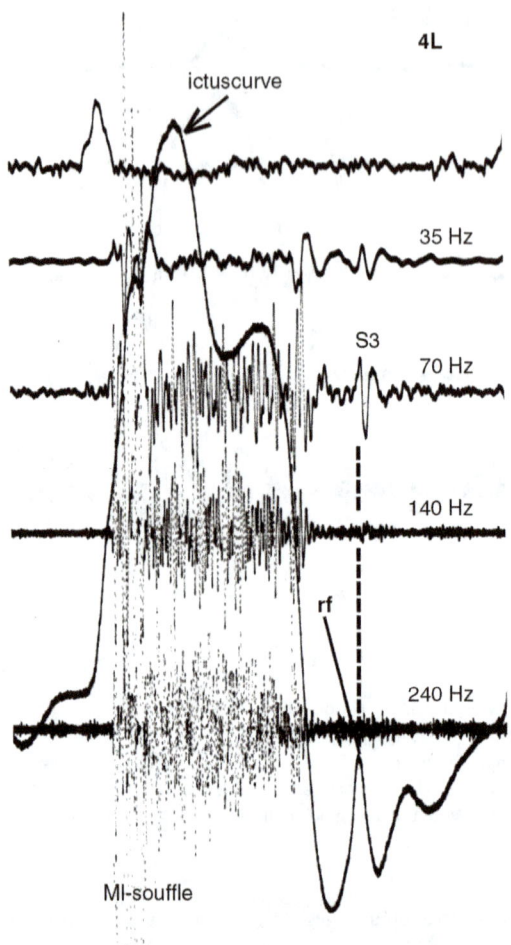

Figuur 3.92 Fonocardiogram opgenomen op 4L met de ictuscurve. Een derde toon (S3) valt bij deze belangrijke mitralisinsufficiëntie (MI) samen met het einde van de snelle vullingsfase (stippellijn) rf = rapid filling. De S3 is alleen in de lage frequenties zichtbaar. De MI-souffle is duidelijk spoelvormig tot vrijwel crescendo-decrescendo en past daarmee goed bij een chordaruptuur als oorzaak. Voor uitleg van de geluidskanalen, figuur 3.16.

3.4.7 Auscultatie bij ritmestoornissen

Voor het beoordelen van hartfrequentie en van hartritmestoornissen is auscultatie betrouwbaarder dan de pols.

Na een korte diastole is de vulling van de LV – en dus van de pols – klein en is de pols niet altijd voelbaar: er is een *polsdeficit*. Dit komt onder andere voor bij atriumfibrilleren en bij extrasystolen. Het kan worden vastgesteld door simultane auscultatie en palpatie van de pols (▶ par. 3.3.1 De pols bij ritmestoornissen).

Bij elke irregulariteit zullen de harttonen wisselen in luidheid. Dat geldt vooral voor de S1 tijdens atriumfibrilleren.

3.4.8 Extra tonen

Systolische extra tonen
Naast de normale aortale ejectietoon kunnen systolische extra tonen worden waargenomen als vrij hoogfrequente clicks die overal in de systole kunnen voorkomen. Een click die aansluitend gevolgd wordt door een souffle, past bij een MVP.

> **Extracardiaal**
>
> Andere systolische clicks hebben vrij zeker een extracardiale oorsprong. Ze kunnen bijvoorbeeld veroorzaakt worden door pleuropericardiale adhesies of pericardio-diafragmatische adhesies (▶ figuur 2.7).[62] Bijzondere clicks zijn die welke worden veroorzaakt door luchtbelletjes in het mediastinum (emfyseem) (zie bij Hamman's sign, ▶ par. 3.4.9 Systolische souffles, en ◘ figuur 3.118). Vaker veroorzaken die echter kortdurende, zeer luide souffletjes die in de Engelstalige literatuur worden aangeduid als 'whoops' (hoestgeluid bij kinkhoest),[63] of 'honks' (de kreet van een wilde gans).[64,65]

Diastolische extra tonen
Diastolische extra tonen zijn de pathologische S3, de S4, de pericardial knock, de tumorplop en de openingssnap (◘ tabel 3.10). Al deze tonen zijn het beste of alleen maar hoorbaar aan de apex in linkerzijligging. Met uitzondering van de openingssnap zijn de diastolische tonen erg laagfrequent en dus het beste hoorbaar met de klok.

Een *pathologische S3* ontstaat wanneer een normale RV of LV volumebelast wordt (respectievelijk ASD, abnormaal inmondende longvenen, TI, pulmonalisinsufficiëntie (PI) en MI, VSD, PDB); de snelle vulling gaat immers gepaard met een groter volume waardoor de S3 weer hoorbaar kan worden in de op zich goed elastische RV of LV.

Wanneer door een gebrek aan elasticiteit in combinatie met een afgenomen rekbaarheid van een ventrikel de snelle instroom abrupt wordt gestopt, ontstaat een pathologische S3. Dit komt voor bij LV-falen. De aanwezigheid van een pathologische S3 voorspelt een ejectiefractie <30% met sensitiviteit 68-78%, specificiteit 80-88%, LR+ 4,1, LR− 0,3.[66]

Uit ◘ tabel 3.10 blijkt dat een normale S3 zo goed als niet te onderscheiden is van een abnormale S3, een pericardial knock of een tumorplop. Een nadere indicatie volgt vaak wel uit de anamnese en het klinisch beeld van de patiënt. Aanvullend onderzoek is echter altijd nodig.

De *S4* is een ventrikelwandtoon die wordt veroorzaakt doordat na een atriumcontractie het bloed tegen een stijve ventrikelwand botst (dus kan er bij atriumfibrilleren geen S4 zijn). Een vierde toon is bijgevolg, net als een S3, laagfrequent (◘ figuur 3.93).

> **ABC van S4**
>
> De S4 kan fonocardiografisch bestaan uit drie componenten: S4A, B en C. De uiterst zeldzame mid-hoogfrequente 4A-toon werd vanouds beschouwd als een atriale ejectietoon (◘ figuur 3.93). Gezien de frequentie van deze toon en de plaats van maximale luidheid past de 4A-toon echter veel beter bij een mitralisopeningstoon (zonder MS) die ontstaat doordat de mitralisklep, die in een pre-closure stand staat, opnieuw wordt opengeklapt door de atriumcontractie. Een soortgelijke tricuspidalisopeningstoon zonder TS kan ook worden geregistreerd bij een groot ASD (◘ figuur 3.17) en bij de ziekte van Ebstein (◘ figuur 3.19). Een 4A-toon kan soms vrij luid zijn en dan bij auscultatie voor verwarring zorgen.
>
> De 4B-toon is laagfrequent en de meest voorkomende component. Het eerste, niet-hoorbare maar wel registreerbare deel van de lage frequenties blijkt bij intracardiaal fonocardiografisch onderzoek afkomstig te zijn van de contractie van het atrium zelf; het tweede, luide laagfrequente deel is afkomstig van de ventrikelwand.[67] De midfrequente 4C-toon wordt historisch wel beschouwd als een atriale relaxatietoon, maar dit is nooit bewezen en ook onwaarschijnlijk. De 4C-toon is soms bij

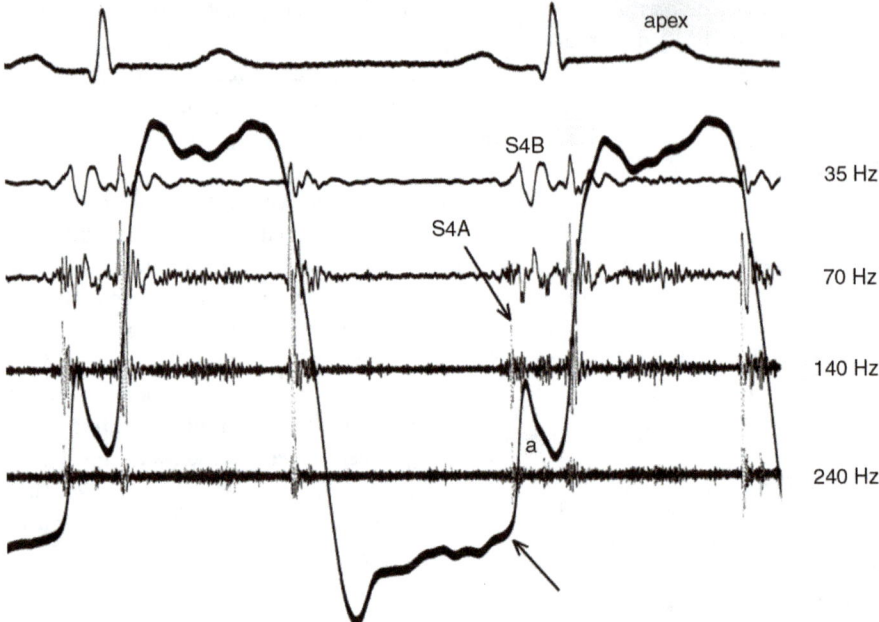

Figuur 3.93 Fonocardiogram opgenomen dicht bij de apex, samen met de ictuscurve bij een patiënt met een hypertrofische cardiomyopathie met obstructie. Er is een luide vierde toon (S4) waarvan twee componenten duidelijk zijn. De zeldzame S4A-toon (bovenste pijl) is mid-hoogfrequent en valt samen met het opnieuw opengeduwd worden van de mitralisklep en met de upstroke van de a-top (de wandbeweging van de LV, onderste pijl). De S4B-toon (de gebruikelijke laagfrequente S4) valt samen met de plotselinge stop van de ventrikelwand na uitzetting door de botsende bloedmassa die uit het LA kwam. Voor uitleg van de geluidskanalen, figuur 3.16.

een lange PQ-tijd registreerbaar, maar niet hoorbaar.

Bij gezonde mensen kan een S4B-toon in 37% fonocardiografisch worden geregistreerd,[68] maar zelden worden gehoord. Meestal is pas bij aanzienlijke cardiale pathologie (met stijve LV door bijvoorbeeld LV-hypertrofie), de toon voldoende luid om gehoord te worden.

Bij een normale ventrikel maakt deze botsing geen hoorbaar geluid. Wanneer echter de rekbaarheid van de ventrikel is afgenomen (wat samengaat met een verhoogde einddiastolische druk in die ventrikel), wordt de botsing wel hoorbaar. Een S4 is dus bij volwassenen altijd pathologisch. De diagnostische waarde van een S4 is echter gering vanwege de diversiteit van afwijkingen die een verminderde rekbaarheid veroorzaken.

Wel voorspelt een S4 bij patiënten na een myocardinfarct een 5-jaars mortaliteit met een sensitiviteit van 29%, een specificiteit van 91%, een LR+ 3,2; de LR– is niet significant.[66]

Wanneer de hartfrequentie hoog wordt, kunnen een aanwezige S3 en S4 samenvallen. Er ontstaat dan een bijzonder opvallende, luide summatietoon (figuur 3.94).

Galop
De term 'galop' ('bruit de galop') in de stethoscopie is vermoedelijk bedacht door Bouillaud (1796-1881), ook in het Hôpital de La Charité in Parijs. Hij koppelde de term aan een extra presystolisch geluid dat zich voordeed tijdens de atriumcontractie, dus aan de vierde toon. Dat is de echte galop; de derde-toon-galop is afgeleid van het canter-ritme (drie hoefgeluiden,

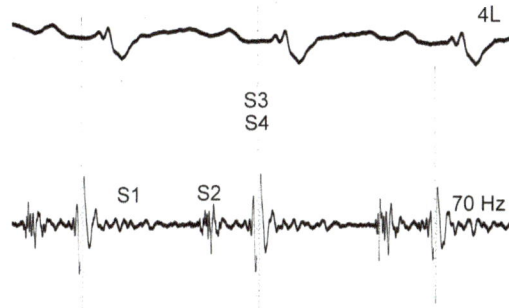

Figuur 3.94 Fonocardiogram opgenomen op 4L bij een patiënt met een dilaterende cardiomyopathie. De patiënt is dermate tachycard dat de derde toon (S3) en de vierde toon (S4) samenvallen. Dit geeft aanleiding tot een zeer luide summatietoon, hier de luidste van alle tonen. De eerste toon (S1) is vrijwel afwezig. Zonder simultane palpatie van de art. carotis zouden de tonen nauwelijks identificeerbaar zijn. S2 = tweede toon. Voor uitleg van de geluidskanalen, ■ figuur 3.16.

gevolgd door een pauze, dus drie accenten in 4/4 tijd), de korte galop van een paard.[69]
Levine vond in 1948 dat een midsystolische click ook onder de term 'galop' thuis hoorde en wijst erop dat er dus een systolische en een diastolische galop bestaat.[52]

Een galop is oorspronkelijk de combinatie van een S4, een S1 en een S2, dus abnormaal. Het geluid van een voluit galopperend paard komt ook het best overeen met de combinatie S4, S1, S2.

Anderen vinden de combinatie van S1, S2 en S3 een galop. Dat kan dan normaal of pathologisch zijn, afhankelijk van de oorzaak van de S3. Dit is verwarrend.

De term galop is tegenwoordig gereserveerd voor een *pathologische* S3 en/of een S4. Een fysiologische S3 is dus geen galop. De pathologische S3 wordt ook wel een ventrikelgalop of protodiastolische galop genoemd. De S4 heet ook wel atriale of presystolische galop. Wanneer er sprake is van een summatietoon (zie eerder) spreekt men in dit kader wel van een summatiegalop.

Door verschillende opvattingen over de galop is het een nutteloze term die klinisch geen belang heeft. De term is echter onuitroeibaar, waarschijnlijk omdat het zo mooi klinkt. Het is zinniger om te beschrijven wat gehoord is: een normale S3, een pathologische S3 en/of een S4.

Een *pericardial knock* (■ figuur 3.95) kan voorkomen bij pericarditis constrictiva waarbij de snelle LV-vulling abrupt stopt door de harde pericardschil die het hart omgeeft. De toon is laagfrequent en daarmee lastig te onderscheiden van een S3 of een tumorplop. De pericardial knock valt wel wat vroeger na de 2A-toon dan de S3.

Een *tumorplop* (■ figuur 3.95) komt uiterst zelden voor en wordt veroorzaakt door een mobiel groot myxoom (een op zich goedaardige tumor) in een atrium (meestal het LA). Ook dit is een laagfrequente toon die precies lijkt op de pericardial knock.

Myxoma cordis

Het klassieke myxoom zit in het LA met een steeltje bevestigd aan de onderrand van de fossa ovalis. Er kunnen echter vele variaties worden gevonden (in het RA, zonder steeltje, vast aan de mitralis- of tricuspidalisklep). Een tumorplop ontstaat wanneer een groot, mobiel atriummyxoom dat diastolisch 'meestroomt' naar de ventrikel abrupt in de beweging wordt gestopt. Bij een groot mobiel LA-myxoom kan de S1 luid zijn doordat de klep niet in een pre-closure-stand staat bij het begin van de systole.[70]

Een *openingssnap* kan bij een MS (■ figuur 3.96 en 3.97) of een TS bestaan doordat de stenotische klep bij het opengaan abrupt wordt gestopt in de beweging als gevolg van verkleving van klepranden. De klepranden zijn verkleefd, maar de klepbladen zijn (nog) soepel. Dit komt met name voor bij reumatische MS en TS.

Een openingstoon van de tricuspidalisklep zonder dat er TS bestaat, kan gehoord worden bij een groot ASD (■ figuur 3.17) en (zeldzamer) bij de ziekte van Ebstein (■ figuur 3.19).

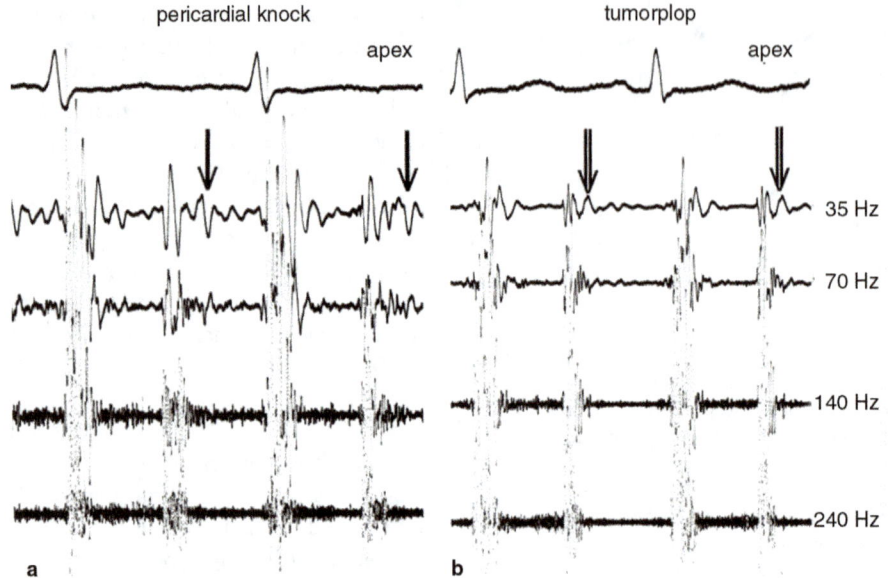

Figuur 3.95 Fonocardiogram opgenomen op de apex. a: Een pericardial knock die bij pericarditis constrictiva kan bestaan doordat tijdens de snelle vulling van de ventrikels de vulling abrupt stopt tegen de stijve pericardschil. b: Een tumorplop die ontstaat door een mobiele tumor (myxoom) in het LA. Beide tonen zijn zacht en laagfrequent en daarmee lastig te onderscheiden van een S3. Voor uitleg van de geluidskanalen, figuur 3.16.

3.4.9 Souffles

Van een souffle wordt een aantal kenmerken onderzocht en beschreven.

Het *punctum maximum* van een souffle (de plaats waar de souffle het luidst is) vereenvoudigt een differentiatie tussen oorzaken aanmerkelijk (tabel 3.11). Het is dus handig om daarmee te beginnen. Echter, het punctum maximum is soms moeilijk te bepalen, en soms ligt het punctum maximum van een souffle op een andere plaats dan gebruikelijk is bij een bepaalde afwijking.

Vervolgens wordt de *fase* beoordeeld, systolisch en/of diastolisch; dit kan meestal makkelijk gedifferentieerd worden door te luisteren naar de cadans van het ritme, doordat de systole korter is dan de diastole. Bij hogere hartfrequenties neemt de duur van de diastole af en kan dit moeilijk worden. Eventueel kan men simultaan de pulsaties van de art. carotis palperen. De art. carotis is hiervoor het meest geschikt omdat deze arterie palpatoir het dichtst bij het hart ligt. De tijd die ligt tussen de contractie van de LV en de aankomst van de polsgolf maakt pulsaties

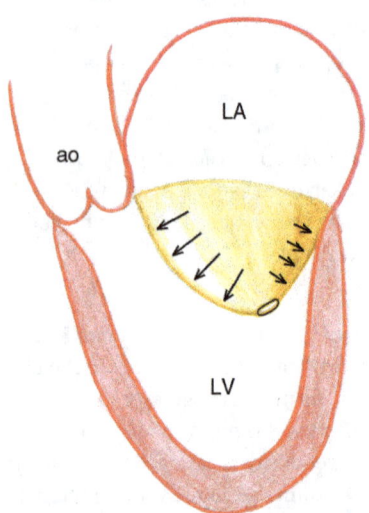

Figuur 3.96 Schematische weergave van de origine van een openingssnap bij mitralisstenose (MS). Vooral bij reumatische MS zijn de klepranden verkleefd, maar blijft het centrale deel van de klepbladen nog lang soepel. Door een abrupte stop aan het einde van het 'openen' van de mitralisklep ontstaat een toon. ao: aorta; LA: linkeratrium; LV: linkerventrikel.

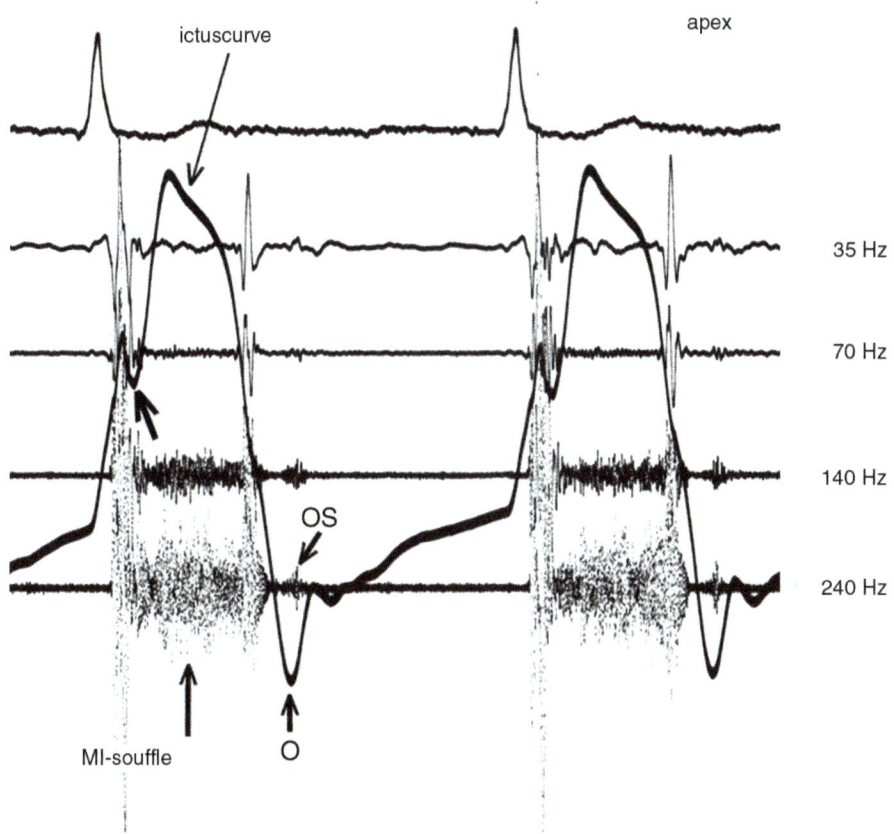

Figuur 3.97 Fonocardiogram opgenomen vlak bij de apex bij een patiënte met mitralisstenose (MS). Er is atriumfibrilleren. Er is een openingssnap (OS). De OS valt samen met het punt O van de ictuscurve, het moment waarop de mitralisklep opengaat. De OS betekent dat de klep weliswaar stenotisch is door verkleving van de klepranden, maar dat het centrale deel van de klepbladen soepel is; dit past goed bij een reumatische MS. Om dezelfde reden is de S1 bijzonder luid. Deze is zelfs te zien op de ictuscurve (dikke pijl) en was ook palpabel. Er is nauwelijks een diastolische souffle. Er is wel duidelijk tevens mitralisinsufficiëntie. Voor uitleg van de geluidskanalen, figuur 3.16.

van de art. radialis ongeschikt voor beoordeling van de hartfase. Bij hogere hartfrequenties is het eenvoudiger om tijdens auscultatie te kijken naar een beweging in de fossa suprasternalis (die systolisch naar boven komt). Deze is echter niet altijd zichtbaar.

Vervolgens worden *begin en einde van de souffle ten opzichte van de tonen* beoordeeld, bijvoorbeeld vroeg- of laatsystolisch, vast aan of los van tonen.

De *vorm* van een souffle kan zijn crescendo-decrescendo, alleen decrescendo, alleen crescendo, bandvormig of spoelvormig (figuur 3.98).

De *frequentie* wordt beschreven als mid-, hoog- en/of laagfrequent. Verschillende frequenties kunnen tegelijk bestaan. Zo heeft de veel voorkomende combinatie aortasclerose met stenose alle frequenties in zich. Souffles worden ook wel beschreven als blazend, schavend, ruw of muzikaal.

De *luidheid* van een souffle wordt volgens Freeman en Levine[71] verdeeld in zes graden (tabel 3.12).

Luidheid van een souffle en ernst van de afwijking

In 1933 vonden Freeman en Levine bij 200 van 1000 niet-cardiale patiënten graad I- en II-souffles. Bij deze patiënten kwamen hypertensie, koorts, tachycardie en anemie veel voor. De

Tabel 3.11 Eerste differentiatie naar de meest voorkomende oorzaken van souffles aan de hand van het punctum maximum (pm).

pm	systolisch	diastolisch	verdere differentiatie
3L	AS, PS, HCM met obstructie, onschuldige ejectiesouffle	AI, PI	AS: ook naar 2R. PS: ook naar 2L onschuldige ejectiesouffle: dikwijls staand ± Valsalva verdwenen souffle bij HCM met obstructie wordt luider bij staan en Valsalva
2R	AS, onschuldige ejectiesouffle		onschuldige ejectiesouffle verdwijnt meestal bij staan en/of tijdens de Valsalva-manoeuvre
2L	PS, PDB*, onschuldige ejectiesouffle, coarctatio aortae	PDB*	PS: souffle luider bij inspiratie. PDB: continue souffle onschuldige ejectiesouffle: verdwijnt meestal bij staan of met de Valsalva-manoeuvre coarctatie: souffle ook op de rug
4L	VSD, TI, pericardwrijven	TS, pericardwrijven	VSD: geen laatsystolische stilte, behalve bij mini-VSD TI: vrijwel altijd zacht en midfrequent, luider bij inspiratie pericardwrijven: systolisch en/of diastolisch, houdingsafhankelijk (zittend vaak luider)
apex lzl	MI, TI	MS, Austin Flint murmur**, Carey Coombs murmur***	

* De souffle van een persisterende ductus Botalli (PDB) bevindt zich niet maximaal op 2L parasternaal, maar iets meer naar links in de tweede intercostaalruimte.
** Laagfrequente souffle die hoorbaar kan zijn aan de apex in linkerzijligging bij een patiënt met aorta-insufficiëntie (AI); deze souffle is het gevolg van de snelle AI-stroom aan de voorzijde van het voorste mitralisklepblad en een trage instroom aan de achterzijde ervan, zodat het voorste klepblad gaat fluttteren en daarmee de souffle genereert.
*** Een middiastolische roffel ('rumble', gerommel als van naderend onweer) die voorkomt in de acute fase van reuma (dus nog voordat er sprake is van mitralisstenose (MS)) en die veroorzaakt zou worden door het bloed dat langs de reumatische knobbeltjes aan de klepranden strijkt.
AS: aortastenose; HCM: hypertrofische cardiomyopathie; lzl: linkerzijligging; MI: mitralisinsufficiëntie; PI: pulmonalisinsufficiëntie; PS: pulmonalisstenose; TI: tricuspidalisinsufficiëntie; TS: tricuspidalisstenose; VSD: ventrikelseptumdefect.

souffles werden als onschuldig beschouwd, omdat ze na het oplossen van de problemen merendeels verdwenen waren. Bij 19 patiënten met graad III- en IV-souffles waren organische hartziekten en anemie de oorzaak. De auteurs vonden daarom dat er een zekere relatie bestond tussen luidheid van souffles en hun betekenis.[71] Deze relatie tussen luidheid van de souffle en betekenis is echter afhankelijk van de klinische omstandigheden. Zo is een souffle bij acute hemodynamische verslechtering kort na een hartinfarct (papillairspierruptuur of ventrikelseptumruptuur) nogal eens zacht: in dat geval geldt 'hoe zachter de souffle, des te harder moet men lopen om de juiste behandeling in te stellen') en bij een wat kleiner congenitaal ventrikelseptumdefect is de souffle vaak veel luider dan bij een groot ventrikelseptumdefect.

Dikwijls wordt aan de indeling van Freeman en Levine de aan- of afwezigheid van een thrill toegevoegd. Dit komt echter in de oorspronkelijke indeling niet voor. De toevoeging van een palpatoir fenomeen (de thrill) aan een auscultatoir fenomeen (de luidheid) is niet erg logisch.

3.4 · Auscultatie van het hart

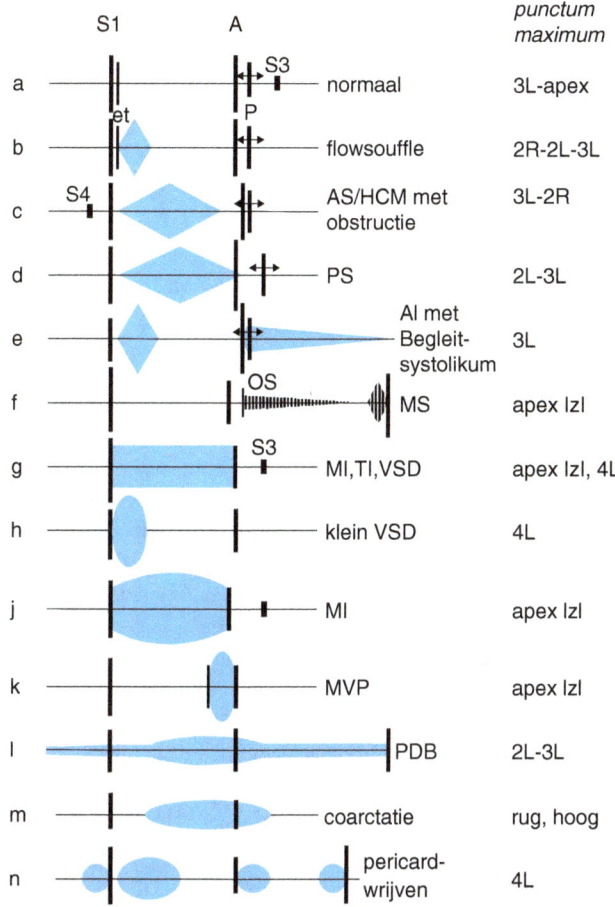

Figuur 3.98 Schematische weergave van de meest voorkomende souffles met de diagnose en de plaats(en) waar deze gewoonlijk maximaal luid zijn. De luidheid van de tonen wordt door de grootte van de verticale streepjes weergegeven. a: De vijf normale harttonen zoals die aanwezig kunnen zijn bij een gezond kind. Een ejectietoon (et) en een de derde toon (S3) hoeven niet altijd hoorbaar te zijn. De positie van de pulmonalissluitingstoon (P) wisselt ten opzichte van de aortasluitingstoon (A) met de respiratie (pijl). Zie tekst voor verdere uitleg. AI: aorta-insufficiëntie; AS: aortastenose; HCM: hypertrofische cardiomyopathie; lzl: linkerzijligging; MI: mitralisinsufficiëntie; MS: mitralisstenose; MVP: mitralisklepprolaps; OS: openingssnap; PDB: persisterende ductus Botalli; PI: pulmonalisinsufficiëntie; PS: pulmonalisstenose; TI: tricuspidalisinsufficiëntie; VSD: ventrikelseptumdefect; S1: eerste toon; S4: vierde toon.

Vaak is een graad VI/VI-souffle ook laagfrequent, zodat deze gepaard kan gaan met een thrill.

De *uitstraling* van een souffle betekent de specifieke richting waarin die souffle zich voortplant.

> **Wat is voortgeleiding van een souffle?**
> 'There appear to be certain misconceptions in our current teachings concerning the transmissions of murmurs' ... 'There is abundant proof that the transmission of murmurs is mainly a function of its intensity, and that bony structures are the best peripheral conductors' ... 'very loud systolic murmurs are easily audible over the olecranon process of the elbow, even when the arterial flow to the arm is completely occluded'.[52]

Tabel 3.12	Gradering van luidheid van souffles volgens Freeman en Levine (1933).[71] De aan- of afwezigheid van een thrill komt in deze oorspronkelijke indeling niet voor.
luidheid van souffles	
graad I/VI	zacht, wordt pas na een paar seconden gehoord
graad II/VI	zacht, maar wordt direct gehoord
graad III/VI	matig luid
graad IV/VI	luid
graad V/VI	erg luid, nog hoorbaar met de rand van de stethoscoop op de huid
graad VI/VI	erg luid, met de stethoscoop net los van de thoraxwand hoorbaar

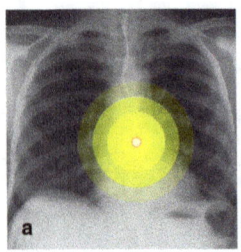 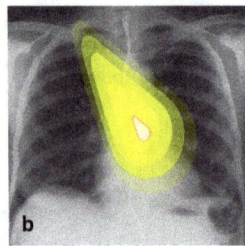

Figuur 3.99   a: De souffle op 3L straalt niet uit, maar neemt slechts radiair af als functie van de afstand. b: De souffle straalt uit naar 2R.

Een MI-souffle kan uitstralen (voortgeleid worden) naar de linkeroksel, een AS, die het luidst is op 3L, kan naar 2R uitstralen en naar de art. carotis (vooral de linker), en een pulmonalisstenose (PS) die het luidst is op 3L, kan naar 2L uitstralen. Uitstralen betekent dat een souffle vanuit het punctum maximum in een bepaalde richting beter hoorbaar blijft dan in andere richtingen (figuur 3.99).

Uitstraling

In de praktijk wordt de uitstraling dikwijls slordig beoordeeld. Zo wordt, wanneer men een MI-souffle veronderstelt, voor het beoordelen van de uitstraling alleen geluisterd richting linkeroksel. Als de souffle daar dan ook nog hoorbaar is, wordt de conclusie getrokken dat er een MI bestaat. Op andere plaatsen wordt *niet* geluisterd of de souffle daar ook aanwezig is en hoe luid. Het is niet verstandig om aan een op deze wijze beoordeelde 'uitstraling' enige klinische betekenis toe te kennen. De voortgeleiding van een souffle heeft veel meer te maken met de luidheid en de frequentie van die souffle en met het materiaal waardoorheen het wordt voortgeleid. Een zeer luide souffle die rondom het punctum maximum gelijkmatig afneemt in luidheid, straalt niet uit, want er is geen sprake van een hoofdrichting van voortgeleiding (figuur 3.99). Een luide laagfrequente souffle geleidt uitstekend door bot. Een graad V laagfrequente systolische souffle die bijvoorbeeld het gevolg is van chordaruptuur, AS of een VSD kan ook gehoord worden in de nek, op het hoofd, op het sacrum en op de bekkenkam, dus eigenlijk op alle botten die in de buurt zitten. Het is echter terecht niet de gewoonte om dit routinematig te onderzoeken.

Invloed van ademen op de luidheid van een souffle

Toename van de luidheid van een souffle bij inademen pleit sterk voor een souffle die zijn oorsprong vindt in het tricuspidalisostium of in het pulmonalisostium of -traject (sensitiviteit 78-95%, specificiteit 87-97%, LR+ 7,8, LR− 0,2).[72] Souffles die *zachter* worden bij inademen, komen zeer waarschijnlijk niet van rechts (LR− 0,2).[72]

Souffles die afkomstig zijn uit de rechterharthelft worden het best onderscheiden van alle andere souffles door toename in luidheid bij inademen (sensitiviteit 100%, specificiteit 88%)[73] en afname van de luidheid bij uitademen (sensitiviteit 100%, specificiteit 88%).[73]

> **Carvallo**
>
> Een inspiratoire toename van de luidheid van een systolische souffle in de buurt van het xifoïd bewijst de aanwezigheid van TI. Dit wordt het teken van Carvallo genoemd.[74]

Invloed van houding

Aangezien houdingsveranderingen en de Valsalva-manoeuvre bij diverse souffles wenselijk of noodzakelijk zijn om tot een correcte (differentiaal)diagnose te komen, worden de effecten hiervan eerst besproken.

Zitten heeft tot gevolg dat het hart beter contact maakt met de thoraxwand. Zo kan een in rugligging niet hoorbare AI-souffle in zittende houding hoorbaar worden, soms vooral bij licht naar voren buigen, wanneer het hart nog beter contact maakt met de thoraxwand. Souffles als gevolg van pericardwrijven bij pericarditis kunnen luider of zachter worden, afhankelijk van de plaats waar de souffles werden gegenereerd. Zitten heeft ook tot gevolg dat er wat minder bloed terugstroomt naar het hart. Daardoor kan een onschuldige ejectiesouffle verdwijnen in zittende houding. De MI van een MVP en de ejectiesouffle van een H(O)CM kunnen luider worden.

Staan heeft tot gevolg dat er nog minder bloed terugstroomt naar het hart dan bij zitten. Het hart wordt daardoor kleiner. Een souffle kan bij staan
- zachter worden: het kan een onschuldige of een pathologische ejectiesouffle zijn.
- verdwijnen: het kan een onschuldige ejectiesouffle zijn of een zeer klein VSD. Als gevolg van de kleinere LV kan een heel klein musculeus VSD (Roger-defect) dichtgeknepen worden en kan de meestal vrij luide souffle die liggend bestond nu verdwenen zijn.
- langer duren (eerder in de systole beginnen): een MVP buigt in de nu kleinere LV eerder door als gevolg van de nu kortere afstand LV-wand-klepring waardoor de souffle eerder in de systole begint (zie bij MVP); het is ook mogelijk dat in liggende houding er geen MVP-souffle is, terwijl dit in zittende of staande houding hoorbaar kan worden.
- luider worden: in de kleiner geworden LV zal een dynamische musculeuze obstructie (HCM met obstructie) toenemen en de souffle zal luider worden.

Hurken heeft het tegenovergestelde effect van staan: door veneuze compressie neemt de veneuze return en daarmee het einddiastolisch volume van de LV toe; de LV-diameter neemt toe, evenals het slagvolume en de arteriële druk; de hartfrequentie neemt af.[75]

De Valsalva-manoeuvre

De Valsalva-manoeuvre versterkt de hemodynamische verandering die door staan plaatsvindt. De Valsalva-manoeuvre wordt daarom uitgevoerd wanneer staan niet voldoende uitsluitsel biedt over het gedrag van een souffle of wanneer de patiënt niet in staat is te gaan staan. De patiënt stopt de ademhaling in rustige uitademingsstand en perst dan licht tot matig. Het doel is immers alleen maar om tegen de RA-druk in te persen en die is ongeveer 0 mmHg.

Het na diepe inspiratie hard persen op de handrug is geschikt om een liesbreuk op te sporen, maar is een foute manoeuvre om het gedrag van een souffle te beoordelen. Bij diepe inspiratie wordt immers de afstand tussen oorsprong van de souffle en de stethoscoop vergroot en door hard persen maken de intercostaalspieren zoveel lawaai dat er van tonen en souffles minder te horen is. De souffle lijkt dan misschien verdwenen, maar is mogelijk alleen maar ondergesneeuwd onder het intercostaalspierlawaai.

Meestal is het 'hard maken van de buik' (dat is licht persen) voldoende. De bloedstroom wordt vertraagd in de venae cavae waardoor er minder bloed het hart binnenkomt. Bij het begin van het persen worden echter de longen ook 'leeggedrukt' waardoor er even wat meer bloed door het aortaklepostium gaat en een onschuldige aortale ejectiesouffle dus gedurende twee of drie hartslagen even wat luider kan worden. Als de souffle niet snel verdwijnt, moet langer worden geluisterd. Soms duurt het 15-20 seconden tot de souffle is verdwenen. Als de souffle verdwenen is *met behoud van tonenluidheid*, is er sprake van een onschuldige ejectiesouffle, of van een klein musculeus VSD (zie verder). Als de souffle bij een goed uitgevoerde Valsalva-manoeuvre niet is verdwenen is er mogelijk sprake van een afwijking, maar het kan toch nog een onschuldige souffle zijn. Nader onderzoek (echocardiografie) is dan aangewezen.

Systolische souffles

De systolische souffles met hun verklaringen en de relatie met harttonen zijn schematisch weergegeven in ◘ figuur 3.98.

Een systolische leksouffle (MI, TI, VSD) begint *met* de S1 en eindigt in de 2A (= holosystolisch = pansystolisch). Een ejectiesouffle begint niet met, maar *na* de S1. De stilte tussen S1 en het begin van de souffle is in de praktijk echter moeilijk hoorbaar.

- **Onschuldige ejectiesouffle (◘ figuur 3.98b en 3.100)**

De onschuldige ejectiesouffle is een erg veel voorkomende cardiale souffle. De onschuldige ejectiesouffle is meestal het luidst op 3L-2L. De luidheid is meestal graad I-III/VI, maar kan (zelden) luider zijn. Deze souffle valt onder het normale auscultatiebeeld. De onschuldige ejectiesouffle is vroegsystolisch en duurt meestal niet langer dan een halve systole. Hij verdwijnt vrijwel altijd bij zitten of staan of bij de Valsalva-manoeuvre.

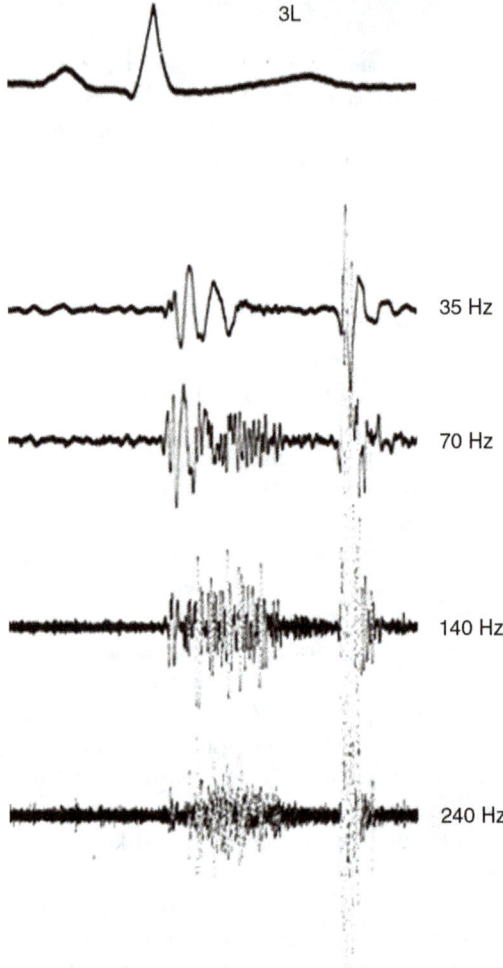

◘ **Figuur 3.100** Fonocardiogram opgenomen op 3L van een onschuldige ejectiesouffle. De souffle eindigt ongeveer midsystolisch. Voor uitleg van de geluidskanalen, ◘ figuur 3.16.

Still's murmur

Het onderscheid tussen een onschuldige aortale en pulmonale ejectiesouffle is klinisch niet van belang, maar ze zijn wel van elkaar te onderscheiden: een onschuldige pulmonale ejectiesouffle wordt een beetje naar 2L meegenomen en wordt luider tijdens inademen.

In 1915 beschreef G.F. Still (1868-1941) een vrij laagfrequente, 'muzikale' onschuldige systolische ejectiesouffle die bekend werd als Still's murmur. De souffle is vroeg-midsystolisch en het duidelijkst tussen de apex en de linkersternaalrand en meestal graad I of II, zelden graad III. Later bleek fonocardiografisch dat de souffle met het 70 Hz-filter het duidelijkst is. De oorzaak van een Still's murmur is niet helemaal duidelijk, hoewel het zeer aannemelijk is dat deze te maken heeft met de normale fluttering van aortaklepbladen zoals die bij echocardiografie kan worden waargenomen (◘ figuur 3.101). De onschuldige ejectiesouffle in ◘ figuur 3.100 heeft de vorm en het moment van optreden van een Still's murmur maar is iets te hoogfrequent daarvoor.

Bij literatuuronderzoek door Fogel in 1960 bleek dat onschuldige ejectiesouffles bij 32-44% van 11 tot 19-jarigen worden gevonden.[76]

3.4 · Auscultatie van het hart

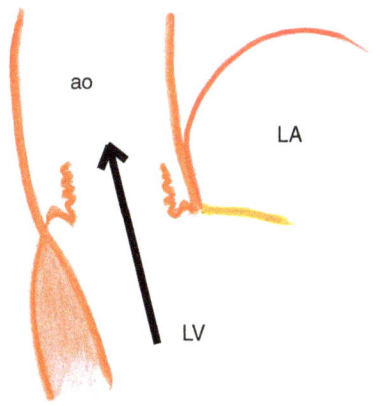

Figuur 3.101 De waarschijnlijke origine van een Still's murmur. Tussen de aortaklepbladen en de aortawand is er systolisch nauwelijks flow, terwijl er aan de mediale zijde van de aortaklepbladen een hoge flowsnelheid bestaat tijdens de ejectie van bloed. Soepele aortaklepbladen zullen dan gaan flutteren. ao: aorta; LA: linkeratrium; LV: linkerventrikel.

> Van Oort vond in 1993 een soortgelijk percentage van 41% voorkomen van een 'vibratory innocent heart murmur' (Still's murmur) bij 810 schoolkinderen die geausculteerd werden door een kindercardioloog.[77]

Het onderscheid tussen een onschuldige ejectiesouffle en een geringe, matige en ernstige AS of PS kan met auscultatie vrij goed worden gemaakt. Naarmate de stenose ernstiger is, duurt de souffle langer. Dat is echter moeilijk in te schatten. Het is veel eenvoudiger te letten op de duur van de stilte tussen het einde van de souffle en S2 (figuur 3.102). Dat is met enige oefening met feedback heel goed te doen.

- **Aorta(klep)stenose (AS)** (figuur 3.98c, 3.102 en 3.103)

De AS souffle is meestal het luidst boven de klep, dat is op 3L. De souffle kan worden voortgeleid met de aorta ascendens mee naar 2R en de carotiden. Soms is de souffle het luidst op 2R omdat de aorta ascendens dikwijls eerst even wat naar anterieur loopt en daarmee dichter bij de stethoscoop komt. Soms is de souffle het luidst aan de apex; daar kan

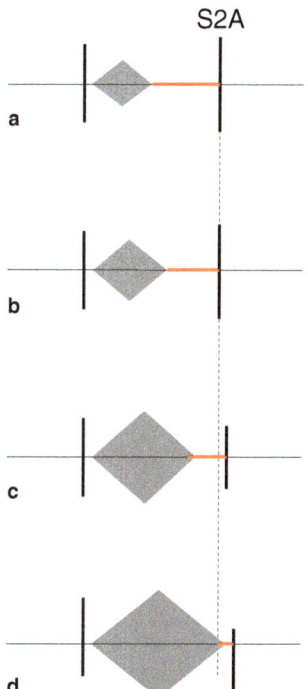

Figuur 3.102 Schematische weergave van verschillende graden van ernst van aortastenose (AS) aan de hand van een aortale ejectiesouffle. Naarmate de stenose ernstiger wordt, neemt de duur van de souffle toe. De duur van de stilte tussen einde souffle en de aortasluitingstoon (S2A) neemt dus af (rode lijn). a: onschuldige ejectiesouffle; b: lichte AS, de stilte is ongeveer gelijk aan de halve systoleduur; c: matige AS; d: ernstige AS, de stilte is wel hoorbaar, maar duurt bijzonder kort.

een vrij hoogfrequente muzikale souffle van de AS worden gehoord (figuur 3.103).

Het Gallavardin-effect
Een hoogfrequente muzikale apicale souffle bij AS werd in 1925 door Gallavardin beschreven. Hij vond dat dit kwam door transmissie van de muzikale component van een luide AS-souffle van de aorta door de thorax naar de apex. Deze souffle staat nu bekend als het 'Gallavardin-effect'.[78] Het blijkt dat deze ejectiesouffle vooral voorkomt bij ernstige degeneratieve AS met verkalking van de klep.

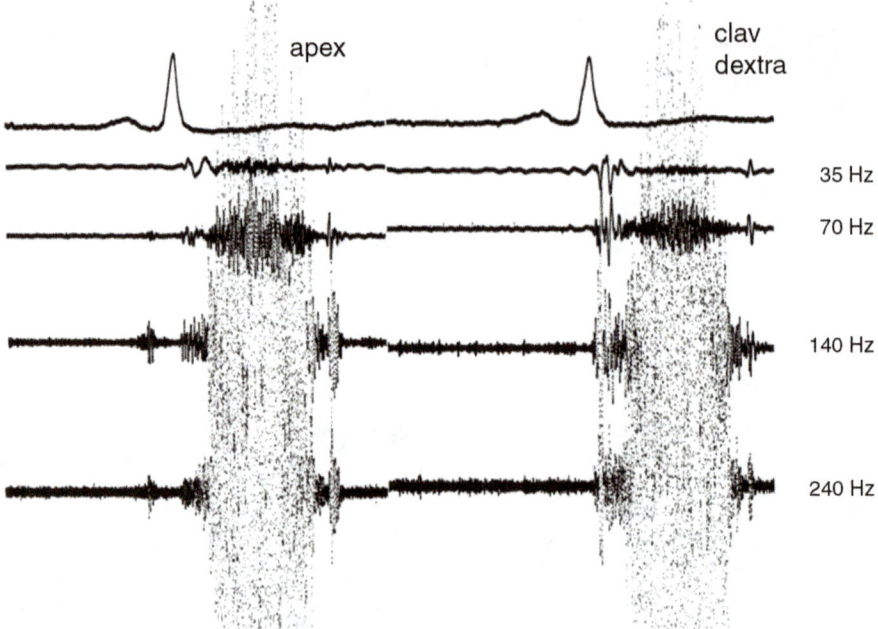

Figuur 3.103 Fonocardiogram van een verkalkte aortastenose. De souffle is bijzonder luid en uitzonderlijk hoogfrequent. Deze hoge frequenties zijn zowel op de clavicula dextra (clav dextra; rechts) als op de apex (links, Gallavardin-effect, zie kader) zichtbaar. De stenose is ernstig aangezien er vrijwel geen stilte bestaat tussen het einde van de souffle en de aortasluitingstoon. Voor uitleg van de geluidskanalen, figuur 3.16.

De luidheid van een AS-souffle heeft weinig relatie met de ernst van de AS. De duur van de souffle geeft de ernst wel goed weer: hoe langer de souffle duurt, hoe ernstiger de stenose. Een *lange duur* van de souffle en het *late maximum* ervan in de systole geven de ernst van AS bij lichamelijk onderzoek het beste weer: respectievelijk sensitiviteit 83-94%, specificiteit 49-84%, LR+ 3,0, LR− 0,2 en sensitiviteit 83-90%, specificiteit 72-88%, LR+ 4,4, LR− 0,2.[79] Dit kan het best worden beoordeeld door te luisteren naar de duur van de stilte tussen het einde van de souffle en de 2A-toon (figuur 3.102). Door de drukbelasting van de LV valt de 2A wel wat later dan normaal, maar dat verschil is niet hoorbaar.

Een sclerotische en verkalkte klep gaat meestal samen met een ernstige AS; daarbij is de ejectietoon afwezig en de 2A zachter dan normaal. Een afwezige of erg zachte 2A heeft voor aanwezigheid van een ernstige AS een sensitiviteit 44-90%, specificiteit 76-98%, LR+ 3,1, LR− 0,4,[79] maar bij een congenitale AS met een soepele, tweeslippige klep zijn ejectietoon en 2A-toon juist luider dan normaal.

Een S4, een S3, paradoxale splijting van S2 en een aortale ejectietoon en de luidheid van de souffle discrimineren niet tussen een geringe en een belangrijke AS.

Een vertraagde upstroke van de art. carotis heeft een sensitiviteit 31-90%, specificiteit 68-93%, LR+ 3,3, LR− 0,4[79] voor ernstige AS. Een brachioradiale delay (het palpabele tijdsverschil tussen de pulsaties van de art. brachialis en de art. radialis) heeft hiervoor een sensitiviteit 97%, specificiteit 62%, LR+ 2,5, LR− 0,04.[79] Een klevende ictus heeft hiervoor een sensitiviteit 78%, specificiteit 81%, LR+ 4,1, LR− 0,3.[79]

Vóór een *ernstige* AS pleiten: een zachte 2A-toon, een lang durende souffle, een laat maximum van de souffle, een klevende ictus, een vertraagde upstroke van de art. carotis (pulsus tardus), een kleine vulling van de art. carotis (pulsus parvus) en een brachioradiale delay.

De volgende bevindingen pleiten op zich *niet* voor een ernstige AS: een kleine polsdruk, een S4, een S3, een paradoxale splijting van S2, een aortale ejectietoon of de luidheid van de souffle.[80]

AS

Een aorta(klep)stenose (AS) is een drukbelasting voor de LV. Ernstige AS geeft bij meer dan de helft van de patiënten angina pectoris zonder dat er sprake is van afwijkende coronaire arteriën (▶ figuur 1.3).[81,82,83]

Andere bevindingen (buiten auscultatie van het hart) bij lichamelijk onderzoek bij verdenking AS:

heel vaak:	klevende, geaccentueerde ictus cordis, zonder linksfalen en niet naar links verplaatst, pleit samen met de souffle sterk voor belangrijke AS
vaak:	kleine polsdruk, die echter niet discrimineert tussen geringe en belangrijke AS. De systolische bloeddruk is dikwijls normaal tot verhoogd. Bij palpatie van de art. carotis kan een vertraagde upstroke worden gevonden; ook kan een brachioradiale delay worden gevonden
soms:	bleek systolische thrill links parasternaal en/of suprasternaal, soms aan de apex, carotiden
zelden:	crepiteren (bij gedecompenseerde AS)

- **Hypertrofische cardiomyopathie (HCM) met obstructie (◘ figuur 3.98c en 3.104)**

Bij hypertrofische cardiomyopathie is er meestal verdikking van het septum, die vaak leidt tot obstructie van de LV-outflowtract (LVOT). De obstructie neemt toe naarmate het (basale) septum meer verdikt in de loop van de systole. De obstructie neemt ook toe als de LV kleiner wordt (▶ par. 3.4.9.2 Invloed van houding, zitten, staan, Valsalva-manoeuvre, ondervulling). De souffle kan zachter worden bij hurken. De souffle is meestal het luidst op 3L-4L. Bij HCM met obstructie is er behalve de obstructie met name ook een diastolische disfunctie met een

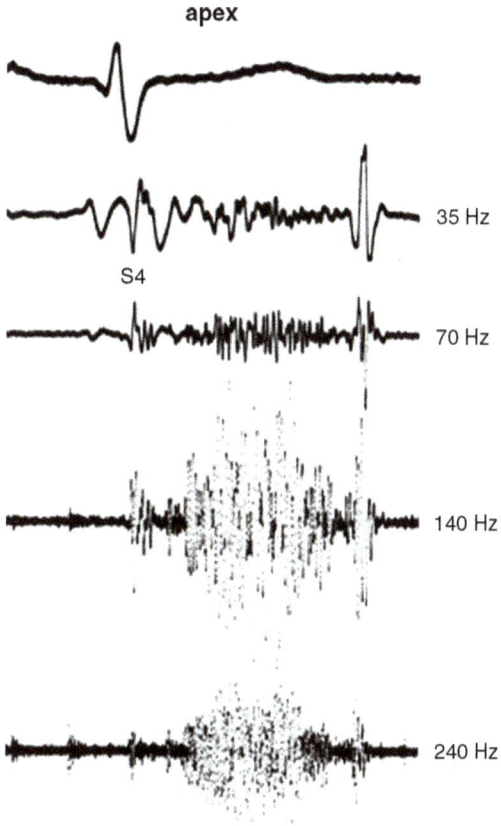

◘ **Figuur 3.104** Fonocardiogram opgenomen op de apex van een hypertrofische cardiomyopathie met obstructie. Er is een luide midfrequente systolische souffle. Ook is er een duidelijke vierde toon (S4). Voor uitleg van de geluidskanalen, ◘ figuur 3.16.

verhoogde diastolische druk in de LV en een stijve wand, waardoor een S4 vrijwel altijd duidelijk hoorbaar is. Een systolische souffle die luider wordt bij de Valsalva-manoeuvre detecteert HCM met obstructie met een sensitiviteit 70%, specificiteit 95%, LR+ 14,0, LR− 0,3.[72] Een souffle die luider wordt van hurken naar staan detecteert HCM met obstructie met een sensitiviteit 95%, specificiteit 84%, LR+ 6,0, LR− 0,1.[72] Een systolische souffle die zachter wordt van staan naar hurken detecteert HCM met obstructie met een sensitiviteit 88-95%, specificiteit 84-97%, LR+ 7,6, LR− 0,1.[72] Een systolische souffle die zachter wordt bij passief optillen van de benen, detecteert HCM met obstructie met een sensitiviteit 90%, specificiteit 90%, LR+ 9,0, LR− 0,1.[72,73]

HCM

Een HCM met obstructie is een drukbelasting voor de LV.

Andere bevindingen (buiten auscultatie van het hart) bij lichamelijk onderzoek bij verdenking HCM met obstructie:

heel vaak:	klevende, geaccentueerde ictus cordis, soms drietoppig (◘ figuur 3.33D) zonder linksfalen en niet naar links verplaatst, pleit samen met de souffle sterk voor een belangrijke obstructie
zelden:	pulsus celer (◘ figuur 3.28) crepiteren

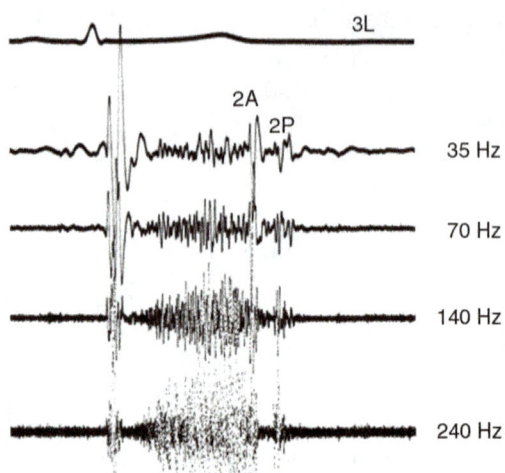

◘ **Figuur 3.105** Fonocardiogram opgenomen op 3L van een ernstige pulmonalisklepstenose. De souffle loopt tot voorbij de aortasluitingstoon (2A). Door de drukbelasting van de rechterventrikel duurt de uitdrijving van de rechterventrikel langer waardoor de tweede toon tijdens de uitademingsstand vrij wijd is gespleten. 2P: pulmonalissluitingstoon. Voor uitleg van de geluidskanalen, ◘ figuur 3.16.

- **Pulmonalis(klep)stenose (PS)** (◘ figuur 3.98d en 3.105)

Bij deze congenitale afwijking is de klep vaak soepel. Dit kan gepaard gaan met een pulmonale ejectietoon, een tegenhanger van een luide 2P. De 2P kan luid zijn (de klep is vaak soepel en uiterst zelden verstijfd of verkalkt). Een PS is vaak musculeus subvalvulair; daarbij ontbreekt de pulmonale ejectietoon.

Door de drukbelasting van de RV valt de 2P later, zodat er een 'wijde (in- en exspiratoir hoorbare) maar wel ademhalingsafhankelijke splijting van S2' ontstaat (◘ figuur 3.88b). De souffle heeft een crescendo-decrescendo vorm. Hoe ernstiger de PS, hoe langer de souffle duurt en hoe wijder de splijting van de S2 is.

PS

Een pulmonalis(klep)stenose (PS) is een drukbelasting voor de RV.

Andere bevindingen (buiten auscultatie van het hart) bij lichamelijk onderzoek bij verdenking PS:

vaak:	thrill op 2L en/of suprasternaal versterkte RV-impuls (links parasternaal) hoge a-toppen in de jugularispulsaties
soms:	bij rechtsfalen: verhoogde CVD, leververgroting, oedeem

- **Begleitsystolikum**

Een 'Begleitsystolikum' is een ejectiesouffle die onveranderlijk wordt gehoord bij een matige of ernstige AI. De souffle wordt daar besproken.

- **Mitralis(klep)insufficiëntie (MI)** (◘ figuur 3.98g en 3.106)

Een MI is hoorbaar aan de apex, vooral in linkerzijligging. De systole duurt (soms hoorbaar) korter, omdat het bloed behalve naar de aorta ook makkelijk naar het LA gaat; de ventrikel is dus eerder 'leeg'. Dezelfde vorm van deze MI-souffle kan ook gevonden worden bij TI en bij een VSD. Het horen van de karakteristieke systolische souffle voorspelt een matige en ernstige MI met sensitiviteit 73-93%, specificiteit 61-76%, LR+ 2,6, LR– 0,3.[84]

Hoewel in het algemeen MI-souffles als 'bandvormig' worden aangeduid, zijn veruit de meeste MI-souffles niet bandvormig maar spoelvormig, soms (bijv. bij chordaruptuur) is er zelfs een uitgesproken crescendo-decrescendovorm.

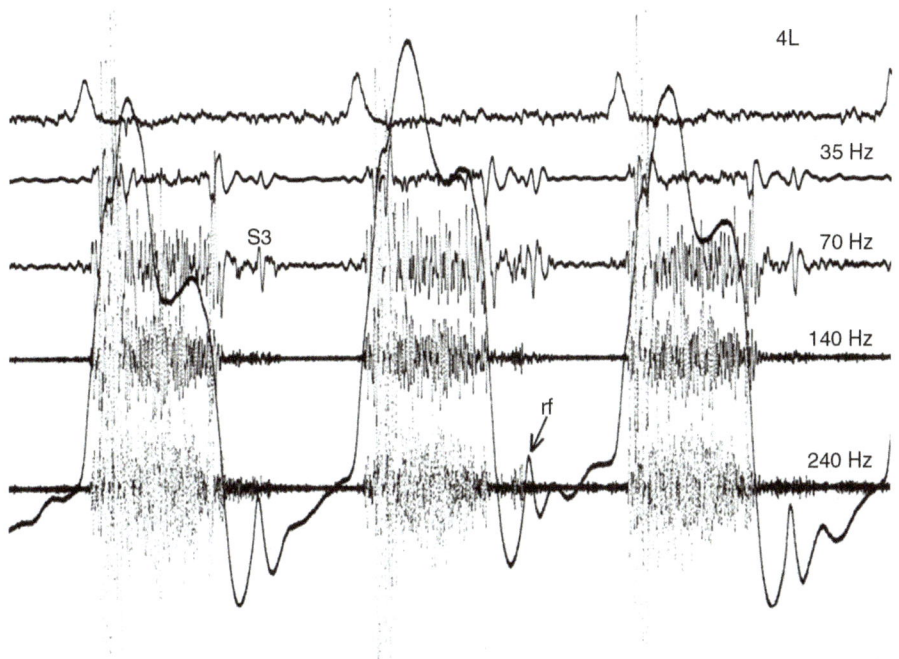

Figuur 3.106 Fonocardiogram opgenomen op 4L met de ictuscurve. Er is atriumfibrilleren. De systolische souffle is vrijwel bandvormig in de lagere, maar vooral in de hoge frequenties, samen met een derde toon (S3) die bij belangrijke mitralisinsufficiëntie weer hoorbaar kan worden. De S3 valt samen met het einde van de snelle vullingsfase; rf = rapid filling. Voor uitleg van de geluidskanalen, figuur 3.16.

De souffle die het gevolg is van een chordaruptuur is dikwijls bijzonder luid en kan ook in de nek en op het hoofd hoorbaar zijn (figuur 3.107).[85,86,87]

Een luidheid van III/VI of luider pleit voor een matige tot ernstige MI (sensitiviteit 85%, specificiteit 81%, LR+ 4,4, LR− 0,2).[88]

De 2P kan te luid zijn als gevolg van pulmonale hypertensie. De aan- of afwezigheid van een S3 zegt vrijwel niets over de ernst van de MI (sensitiviteit 24-41%, specificiteit 77-98%, LR+ niet significant, LR− 0,8).[88]

Dit komt doordat de S3 ook een normale toon kan zijn. De normale S3 kan in de loop van het leven verdwijnen en weer terugkomen door een belangrijke MI, omdat er daarbij meer en snellere vulling van de LV is tijdens de diastole, zodat zelfs bij een verouderde, wat stijvere LV een S3 gehoord kan worden.

MI

Een mitralisinsufficiëntie (MI) is een volumebelasting voor LV en LA. Een forse MI is ook een drukbelasting voor het LA.

Andere bevindingen (buiten auscultatie van het hart) bij lichamelijk onderzoek bij verdenking MI:

alleen bij belangrijke MI:	passend bij linksfalen: crepiteren
	totaal irregulaire pols als gevolg van atriumfibrilleren
	ictus cordis geaccentueerd en naar links verplaatst
soms:	passend bij rechtsfalen: verhoogde CVD, vergrote lever, oedeem
	systolische thrill aan de apex in linkerzijligging, bij meer dan drie vierde van de patiënten met MI door chordaruptuur[89]

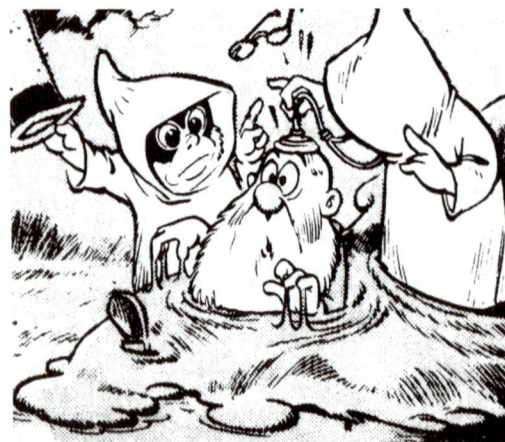

Figuur 3.107 Ep-lep meet het kukel van prof. Prlwytzkofsky en stelt vast dat er sprake is van een minkukel. Men spreekt van een pluskukel (of kukelfenomeen) wanneer bij auscultatie op het hoofd de souffle afkomstig van een chordaruptuur wordt gehoord. (Bron figuur: Stichting Toonder Auteursrecht.)

- **Mitralisklepprolaps (MVP)** (figuur 3.98k, 3.108-3.111)

Naarmate de LV tijdens contractie kleiner wordt, buigt de mitralisklep verder door naar het LA (toegenomen billowing). Als er te weinig contact is tussen beide klepbladen (verminderde coaptatie), ontstaat lekkage. Als één klepblad doorbuigt naar het LA ten gevolge van lange chordae, is er afgenomen appositie: de klepbladen staan niet recht tegenover elkaar. Dit gaat ook gepaard met afgenomen coaptatie (het oppervlak waarmee de klepbladen elkaar raken, is afgenomen). Dikwijls wordt de souffle die hier het gevolg van is, voorafgegaan door een click. Het korte, vaak luide, laatsystolische souffletje kan imponeren als het geluid van een blaffend hondje. Een laatsystolisch souffletje dat het gevolg is van een prolaps, wordt sporadisch ook gehoord bij een tricuspidalisprolaps. Het horen van de karakteristieke systolische souffle voorspelt een MVP met sensitiviteit 55%, specificiteit 96%, LR+ 12,1, LR− 0,5.[84]

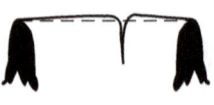
normaal: geen lekkage
normale coaptatie
normale appositie

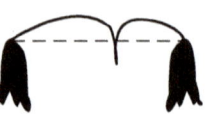
billowing: geen lekkage
normale coaptatie
normale appositie

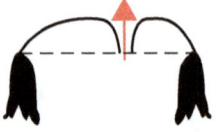
prolaps aml+pml: lekkage
afgenomen coaptatie
normale appositie

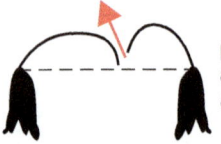
prolaps pml>aml: exc. lekkage
afgenomen coaptatie
afgenomen appositie

Figuur 3.108 Schematische weergave van enkele mogelijke klepbladposities van de mitralisklep: normaal, billowing zonder lekkage, en prolaps. pml: achterste mitralisklepblad; aml: voorste mitralisklepblad; exc.: excentrisch.

Wanneer bij een MVP de LV kleiner wordt is de afstand tussen papillairspieren (ventrikelwand) en de mitralisklepring ook kleiner, zodat de mitralisklep eerder in de systole doorslaat en de lekkage eerder in de systole begint (figuur 3.110 en 3.111). Een kleinere LV ontstaat doordat er minder bloed instroomt, dus bij verhoging van de hartfrequentie, staan, inspanning, de Valsalva-manoeuvre en ondervulling. In die situaties kan de souffle ook nieuw ontstaan. Ook tijdens ritmestoornissen met een ongelijkmatig gevulde LV is dit hoorbaar (figuur 3.111). Wanneer de ventrikel groter wordt (dus bij een lagere hartfrequentie), kan de souffle verdwijnen.

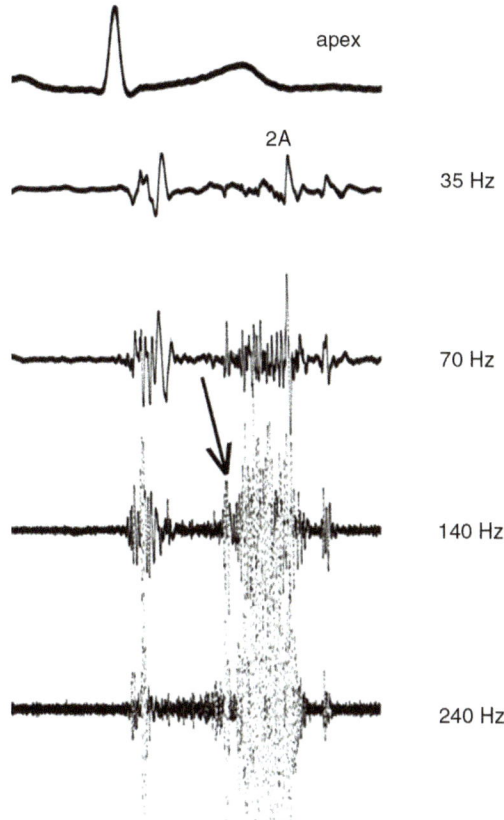

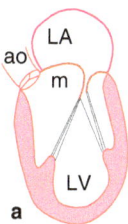 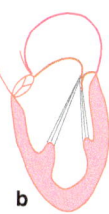 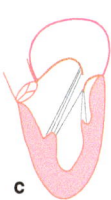

◻ **Figuur 3.110** Schematische weergave van het mechanisme waardoor bij een kleinere linkerventrikel (LV) de lekkage bij een niet holosystolisch lekkende mitralisklepprolaps eerder optreedt. a: Een beginsystolisch grote LV toont in deze figuur billowing (doorbollen) van het voorste mitralisklepblad, maar de coaptatie (contact tussen de klepbladen) is er nog wel. De klep lekt dus vroegsystolisch niet. b: Bij beginsystolisch een kleinere LV is de billowing meer uitgesproken, maar er is nog steeds voldoende coaptatie. Er is vroegsystolisch geen lekkage. c: Bij beginsystolisch een nog kleinere LV (bijv. door een heel korte voorafgaande diastole, ◻ figuur 3.111, de beide laatste complexen) is er coaptatieverlies en appositieverlies door de nog kleinere afstand papillairspieren-mitralisklepring. De klep lekt vanaf het begin van de contractie. ao: aorta; LA: linkeratrium; LV: linkerventrikel; m: mitralisklep.

◻ **Figuur 3.109** Fonocardiogram opgenomen op de apex in linkerzijligging. Er is een mitralisklepprolaps waarvan bij deze hartfrequentie de lekkage plaatsvindt in de tweede helft van de systole. De leksouffle wordt voorafgegaan door een click (pijl). 2A = aortasluitingstoon. Voor uitleg van de geluidskanalen, ◻ figuur 3.16.

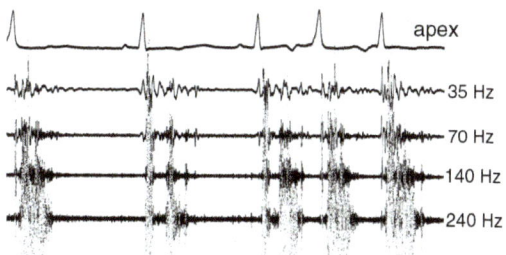

◻ **Figuur 3.111** Fonocardiogram opgenomen op de apex in linkerzijligging bij een patiënt met mitralisklepprolaps tijdens een irregulair ritme waardoor de vulling van de linkerventrikel wisselt. Bij een kleinere ventrikel, passend bij een korte voorafgaande diastole, is de afstand tussen papillairspieren en klepbladen kleiner en is er eerder coaptatieverlies met lekkage. De lekkage begint dan vroeger in de systole. Voor uitleg van de geluidskanalen, ◻ figuur 3.16.

MVP

Een laatsystolische MI is meestal nauwelijks een volumebelasting voor LV en LA.

Andere bevindingen (buiten auscultatie van het hart) bij lichamelijk onderzoek bij verdenking mitralisklepprolaps (MVP):

vaak: totaal irregulaire pols als gevolg van atriumfibrilleren
ventriculaire ritmestoornissen

- **Tricuspidalis(klep)insufficiëntie (TI)** (◻ **figuur 3.98g**)

De souffle van een TI kan dezelfde vormen hebben als bij een MI-souffle. De souffle is dikwijls het luidst op 4L parasternaal, maar kan ook – vooral bij een vergrote RV – het luidst zijn aan de apex. Het onderscheid met een MI is mogelijk, omdat een

TI souffle in luidheid toeneemt bij langzame, benadrukte inspiratie. Ook is een belangrijke TI zichtbaar aan het pulsatiepatroon van de vena jugularis (▶ par. 3.1.6 (inspectie van de venen)). Het horen van de karakteristieke systolische souffle voorspelt een geringe tot ernstige TI met sensitiviteit 23%, specificiteit 98%, LR+ 14,6, LR− 0,8.[84]

TI

Een tricuspidalisinsufficiëntie (TI) is een volumebelasting voor RV en RA. Een zeer ernstige TI is ook een drukbelasting voor het RA.
Andere bevindingen (buiten auscultatie van het hart) bij lichamelijk onderzoek bij verdenking TI:

bij ernstige TI heel vaak:	positieve (systolische) polsgolf van de vena jugularis (▶ www.youtube.com/watch?v=ceX3KmZCZhY). Dit pleit sterk voor een ernstige TI. Dit moet gedifferentieerd worden van propgolven
bij ernstige TI vaak:	positieve leverpols (sensitiviteit 12-30%, specificiteit 92-99%, LR+ 6,5, LR− niet significant).[88] Dit moet gedifferentieerd worden van pulsaties van de aorta abdominalis. Een positieve leverpols pleit sterk voor een ernstige TI, maar het niet vinden van een positieve leverpols sluit een ernstige TI niet uit; passend bij rechtsfalen: verhoogde CVD, vergrote lever, oedeem, ascites

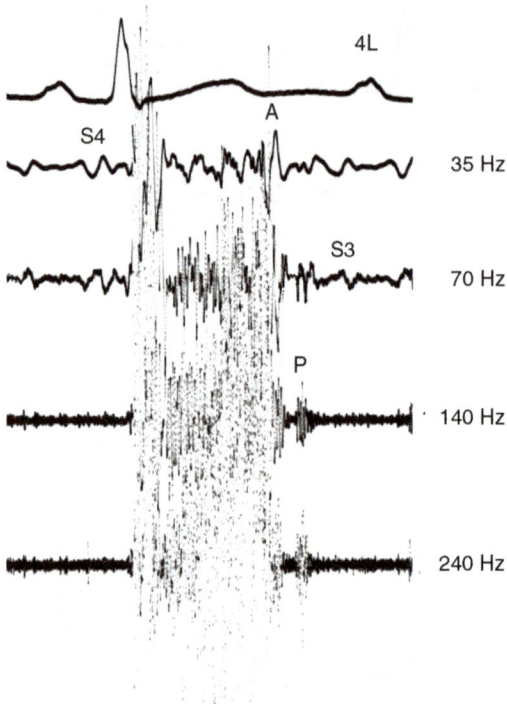

☐ **Figuur 3.112** Fonocardiogram opgenomen op 4L. Er is een ventrikelseptumdefect. De souffle is luid en begint met de eerste toon en eindigt direct voorbij de aortasluitingstoon (2A). Er is een lichte splijting van de tweede toon. Er zijn ook een erg zachte derde toon (S3) en vierde toon (S4). P: pulmonalissluitingstoon. Voor uitleg van de geluidskanalen, ☐ figuur 3.16.

- **Ventrikelseptumdefect (VSD) (☐ figuur 3.98g-h, 3.112-3.115)**

Een VSD-souffle is een leksouffle die begint met de S1 en eindigt even voorbij de 2A-toon (☐ figuur 3.112). Het punctum maximum hangt samen met de plaats van het lek. Meestal is dat 4L-3L. Daar kan ook een thrill aanwezig zijn. Het horen van de karakteristieke systolische souffle voorspelt een VSD met sensitiviteit 90%, specificiteit 96%, LR+ 24,9, de LR− is niet significant.[84]

Een klein musculeus VSD kan een crescendo karakter hebben doordat het VSD tijdens de contractie steeds kleiner wordt (☐ figuur 3.113). Een heel klein musculeus VSD kan zichzelf dichtknijpen tijdens de ventrikelcontractie en dan alleen vroegsystolisch bestaan (☐ figuur 3.114). Dit wordt een Roger-defect genoemd. De shuntgrootte hiervan is meestal <5% en daarmee hemodynamisch onbelangrijk. De vroege, halfsystolische souffle hiervan kan verward worden met een onschuldige ejectiesouffle, maar het karakter van de VSD-souffle is ruwer en de souffle is meestal luider. Staande houding en/of een Valsalva-manoeuvre helpen niet bij de differentiatie: zowel deze VSD-souffle als een onschuldige ejectiesouffle kunnen verdwijnen. Een klein VSD kan in staande houding (eventueel met Valsalva) verdwijnen omdat het hart dan kleiner wordt en het defect zichzelf dichtknijpt

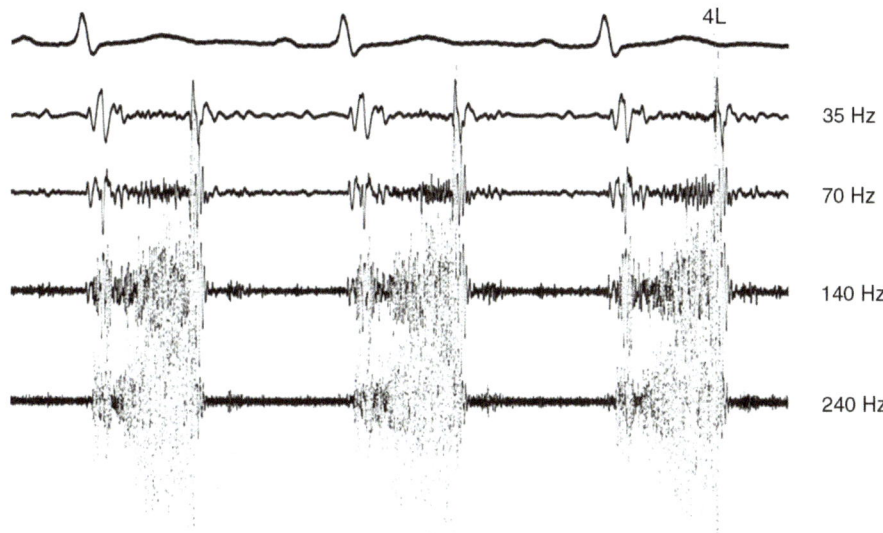

Figuur 3.113 Fonocardiogram opgenomen op 4L van een klein musculeus ventrikelseptumdefect (VSD). Tijdens de ventrikelcontractie wordt het VSD kleiner waardoor de souffle luider wordt. Voor uitleg van de geluidskanalen, figuur 3.16.

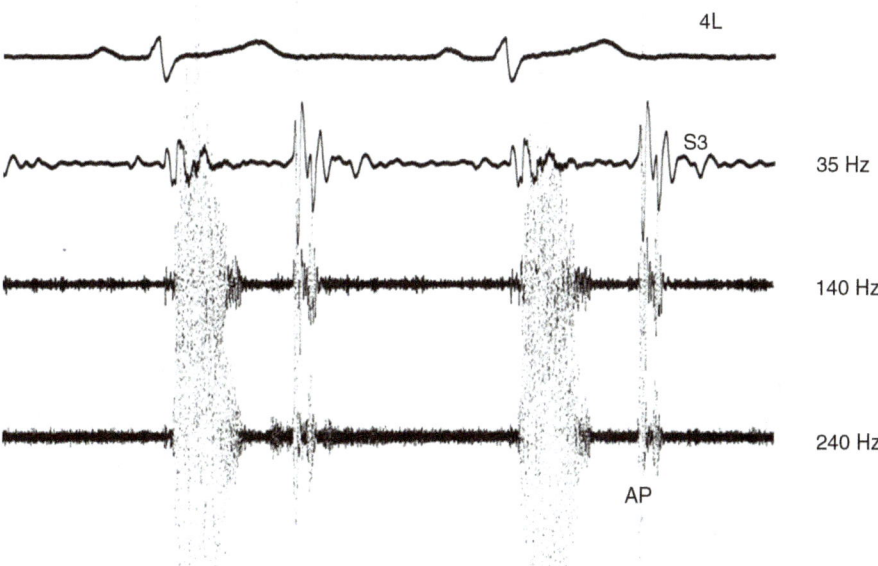

Figuur 3.114 Fonocardiogram opgenomen op 4L van een heel klein musculeus ventrikelseptumdefect (VSD) (Roger-defect). Tijdens de ventrikelcontractie knijpt het VSD zichzelf dicht. A: aortasluitingstoon; P: pulmonalissluitingstoon; S3: derde toon. Voor uitleg van de geluidskanalen, figuur 3.16.

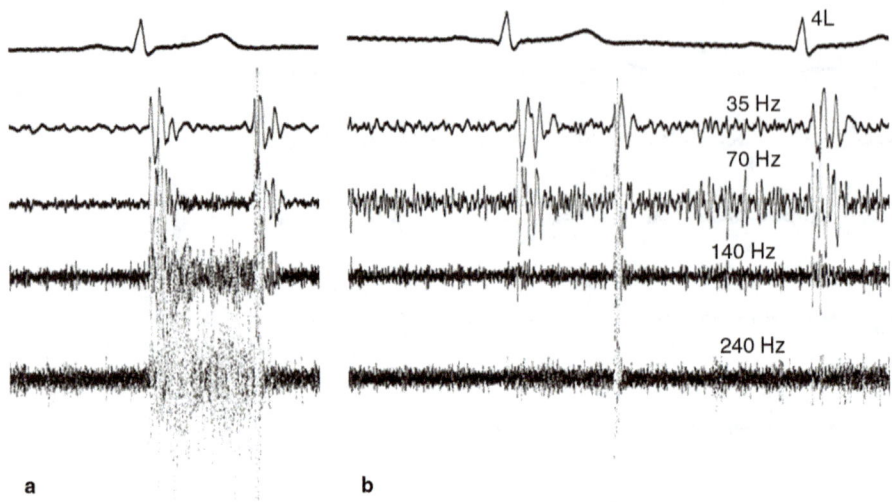

Figuur 3.115 Fonocardiogram opgenomen 4L van een heel klein musculeus ventrikelseptumdefect (VSD). a: een mid- en hoogfrequente holosystolische souffle. b: tijdens de Valsalva-manoeuvre verdwijnt de souffle. Er is dus sprake van een VSD dat 'sluit' bij een kleinere linkerventrikel (Roger-defect). Alleen de harttonen en het laagfrequente geluid van de intercostaalspierspanning (vooral in het 70 Hz-kanaal) worden nog geregistreerd. Voor uitleg van de geluidskanalen, figuur 3.16.

(figuur 3.115). Bij een groot VSD kan de 2P te luid zijn als gevolg van pulmonale hypertensie. De VSD-souffle verdwijnt bij ernstige pulmonale arteriële hypertensie.

De aan- of afwezigheid van een S3 zegt vrijwel niets over de shuntgrootte. Bij een groot VSD is er geen VSD-souffle.

VSD

Een ventrikelseptumdefect (VSD) is géén druk- of volumebelasting voor de RV. Tijdens systole stroomt het bloed van LV naar RV (waarvan op dat moment de pulmonalisklep open staat) rechtstreeks de art. pulmonalis in. Door een langdurige volumebelasting van het longvaatbed kan pulmonale hypertensie ontstaan; dan is er wel sprake van een drukbelasting van de RV. Uiteindelijk zal dan de shunt omkeren (Eisenmenger-syndroom) en wordt de patiënt cyanotisch.

Een VSD is een volumebelasting voor het longvaatbed, voor het LA en voor de LV.

De bevindingen hangen sterk af van de grootte van het VSD.

Andere bevindingen (buiten auscultatie van het hart) bij verdenking VSD:

mogelijk (alleen bij groot VSD):	passend bij linksfalen: crepiteren totaal irregulaire pols als gevolg van atriumfibrilleren ictus cordis geaccentueerd en naar links verplaatst cyanose
soms:	passend bij rechtsfalen als gevolg van pulmonale hypertensie door toegenomen longdoorstroming: verhoogde CVD, vergrote lever, oedeem systolische thrill parasternaal

■ **Atriumseptumdefect (ASD)**

De bloedstroom door een ASD is door het geringe drukverschil tussen LA en RA niet hoorbaar. Bij een klein ASD kunnen echter met kleurendopplerechocardiografie wel wervelingen worden waargenomen. De tweede toon is in 80% van de ASD's gefixeerd gespleten (voor uitleg, ▶ par. 3.4.6 en figuur 3.89). De 2P kan luid zijn, ook zon-

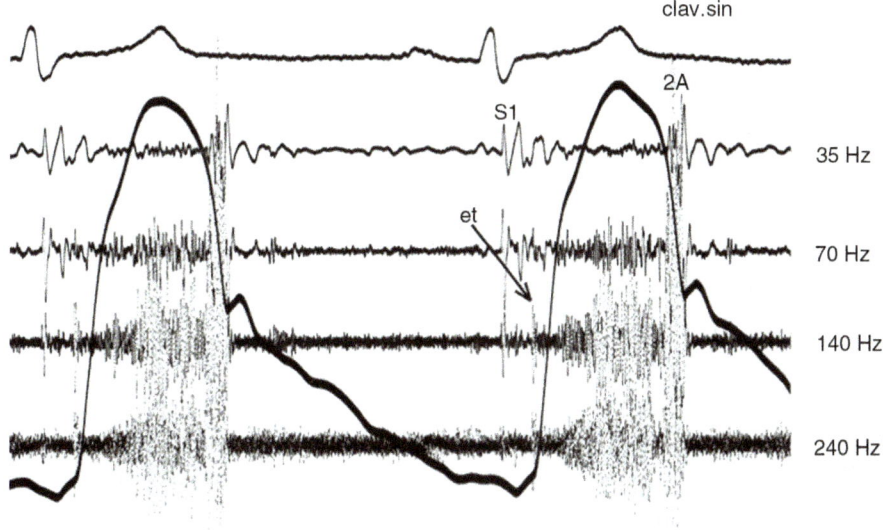

Figuur 3.116 Fonocardiogram opgenomen op de clavicula sinistra (clav. sin) van een coarctatio aortae simultaan met de art. carotis dextra. De souffle begint later in de systole dan bij een aortastenose het geval is en loopt ook even door de aortasluitingstoon (2A) heen. Dit differentieert deze souffle uitstekend van die van een aortastenose. De souffle is ook op de rug hoorbaar. De aortale ejectietoon (et) die samenvalt met de upstroke van de art. carotis, is abnormaal luid, passend bij een tweeslippige aortaklep. De 2A is daarom ook te luid. De aorta ascendens was licht gedilateerd. S1: eerste toon. Voor uitleg van de geluidskanalen, figuur 3.16.

der dat er sprake is van pulmonale hypertensie; de oorzaak hiervan is niet duidelijk. Er is meestal een systolische souffle op 3L-2L (onschuldige pulmonale ejectiesouffle), maar bij kleine ASD's kan dat ontbreken. Het vergrote volume dat door het tricuspidalisostium gaat, kan daar soms een diastolische instroomsouffle (diastolische flowsouffle) veroorzaken. De shuntgrootte is dan meestal meer dan 40% (figuur 3.89).

ASD

Een atriumseptumdefect (ASD) is een volumebelasting voor het RA, de RV en voor het longvaatbed. Zie voor de effecten van de volumebelasting van het longvaatbed bij VSD.

Andere bevindingen (buiten auscultatie van het hart) bij verdenking ASD:

soms: passend bij rechtsfalen: verhoogde CVD, vergrote lever, oedeem, ascites

Coarctatio aortae (figuur 3.98m en 3.116)

De souffle van een coarctatio aortae bevindt zich op de rug ter hoogte van de laatste cervicale wervel en/of hoog langs de binnenrand van de linkerscapula, maar kan ook uitstekend hoorbaar zijn op 2L-3L (figuur 3.116). De souffle begint relatief laat na de S1, want de plaats van oorsprong ligt ver voorbij de aortaklep. De souffle is vooral mid- en hoogfrequent. Een opvallend verschil met een AS-souffle is dat er bij een coarctatiesouffle geen stilte is tussen het einde van de souffle en de 2A-toon en bij een AS-souffle wel. Bij een zeer ernstige coarctatie is de souffle ook diastolisch aanwezig en kan de indruk ontstaan van een continue souffle.

Een coarctatie gaat in 30-75% samen met een tweeslippige aortaklep, die ook met een souffle gepaard kan gaan hetgeen de herkenning van een coarctatie kan bemoeilijken.

Coarctatie

Aangezien een bicuspide aortaklep voorkomt bij > 50% van de patiënten met een coarctatie moet gezocht worden naar AS/AI.

Een coarctatie is een drukbelasting voor de LV.

Andere bevindingen (buiten auscultatie van het hart) bij verdenking coarctatie:

heel vaak:	hypertensie (▶ par. 4.1.5) meer dan 15 mmHg lagere bloeddruk aan de linkerarm dan aan de rechterarm wanneer de coarctatie zich vóór de afgang van de linker art. subclavia bevindt. *In 80% van de gevallen bevindt de coarctatie zich echter voorbij de afgang van de linker art. subclavia en wordt aan beide armen een hypertensie gevonden* pulsus parvus et tardus van de art. femoralis. De bloeddruk aan de benen is lager dan aan de armen
vaak:	klevende, geaccentueerde ictus
soms:	systolische thrill links suprasternaal
zelden:	tekenen van LV-falen: crepiteren

- **Pericardwrijven** (figuur 3.98n en 3.117)

Pericardwrijven ontstaat doordat bij een ontstoken hartzakje de ruw geworden pericardbladen (epicard en pericard) langs elkaar schuren. Soms is het een wat ruw, krakend geluid dat klinkt als lopen in de sneeuw. Dit wrijven vindt vooral plaats bij flinke bewegingen van het hart. Dat is tijdens de atriumcontractie, tijdens de systole en tijdens de snelle vullingsfase. Het complete beeld van pericardwrijven is dan ook trifasisch (figuur 3.117). Er kunnen echter fasen ontbreken. Zo kan bijvoorbeeld alleen de atriale fase aanwezig zijn. Bij wrijven dat alleen tijdens de systole hoorbaar is, kan de differentiatie met een intracardiale souffle lastig zijn, waardoor de diagnose pericardwrijven gemist kan worden. Wrijven is dikwijls houdingsafhankelijk. Zo kan wrijven alleen liggend bestaan of juist alleen zittend. Pericardwrijven bestaat nogal eens samen met pleurawrijven (▶ H. 5). Wanneer wrijven wordt gehoord, moet de ademhaling worden gestopt om pleurawrijven uit te sluiten/aan te tonen. Wanneer er ook pleurawrijven is, is er sprake van zowel pericarditis als pleuritis.

Een pericarditis sicca (droge pericarditis) wrijft vrijwel altijd. Bij een pericarditis exsudativa hangt (de mate van) wrijven af van contactplaatsen tussen de beide pericardbladen. Lokaal kan pericardvocht aanwezig zijn (geen wrijven), terwijl op een andere plaats de pericardbladen contact maken (wel wrijven). De aan- of afwezigheid van pericardwrijven zegt dan ook bijzonder weinig over aanwezigheid of hoeveelheid pericardvocht of over het toenemen of afnemen ervan. Ongeveer de helft van de patiënten met tamponade (instroombelemmering door pericardvocht) heeft pericardwrijven. Ongeveer de helft van de patiënten met pericardwrijven heeft echocardiografisch detecteerbaar vocht.[90]

Pericardwrijven

Trifasisch pericardwrijven komt in 56% voor in een prospectief onderzoek door Spodick[91] bij 50 patiënten met pericarditis. Bij 24% was het wrijven bifasisch (atriaal en ventriculair); 18% was monofasisch (atriaal). Bij 11 patiënten was het wrijven ook palpabel[27] als een thrill.

Pericardvocht

Bij pericarditis exsudativa kan er sprake zijn van instroombelemmering naar RA en RV (tamponade).

Andere bevindingen (buiten auscultatie van het hart) bij verdenking pericarditis:

bij tamponade:	
altijd:	inspiratoire bloeddrukdaling > 10 mmHg bij normale respiratie (▶ par. 4.1.6)
vaak:	passend bij rechtsfalen: verhoogde CVD, vergrote lever, oedeem, ascites lage bloeddruk, snelle pols teken van Kussmaul (stijgen van de CVD tijdens de inademing)

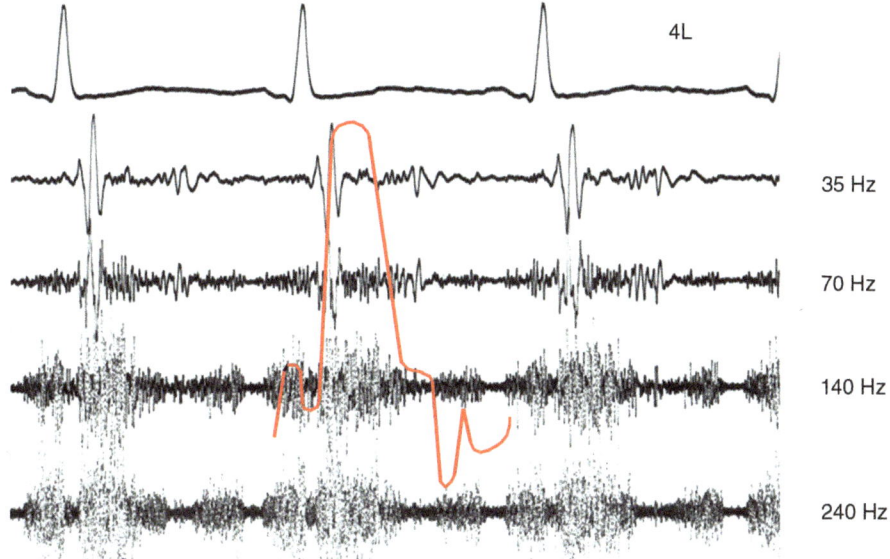

atr. ventr. v.diast.

◘ **Figuur 3.117**   Fonocardiogram opgenomen op 4L bij een patiënt met pericarditis. Er bestaat trifasisch pericardwrijven. Deze souffles vinden plaats tijdens het wrijven van pericard en epicard tegen elkaar, omdat beide lagen door een ontsteking ruw geworden zijn. Pericardwrijven is dan ook waarneembaar tijdens bewegingen van het hart zoals aan de ingetekende figuur van een normale ictus zichtbaar is. atr. = tijdens atriumbeweging, ventr. = tijdens ventrikelbeweging, v.diast. = tijdens de vroegdiastolische snelle vullingsfase. Voor uitleg van de geluidskanalen, ◘ figuur 3.16.

Hamman's sign

Een zelden voorkomende kortdurende systolische souffle of serie souffletjes, die soms imponeren als clicks, wordt het Hamman's sign genoemd (◘ figuur 3.118). Deze geluiden zouden veroorzaakt worden door luchtbelletjes in het mediastinum (emfyseem). Ze kunnen zo luid zijn dat het soms zonder stethoscoop hoorbaar is. Daarom worden ze ook wel aangeduid als 'whoops' of 'honks' (▶ par. 3.4.8 Systolische extra tonen).

Het is lichaamshouding- en ademstandafhankelijk maar synchroon met de hartactie, hoewel deze tonen zich kunnen manifesteren op verschillende plaatsen in de systole.[92] De geluiden zijn bij de zittende patiënt vaak duidelijker in het halsgebied dan precordiaal.

Diastolische souffles

De diastolische souffles met hun verklaringen en de relatie met harttonen zijn schematisch weergegeven in ◘ figuur 3.98.

- **Aorta(klep)insufficiëntie (AI)** (◘ figuur 3.98e en 3.119)

Er is meestal een langgerekte, hoogfrequente decrescendo diastolische souffle die aansluitend aan de 2A-toon begint met een zeer kort, nauwelijks hoorbaar crescendo. De souffle is het duidelijkst vlak onder de aortaklep (in de lekrichting) dus op 3L of vlak daaronder. De souffle wordt dikwijls gemist, omdat de frequentie ervan veel lijkt op die van ademgeruis. Ook is de souffle meestal zacht en wat blazend van karakter (de souffle klinkt dikwijls als een zucht) en de onderzoeker wordt afgeleid door de meestal ook aanwezige, veel luidere ejectiesouffle, die veroorzaakt wordt door het vergroot slagvolume of door een vaak bijkomende AS. Het is dus belangrijk om selectief naar de diastole te luisteren. De diastolische souffle van de AI wordt wat luider (of is soms alleen hoorbaar) bij licht vooroverzitten omdat de aortaklep dan wat dichter bij de thoraxwand komt. De souffle is dan ook pas uitgesloten, wanneer ook in zittende houding in stilgehouden uitademingsstand is geluisterd. De luidheid (en

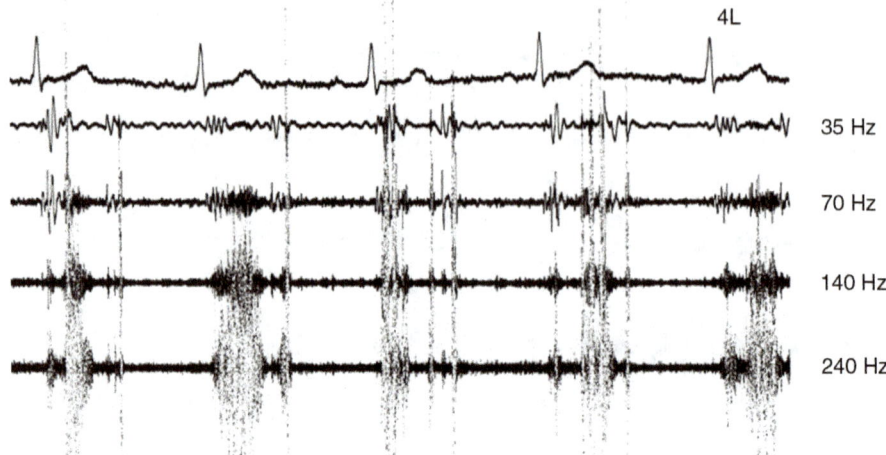

Figuur 3.118 Fonocardiogram opgenomen op 4L van Hamman's sign. De opvallend luide en hoogfrequente systolische clicks/souffles worden waarschijnlijk veroorzaakt door lucht in het mediastinum. Bij deze patiënt waren de geluiden op ruime afstand (zonder stethoscoop) hoorbaar. Alle clicks/souffles komen at random in de systole voor en zien er bij elke hartslag anders uit. Voor uitleg van de geluidskanalen, figuur 3.16.

daarmee ook de aanwezigheid) van een AI-souffle is bovendien gerelateerd aan de hoogte van de diastolische bloeddruk; hoe hoger de diastolische bloeddruk is, hoe beter de AI hoorbaar is dan wel hoorbaar wordt.[93]

De AI is vrijwel altijd holodiastolisch. Alleen in buitengewoon ernstige gevallen (bijv. bij acute ernstige AI door endocarditis) is er eind-diastolisch sprake van druknivellering tussen de aorta en de LV. De meestal holodiastolische AI is echter vaak laatdiastolisch niet hoorbaar. De souffle is meestal door zijn hoge frequentie sowieso al moeilijker hoorbaar. Het horen van de karakteristieke diastolische souffle voorspelt een geringe tot ernstige AI met sensitiviteit 54-87%, specificiteit 75-98%, LR+ 9,9, LR– 0,3.[84]

Duroziez

Een maat voor de ernst van AI is bij auscultatie de aan- of afwezigheid van het dubbelgeruis van Duroziez (Paul Duroziez,1826-1879).[94] Dit is een diastolische souffle over de art. femoralis die gegenereerd kan worden door compressie van de art. femoralis. Dat kan met de rand van de membraanzijde van de stethoscoop. Er ontstaat dan altijd een systolische souffle, ook wanneer de membraan richting hart wordt gehouden (figuur 3.120). Bij een ernstige (nietacute) AI veroorzaakt het terugstromende bloed ook een diastolisch, meestal kortdurend en mid-hoogfrequent zacht souffletje. Het dubbelgeruis van Duroziez is dan aanwezig. Deze bevinding heeft meer waarde dan de positieve capillairpols en de homo pulsans.[95]

De exacte diagnostische waarde ervan kan echter bij gebrek aan goed onderzoek niet in maat en getal worden uitgedrukt.[96]

Bij een AI van enig belang is er altijd ook een systolische souffle. Deze souffle (figuur 3.98e en 3.121) ontstaat doordat het diastolisch teruggestroomde volume van de AI bij de volgende contractie extra door het aortaklepostium moet (groter slagvolume). De LV probeert dit grotere slagvolume in dezelfde tijd uit het hart te pompen door de contractiekracht te verhogen. Daardoor neemt de flowsnelheid over de aortaklep toe en wordt meer weerstand ondervonden dan normaal. De gradiënt

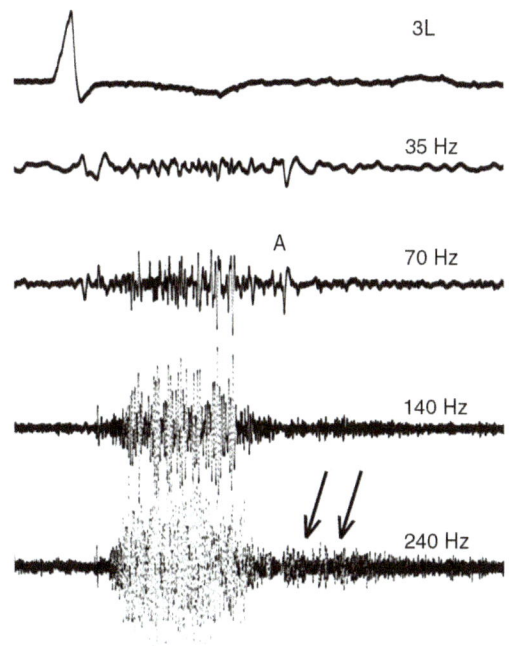

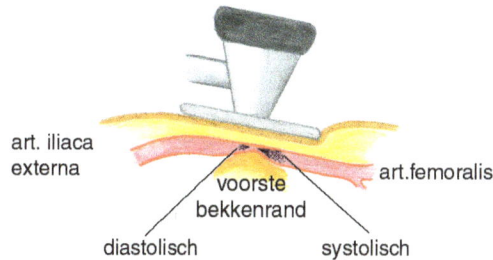

Figuur 3.120 Om de ernst van een (niet-acute) aorta-insufficiëntie (AI) te diagnosticeren kan met de membraanzijde van de stethoscoop de arteria (art.) femoralis in de lies worden gecomprimeerd op de harde bekkenondergrond waardoor altijd een systolische voorwaartse souffle ontstaat, maar bij ernstige AI ook een zacht, kort diastolisch terugstroomsouffletje ('dubbelgeruis van Duroziez'). Voor een optimale geluidsweergave wordt de membraanzijde richting hart gehouden zodat de terugstroomsouffle direct langs de membraan strijkt.

Figuur 3.119 Fonocardiogram opgenomen op 3L van een ernstige, verkalkte aortastenose (AS) met een aorta-insufficiëntie (AI). De AS-souffle is vooral erg luid in de hoge frequenties (Gallavardin-effect); dit past bij tevens aanwezige aortasclerose met verkalking. Daardoor is ook de aortasluitingstoon (A) zacht. De ernstige AI (pijlen) heeft een zachte eerste toon tot gevolg. Wanneer niet specifiek op de diastole wordt gelet wordt de AI makkelijk gemist, ook vanwege de zeer luide systolische souffle die er vlak voor zit. Voor uitleg van de geluidskanalen, figuur 3.16.

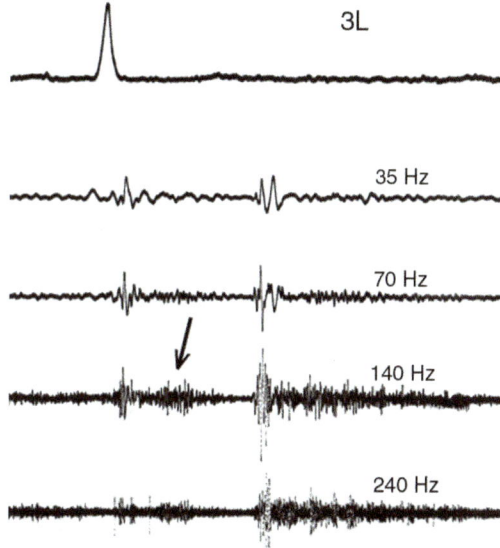

Figuur 3.121 Fonocardiogram opgenomen op 3L. De mid-hoogfrequente diastolische souffle is afkomstig van aorta-insufficiëntie. De systolische souffle is een Begleitsystolikum (pijl). Voor uitleg van de geluidskanalen, figuur 3.16.

over de klep neemt dus toe. Er is dan ook naast de volumebelasting door de AI ook in belangrijke mate een drukbelasting van de LV door een 'relatieve' stenose (ook bij een normaal openende aortaklep).

Omdat deze systolische souffle niet veroorzaakt wordt door een AS maar door het grote slagvolume bij een grote lekterugstroom van de AI en de AI 'begeleidt', wordt deze wel 'Begleitsystolikum' genoemd.

Een Begleitsystolikum is midfrequent en vrijwel altijd luider dan de hoogfrequente zachte AI-souffle. Daardoor wordt het Begleitsystolikum dikwijls als een onschuldige souffle geduid of als een lichte AS, waardoor men niet meer met zorg en separaat zoekt naar een zachte hoogfrequente diastolische souffle en de AI mist. Bij een ernstige

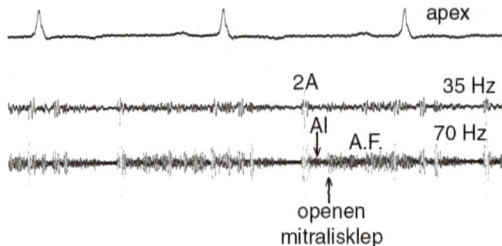

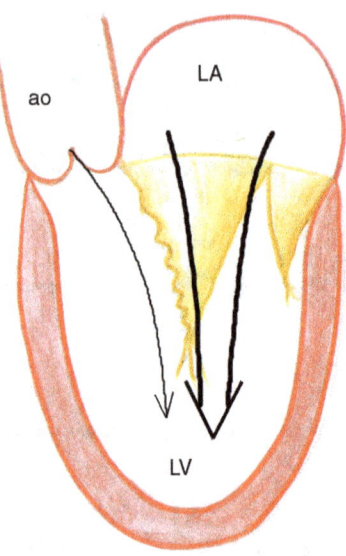

◘ **Figuur 3.122** Fonocardiogram opgenomen op de apex in linkerzijligging bij een patiënt met aorta-insufficiëntie (AI). Nadat de mitralisklep zonder openingssnap is opengegaan, volgt een vrij laagfrequente souffle die het gevolg is van de snelle AI-stroom langs de voorzijde van het voorste mitralisklepblad en een trage instroom langs de achterzijde ervan, zodat het voorste klepblad gaat flutteren. De souffle lijkt op die van een mitralisstenose, terwijl daarvan geen sprake is. Tijdens de atriumcontractie gaat de mitralisklep wat verder open waardoor deze dichter in de buurt van de AI-stroom komt en de Austin Flint-souffle (A.F.) luider wordt. 2A: aortasluitingstoon. Voor uitleg van de geluidskanalen, ◘ figuur 3.16.

◘ **Figuur 3.123** Schematische weergave van de origine van een Austin Flint-souffle. Het soepele voorste mitralisklepblad bevindt zich tussen de trage inflow uit het linkeratrium (LA) en de snelle inflow vanuit de aorta (ao), waardoor het klepblad gaat flutteren. Dit veroorzaakt een laagfrequente diastolische souffle die lijkt op die van een mitralisstenose, maar een openingssnap ontbreekt. LV: linkerventrikel.

AI kan de S1 zacht zijn en te vroeg vallen door een diastolisch snel oplopende druk in de LV. Een S3 en/of S4 kunnen aanwezig zijn.

Aan de apex kan een laagfrequente diastolische souffle hoorbaar zijn, de Austin Flint-souffle (◘ figuur 3.122 en 3.123) doordat de AI-stroom over de mitralisklep strijkt en deze daardoor laat flutteren. De relatie met de ernst van de AI is zeer matig.

Austin Flint
De *Austin Flint* (1812-1886) souffle (◘ figuur 3.122 en 3.123) lijkt op een MS-souffle. De Austin Flint-souffle is ook bijzonder laagfrequent en kan diastolisch hoorbaar zijn aan de apex in linkerzijligging bij een patiënt met AI. De souffle lijkt op die van een MS, terwijl daarvan geen sprake is. Nadat de mitralisklep (zonder openingssnap) is opengegaan, kan deze souffle hoorbaar zijn. De souffle is het gevolg van de snelle AI-stroom langs de voorzijde van het voorste mitralisklepblad en een trage instroom langs de achterzijde ervan, zodat het voorste klepblad tussen beide stromen in gaat flutteren en daarmee de souffle genereert. Deze fluttering is afhankelijk van de richting van de AI; bij een ernstige AI die septumwaarts is gericht, bestaat er geen Austin Flint-souffle. Anderzijds kan bij een hemodynamisch weinig belangrijke AI de smalle AI-jet op het voorste mitralisklepblad zijn gericht en ontstaat er wel een Austin Flint-souffle. Tijdens de atriumcontractie gaat de mitralisklep wat verder open waardoor deze dichter in de buurt van de AI-stroom komt, waardoor de Austin Flint-souffle luider kan worden. De Austin Flint-souffle kan van een MS onderscheiden worden door inspanning: de Austin Flint-souffle blijft hetzelfde of verdwijnt, terwijl de MS-souffle toeneemt.

AI	

Een aorta-insufficiëntie (AI) is een volume- *en* drukbelasting voor de LV.

Andere bevindingen (buiten auscultatie van het hart) bij verdenking AI:

bij ernstige chronische AI	
heel vaak:	gevolgen van het vergrote brutoslagvolume: pulsus celer, hoge polsdruk, homo pulsans, positieve capillairpols (Quincke-pols).* Een polsdruk ≥ 80 mmHg pleit voor een ernstige AI (sensitiviteit 57%, specificiteit 95%, LR+ 10,9)[97] ictus cordis geaccentueerd en naar links onder verplaatst
vaak:	lage diastolische bloeddruk. Een druk ≤ 50 mmHg pleit krachtig voor een ernstige AI (sensitiviteit 30-50%, specificiteit 98%, LR+ 19,3, LR− niet significant)[97]
soms:	*systolische* thrill als gevolg van het vergrote brutoslagvolume en de relatieve AS

* Een capillairpols wordt beoordeeld door zeer lichte druk op de nagel van de patiënt uit te oefenen waardoor een deel van het nagelbed bleek wordt. Tijdens de systole wordt dit deel weer rood, tijdens diastole bleek. De capillairpols is dan positief (Quincke's pulse) (▶ www.youtube.com/watch?v=9m_0RAQDFHM).

Bij acute AI is er nog geen tijd geweest voor de LV om zich aan te passen aan het vergrote slagvolume. Bijgevolg zullen veel van de bovengenoemde verschijnselen (nog) ontbreken.

- **Pulmonalis(klep)insufficiëntie (PI)** (◘ figuur 3.124)

Een PI-souffle heeft dezelfde vorm als de AI-souffle, maar begint in aansluiting aan de 2P, is meestal korter en mid- tot laagfrequent en hoorbaar op 2L-3L. Het horen van de karakteristieke diastolische souffle voorspelt een PI met sensitiviteit 15%, specificiteit 99%, LR+ 17,4, LR− niet significant.[84]

Vooral bij een ernstige PI waarbij de drukken in art. pulmonalis en RV snel nivelleren, duurt de souffle erg kort, soms zo kort dat dit niet als souffle wordt herkend, maar als brede toon wordt aangemerkt. Een ernstige PI gaat, net als een ernstige AI, gepaard met een 'Begleitsystolikum'. Deze systolische souffle is vaak even laagfrequent als de PI zelf. Men spreekt dan van een 'to-and-fro'-souffle. Tijdens inademen splijt de tweede toon en blijkt de souffle vast te zitten aan de 2P, bewijzend voor PI.

De meest voorkomende oorzaak van een belangrijke PI is een geopereerde tetralogie van Fallot.

Bij pulmonale hypertensie is de PI-souffle dikwijls hoogfrequent door de hogere stroomsnelheid. Dit wordt een *Graham Steell*-souffle genoemd. Deze diastolische souffle is hoorbaar langs de linkersternumrand en komt voor bij lang bestaan hebbende pulmonale hypertensie zonder dat er sprake hoeft te zijn van structurele pulmonalisklepafwijkingen. De souffle werd voor het eerst beschreven door Graham Steell[98] (1851-1942) in 1888 (◘ figuur 3.125). De souffle kan makkelijk worden verward met een AI-souffle, maar begint aansluitend aan de 2P. Bij patiënten met MS heeft de aanwezigheid van een Graham Steell-souffle voor het detecteren van pulmonale hypertensie een sensitiviteit 69%, specificiteit 83%, LR+ 4,2, LR− 0,4.[99]

PI

Een pulmonalisinsufficiëntie (PI) is een volumebelasting voor de RV.
Andere bevindingen (buiten auscultatie van het hart) bij verdenking PI:

vaak:	RV-pulsaties parasternaal
soms:	verhoogde CVD bij rechtsfalen; leververgroting, oedeem, ascites

- **Mitralis(klep)stenose (MS)** (◘ figuur 3.98F en 3.126)

Hoorbaar aan de apex, vooral (en soms uitsluitend) in linkerzijligging. De souffle is vrijwel altijd erg laagfrequent en wordt daarom wel 'rumble' of 'roulement' (= roffel) genoemd. Het geluid is te vergelijken met dat van een spinnende kat. De souffle begint later dan een AI-souffle en is daarvan mede door de lage frequentie en het punctum maximum makkelijk te onderscheiden. Er stroomt minder bloed naar de LV, zodat het slagvolume van de LV ook kleiner is; de systole duurt daardoor korter. In ◘ figuur 3.126 zijn een luide S1 en openingssnap (OS) zichtbaar wat past bij een soepele mitralisklep met verkleefde randen. Bij een stijve mitralisklep is er geen OS. De souffle moet worden onderscheiden van de zeldzamere TS die op 4R-4L het luidst is. De TS-souffle wordt luider bij inspiratie. Een souffle die lijkt op die van MS is de onschuldige instroomsouffle over

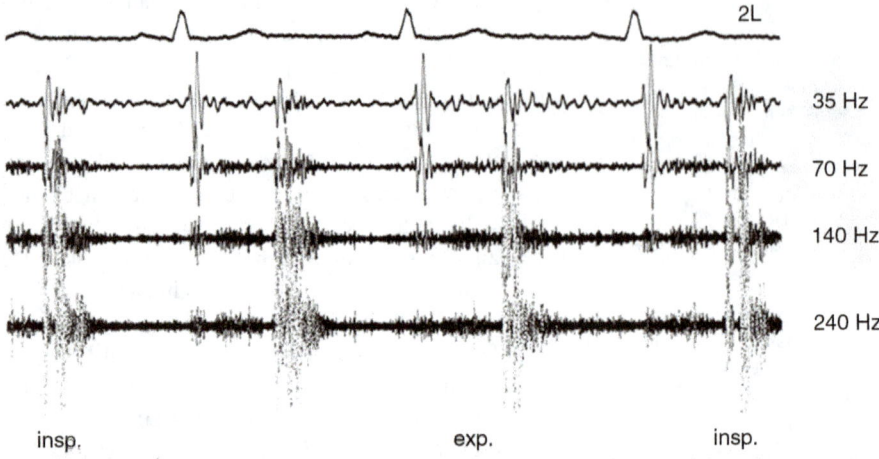

Figuur 3.124 Fonocardiogram opgenomen op 2L van een ernstige pulmonalisinsufficiëntie (PI). De souffle duurt erg kort doordat de drukken in de art. pulmonalis en rechterventrikel snel nivelleren. Tijdens inspiratie (insp.) splijt de tweede toon en blijkt de souffle vast te zitten aan de 2P, bewijzend voor PI. Tijdens expiratie (exp.) is de splijting zo goed als verdwenen. Voor uitleg van de geluidskanalen, figuur 3.16.

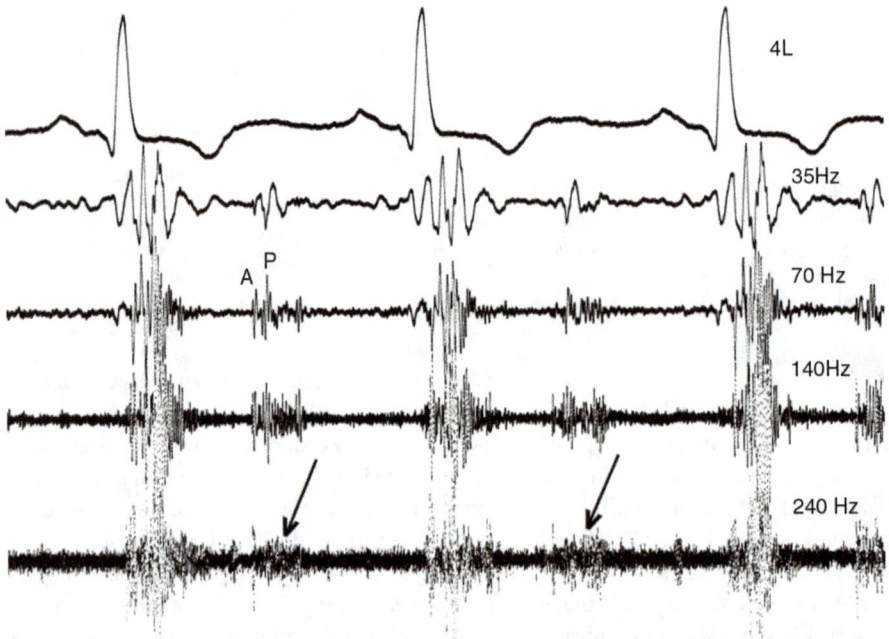

Figuur 3.125 Fonocardiogram opgenomen op 4L van een patiënt met pulmonale hypertensie. Er is in uitademingsstand een gespleten tweede toon (A en P) met een relatief luide pulmonalissluitingstoon door de hoge druk in het pulmonalissysteem. De korte, vooral hoogfrequente diastolische souffle (pijlen) is een Graham Steell-souffle (zie tekst). Voor uitleg van de geluidskanalen, figuur 3.16.

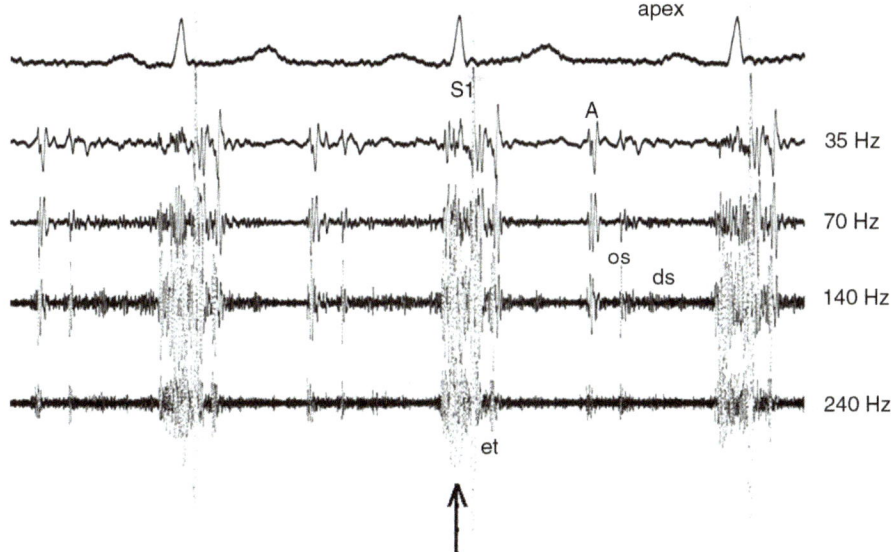

Figuur 3.126 Fonocardiogram opgenomen op de apex in linkerzijligging bij een patiënt met mitralisstenose (MS). Het is een MS met een soepele klep gezien de luidheid van de eerste toon (S1) en de aanwezige openingssnap (os); de oorzaak van de MS is dus zeer waarschijnlijk reumatisch. De diastolische souffle (ds) is zacht en laagfrequent. Tijdens de atriumcontractie is er een luide atriale ejectiesouffle (pijl). et: ejectietoon.

de mitralisklep (dus zonder openingssnap) die zich spontaan kan voordoen, maar vaker wordt waargenomen bij ernstige MI door het vergrote volume dat diastolisch de LV binnenkomt. De 2P kan te luid zijn als gevolg van pulmonale hypertensie die het gevolg is van pulmonaalveneuze drukverhoging. Bij sinusritme is er ook een presystolische atriale ejectiesouffle, leidend tot een laat-diastolische aanzwelling van de rumble, eindigend met de eerste toon.

Carey Coombs

Een middiastolische rumble (roulement) die voorkomt in de acute fase van reuma (dus nog voordat er sprake is van MS), werd beschreven door Carey F. Coombs (1879–1932). De oorzaak zouden wervelingen zijn die ontstaan door de reumatische knobbeltjes aan de klepranden. De souffle is de literatuur ingegaan als de *Carey Coombs*-souffle.

Een souffle die veel lijkt op die van een MS, is de *Austin Flint* (1812-1886) souffle (figuur 3.122 en 3.123). Zie hiervoor bij AI.

MS

Een mitralisstenose (MS) is een drukbelasting voor het LA en voor het pulmonaalveneuze systeem.

Andere bevindingen (buiten auscultatie van het hart) bij verdenking MS:

bijna altijd:	kleine ictus ('tap-dance'-ictus)
vooral bij ernstige MS vaak:	totaal irregulaire pols door atriumfibrilleren crepiteren, door pulmonaalveneuze stuwing (het gevolg van verhoogde druk in het LA) met longoedeem
soms:	passend bij rechtsfalen: verhoogde CVD, vergrote lever, oedeem, ascites

Tricuspidalis(klep)stenose (TS)

De TS-souffle heeft hetzelfde karakter als de MS-souffle en is dus laagfrequent, maar is dikwijls het duidelijkst op 4L-5L. De souffle neemt in luidheid toe bij inspiratie.

> **TS**
>
> Een tricuspidalisstenose (TS) is een drukbelasting voor het RA en voor de systeemveneuze circulatie.
> *Andere bevindingen (buiten auscultatie van het hart) bij verdenking TS:*
>
> | | |
> |---|---|
> | altijd: | hoge a-toppen in de pulsaties van de vena jugularis |
> | vaak: | passend bij verhoogde RA-druk: verhoogde CVD, vergrote lever, oedeem, ascites |

Onschuldige diastolische ventrikelinstroomsouffles zijn beschreven door onder anderen Argano[100] bij goed ausculteerbare kinderen. Deze meestal laagfrequente souffles zijn nauwelijks hoorbaar, maar wel redelijk goed registreerbaar. Ze komen voor zonder dat er sprake is van vindbare afwijkingen.

> **Wervelingen**
>
> Met behulp van kleurendopplerechocardiografie kunnen bij normale harten dikwijls wervelingen worden aangetoond tijdens de diastole. Een relatie met onschuldige diastolische souffles is niet uitgezocht maar wel aannemelijk.

Diastolische ventrikelinstroomsouffles zonder MS of TS kunnen ook ontstaan wanneer een groter dan normaal volume door het AV-ostium gaat. Voor de tricuspidalisklep is dat het geval bij een ernstige TI of een groot ASD (figuur 3.89) en/of abnormaal inmondende longvenen; voor de mitralisklep zijn oorzaken een ernstige MI of een groot VSD of een PDB met grote shunt. Door het vergrote volume is er dikwijls ook een S3 aanwezig.

Continue souffles

De continue souffle moet worden onderscheiden van de 'heen-en-weer'- ('to-and-fro'-)souffle die voorkomt bij bijvoorbeeld AI met een Begleitsystolikum (figuur 3.121). Mogelijke oorzaken van continue souffles zijn:
– PDB;
– aortopulmonale fenestratie;
– sinus Valsalva-ruptuur naar RA (figuur 3.127), RV of LA;
– coronaire fistel (figuur 3.128);
– AV-fistels in de longcirculatie;
– bronchiale collaterale circulatie;
– pulmonalistakstenose;
– abnormale oorsprong van de linker coronaire arterie in de art. pulmonalis (ALCAPA = Anomalous origin of the Left Coronary Artery arising from the Pulmonary Artery = Bland-White-Garland-syndroom) (figuur 3.127). Door het wijde, van veel collateralen voorziene coronairsysteem kan bij de volwassene een shunt hoorbaar zijn van aorta via rechter coronaire arterie retrograad door de linker coronaire arterie naar de art. pulmonalis;
– coarctatio aorta (alleen bij ernstige vorm met een constant drukverschil over de vernauwing);
– toegenomen doorstroming van mammaire vaten (tegen het einde van de zwangerschap en tijdens lactatie);
– veneuze obstructie in een tunnel na Mustardoperatie (= veneuze ompolingsoperatie bij een transpositie van de grote vaten waarbij de aorta uit de anatomische RV komt en de art. pulmonalis uit de anatomische LV);
– onschuldige continue souffle: de venous hum.

■ **Persisterende ductus Botalli (PDB)** (figuur 3.98l)
Bij de PDB zorgt het continue drukverschil tussen de aorta en de art. pulmonalis voor een continue souffle die gewoonlijk het beste hoorbaar is op 2R of vlak onder de clavicula sinistra. Soms is alleen het luidste deel (laatsystolisch-vroegdiastolisch) hoorbaar.[101] De souffle is meestal mid-hoogfrequent en lijkt dikwijls veel op ademgeruis. De ademhaling dient dan ook gestopt te worden in uitademingsstand zonder persen om een dergelijke soms zachte souffle te ontdekken.

De souffle verdwijnt bij pulmonale arteriële hypertensie.

De souffle van een PDB moet onderscheiden worden van praktisch hetzelfde type dat voorkomt bij een ALCAPA (zie hierboven) (figuur 3.127) en van een souffle die bijvoorbeeld bij een shunt

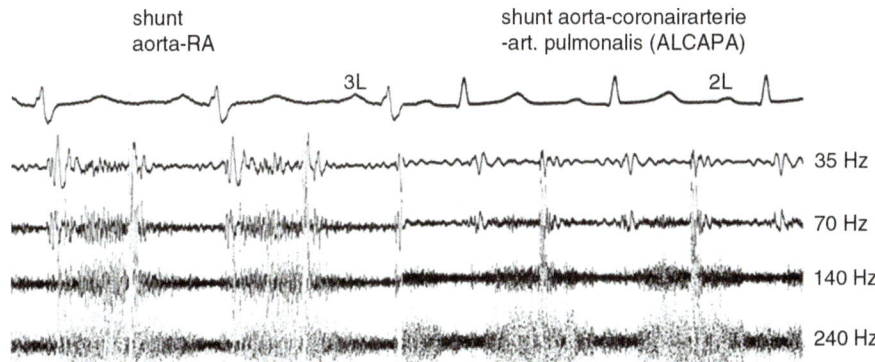

◘ **Figuur 3.127** Fonocardiogrammen van twee continue souffles. Links: opgenomen op 3L: een shunt van aorta naar rechteratrium (RA) als gevolg van een sinus Valsalva-ruptuur bij endocarditis. Rechts: opgenomen op 2L een shunt tussen de aorta via het coronairsysteem naar de arteria (art.) pulmonalis (ALCAPA = Bland-White-Garland-syndroom). Voor uitleg van de geluidskanalen, ◘ figuur 3.16.

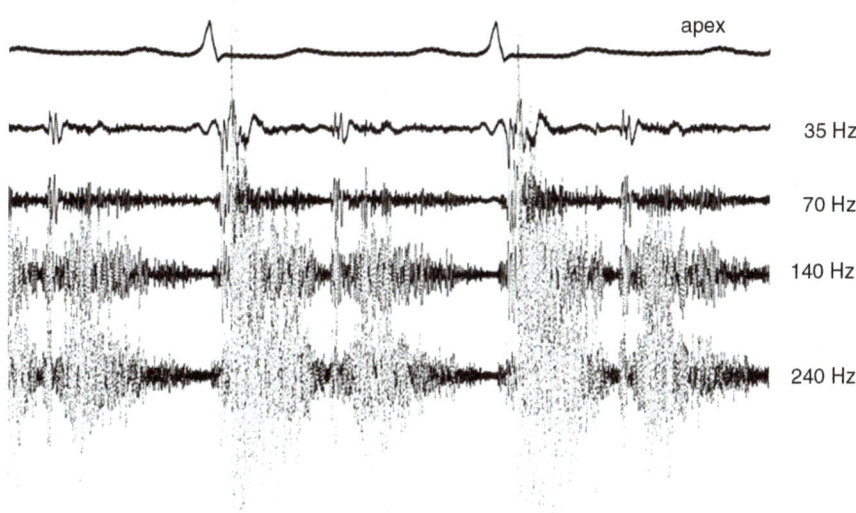

◘ **Figuur 3.128** Fonocardiogram van een continue souffle opgenomen aan de apex van een patiënt met een coronaire fistel die uitmondt in de apex van de rechterventrikel. Voor uitleg van de geluidskanalen, ◘ figuur 3.16.

van aorta naar RA kan bestaan (◘ figuur 3.127); een aorta-RA-souffle is echter vrijwel altijd erg luid. Het punctum maximum is hierbij matig differentiërend. De 2P kan te luid zijn als gevolg van pulmonale hypertensie. De aan- of afwezigheid van een S3 zegt vrijwel niets over de grootte van de shunt.

PDB

Een persisterende ductus Botalli (PDB) is een volumebelasting voor het longvaatbed, het LA en de LV (dus een linksbelastend vitium). Een grote shunt heeft dan ook dezelfde gevolgen als een groot VSD.

Andere bevindingen (buiten auscultatie van het hart) bij verdenking PDB:

mogelijk:	bij pulmonale arteriële hypertensie een luide 2P-toon en cyanose van de onderste lichaamshelft
	passend bij linksfalen: crepiteren
	totaal irregulaire pols als gevolg van atriumfibrilleren
	ictus cordis geaccentueerd en naar links verplaatst
soms:	passend bij rechtsfalen als gevolg van pulmonale hypertensie door toegenomen longdoorstroming: verhoogde CVD, vergrote lever, oedeem
	systolische thrill parasternaal

Een onschuldige continue souffle is de venous hum (bruit du diable) (figuur 3.129). Deze vindt zijn oorsprong in de vena jugularis interna en is rechts duidelijker hoorbaar dan links. De souffle is het duidelijkst vlak boven het rechtersleutelbeen (maar kan ook vlak eronder duidelijk zijn) en is in zittende houding en tijdens inspiratie luider. Diastolisch is de souffle vaak wat luider dan systolisch.[102]

Om de aanwezigheid van een venous hum te bewijzen kan de vena jugularis (interna!, dus hoog onder de kaakhoek) worden afgedrukt: de souffle verdwijnt dan. De souffle kan ook verdwijnen bij draaien van het hoofd naar links of als de patiënt gaat liggen of bij de Valsalva-manoeuvre.

Venous hum

Bij een venous hum is er geen sprake van stenose. Een venous hum kan heel vaak worden gevonden bij anemie: Shiota[104] vond bij 11/14 zittende volwassen patiënten met anemie (Hb < 5,5 mmol/l) een venous hum; bij 5 patiënten verdween de venous hum bij liggen. Bij 14 controlepatiënten werd geen venous hum gevonden. Een venous hum komt ook meer voor bij zwangeren. Een venous hum is weliswaar onschuldig, maar de bezitter ervan kan het wel vervelend vinden. Soms hoort hij de venous hum zelf en dat kan zo storend zijn[102] dat

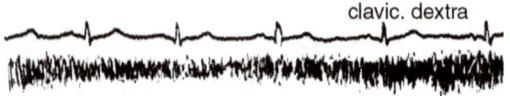

Figuur 3.129 Fonocardiogram opgenomen mediaal op de clavicula dextra. Er is prake van een venous hum. De continue souffle is wat luider tijdens de diastole, maar vooral tijdens inspiratie (rechterdeel).[103]

de patiënt er niet van kan slapen. Sporadisch werd als therapie de vena jugularis interna dextra afgebonden.[105]

3.4.10 Auscultatie van kunstkleppen

Bioprothesen

Het auscultatiepatroon van bioprothesen is in principe hetzelfde als dat van een natieve klep. Vaak echter is het effectieve klepoppervlak van een bioprothese wat kleiner dan de normale natieve klep die bij de patiënt hoort en is er sprake van een lichte stenose. Bij pulmonalis- en aortabioprothesen bestaat er dan een ejectiesouffle die iets meer dan de eerste helft van de systole bestrijkt. Wanneer in de loop van de tijd een bioprothese degenereert, kan de stenose toenemen (dus de souffle in duur toenemen) en/of lekkage ontstaan die als souffle hoorbaar is.

Mechanische kunstkleppen

Mechanische kunstkleppen hebben een heldere (als de secondewijzer van een klok klinkende) openings- en een sluitingsclick. Wanneer deze niet allebei gehoord kunnen worden, is nader onderzoek aangewezen (figuur 3.130). Een mechanische kunstklepring is altijd kleiner dan de natieve ring omdat hij in deze ring moet passen. Daarom bestaat er altijd enige mate van stenose. Een mechanische aorta- of pulmonalisklep heeft dus een ejectiesouffle (bij een normale mitralis- en tricuspidalisklepprothese is geen diastolische souffle hoorbaar). Voor de beoordeling hiervan gelden dezelfde criteria als voor stenose van natieve kleppen: als de stilte tussen het einde van de souffle en de sluitingsclick lang is, is de stenose van weinig belang. Bij een moeilijk hoorbare stilte zou de stenose ernstig kunnen zijn en is nader onderzoek aangewezen. Bij

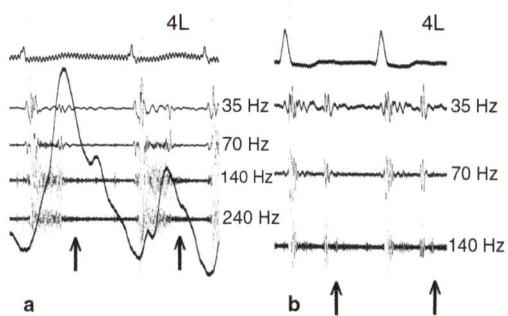

Figuur 3.130 Fonocardiogram opgenomen op 4L van een Björk-Shiley kunstklep in de mitralispositie. a: in beide hartcycli ontbreekt de openingsclick (pijlen). Er is ook een overtuigende mitralisinsufficiëntiesouffle. Een leverpolscurve is meegeschreven en vertoont een systolische buitenwaartse beweging. Dit is een palpatoire positieve leverpols die het gevolg is van ernstige tricuspidalisinsufficiëntie die weer het gevolg was van vergroting van de rechterventrikel door pulmonale hypertensie die ontstaan was door de getromboseerde mitraliskunstklep. b: postoperatief na verwijdering van de trombus zijn er weer fraaie openingsclicks (pijlen) en is de leksouffle verdwenen. Voor uitleg van de geluidskanalen, figuur 3.16.

een normaal functionerende mechanische klepprothese is nooit een leksouffle hoorbaar.

3.4.11 Misverstanden en vaak gemiste souffles

- Frequent voorkomende misverstanden over de luidheid van een souffle zijn:
– *als iets zacht is, is het vast niet erg*. De correlatie tussen luidheid van een souffle en de ernst van een afwijking is niet meer dan matig. Er kan ook bij een zachte souffle sprake zijn van een ernstige afwijking.

Luidheid

Een patiënt die een zeer ernstige AS heeft en op basis daarvan gedecompenseerd is, zal dyspnoïsch zijn en tachycard. De LV is zo slecht en daardoor het slagvolume zo laag dat een eerder zeer waarschijnlijk luide AS-souffle nu nog nauwelijks zal opvallen. Zelfs wordt een dergelijke zachte souffle wel aangezien voor een 'bij de tachycardie horend' onschuldig ejectiesouffletje. Passend bij de ernstige stenose is de *duur* van de souffle ten opzichte van de hele systole echter lang; er is dus nauwelijks stilte tussen het einde van de souffle en de 2A-toon.

Een patiënt die een papillairspierruptuur heeft in het kader van een hartinfarct, zal ondanks een massale MI vaak slechts een zachte MI-souffle hebben (of zelfs helemaal geen souffle) door snelle druknivellering tussen de LV en het niet-gedilateerde LA.

Een patiënt met een groot VSD en vrijwel gelijke drukken in LV en RV zal ook een zachte systolische souffle hebben, of helemaal geen souffle.

– *als iets luid is, is het vast erg*. Een zeer klein musculeus VSD kan een zeer luide systolische souffle veroorzaken; de luidheid is vooral het gevolg van het grote drukverschil tussen LV en RV (deze toestand wordt goed omschreven door het gezegde: 'veel geblaat, weinig wol').

- Vaak gemiste souffles zijn:
– elke tweede souffle, omdat men al (on)gelukkig genoeg is na het vinden van één souffle;
– vrijwel alle diastolische souffles, vooral die behorend bij AI, ernstige PI, PDB en MS;
– AI omdat niet apart geluisterd is naar de diastole tijdens stilgehouden uitademingsstand, en/of in zittende houding;
– PDB omdat niet geluisterd is tijdens stilgehouden uitademing;
– MI omdat niet geluisterd is aan de apex met de patiënt in linkerzijligging;
– MS omdat niet geluisterd is met de klok en met de patiënt in linkerzijligging en de souffle dikwijls erg zacht en erg laagfrequent is, wat moeilijker hoorbaar is dan midfrequent.

- Vaak gemiste ernst van een afwijking die aan een souffle ten grondslag ligt:
– ernst van AS omdat niet gelet is op de duur van de souffle (= duur van de stilte tussen einde souffle en de 2A).

Literatuur

1. Ansari A. The 'straight back' syndrome: current perspective more often associated with valvular heart disease than pseudoheart disease: a prospective clinical, electrocardiographic, roentgenographic, and echocardiographic study of 50 patients. Clin Cardiol 1985;8(5):290–305.
2. Davies MK, Mackintosh P, Cayron RM, et al. The straight back syndrome. Q J Med 1980;49(196):443–60.
3. Robicsek F, Watts LT. Pectus carinatum. Thorac Surg Clin 2010;20(4):563–74.
4. Gray FD. Kyphoscoliosis and heart disease. J Chron Dis 1956;4(5):499–507.
5. Beighton P. Cardiac abnormalities in the Ehlers-Danlos syndrome. Br Heart J 1969;31:227–31.
6. Digilio MC, Marino B, Toscano A, et al. Congenital heart defects in Kabuki syndrome. Am J Med Genet 2001;100(4):269–74.
7. McGee SR. Evidence based physical diagnosis. 3rd ed. Philadelphia, PA: Saunders Elsevier, 2012, p. 73.
8. Wall EE van der, Werf F van de, Zijlstra F. Cardiologie. 2e herziene druk. Houten: Bohn Stafleu van Loghum, 2008.
9. McGee SR. Evidence based physical diagnosis. 3rd ed. Philadelphia, PA: Saunders Elsevier, 2012, p. 462.
10. Blanche C, Noble S, Roffi M, et al. Platypnea–orthodeoxia syndrome in the elderly treated by percutaneous patent foramen ovale closure: A case series and literature review. Eur J Intern Med 2013;24(8):813–7.
11. Seward JB, Hayes DL, Smith HC, et al. Platypnea-orthodeoxia: clinical profile, diagnostic workup, management, and report of seven cases. Mayo Clin Proc 1984;59(4):221–31.
12. Gillam PM, Deliyannis AA, Mounsey JP. The left parasternal impulse. Br Heart J 1964;26:726–36.
13. Hartman H. Fonocardiografie. ICI Holland BV. 1976.
14. McGee SR. Evidence based physical diagnosis. 3rd ed. Philadelphia, PA: Saunders Elsevier, 2012, p. 116.
15. Blomström-Lundqvist C, Scheinman MM, Aliot EM, et al. ACC/AHA/ESC Guidelines for the management of patients with supraventricular arrhythmias. J Am Coll Cardiol 2003;42:1493–531.
16. Auenbrugger L. New invention by means of percussing the human thorax for detecting signs of obscure disease of the interior of the chest. 1761.
17. Hanna IR, Silverman ME. A history of cardiac auscultation and some of its contributors. Am J Cardiol 2002;90:259–267.
18. Walker HK. The origins of the history and physical examination. In: Walker HK, Hall WD, Hurst JW, red. Clinical methods: the history, physical, and laboratory examinations. 3rd edition. Boston, IL: Butterworths, 1990.
19. Heckerling PS, Wiener SL, Moses VK, et al. Accuracy of precordial percussion in detecting cardiomegaly. Am J Med 1991;91(4):328–34.
20. Heckerling PS, Wiener SL, Wolfkiel CJ, et al. Accuracy and reproducibility of precordial percussion and palpation for detecting increased left ventricular end-diastolic volume and mass. JAMA 1993;270(16):1943–7.
21. Spodick DH. Normal sinus heart rate: appropriate rate thresholds for sinus tachycardia and bradycardia. South Med J 1996;89(7):666–7.
22. Liu CK, Luisada AA. Halving of the pulse due to severe alternans. Am Heart J 1955;49:927–33.
23. Eilen SD, Crawford MH, O'Rourke RA. Accuracy of precordial palpation for detecting increased left ventricular volume. Ann Intern Med 1983;99(5):628–30.
24. O'Neill TW, Barry M, Smith M, Graham IM. Diagnostic value of the apex beat. Lancet 1989;1(8635):410–1.
25. McGee SR. Evidence based physical diagnosis. 3rd ed. Philadelphia, PA: Saunders Elsevier, 2012, p. 313.
26. Fowler NO, Noble WJ, Giarratano SJ, Mannix EP. The clinical estimation of pulmonary hypertension accompanying mitral stenosis. Am Heart J 1955;49(2):237–49.
27. Spodick DH. Acoustic phenomena in pericardial disease. Am Heart J 1971;81:114–24.
28. Wilkins, RG. Radial artery cannulation and ischaemic damage: A review. Anaesthesia 1985;40:896–9.
29. Thompson SR, Hirschberg A. Allen's test re-examined. Crit Care Med 1988;16: 915.
30. McGee SR. Evidence based physical diagnosis. 3rd ed. Philadelphia, PA: Saunders Elsevier, 2012, p. 462.
31. Levi M. Schreuder MCJ, Hart W. Fysische diagnostiek – percussie en palpatie van de lever. Ned Tijdschr Geneeskd 2000;144(18):835–8.
32. McGee SR. Evidence based physical diagnosis. 3rd ed. Philadelphia, PA: Saunders Elsevier, 2012, p. 430.
33. Castell DO, Frank BB. Abdominal examination: role of percussion and auscultation. Postgrad Med 1977;62(6):131–4.
34. Godfried MH, Briët E. Fysische diagnostiek- percussie en palpatie van de milt. Ned Tijdschr Geneeskd 2000;144(5):216–9.
35. Schipper HG, Godfried MH. Fysische diagnostiek- ascites. Ned Tijdschr Geneeskd 2001;145(6):260–4.
36. Leake C. William Harvey' Exercitatio Anatomica De Motu Cordis et Sanguinis in Animalibus. Springfield, IL: Charles C. Thomas, 1928.
37. Laennec R. De l'auscultation mediate ou traité du diagnostique des maladies des poumon et du coeur. Parijs: Brosson et Chaudé,1819.
38. Hope J. Sounds of the heart. In: A treatise on the diseases of the heart and great vessels. Londen: Churchill Livingstone, 1834, p. 25–54.
39. Lewis T. Willem Einthoven, M.D., Ph. D. Br Med J 1927;2(3483):664–5.
40. Eyster JAE. Studies on the venous pulse. J Exp Med 1911;14(6):594–605.
41. Leatham E. Auscultation of the heart. Lancet 1958;2:702-8, 757–65.
42. Mangione S, Nieman L, Gracely E, et al. The teaching and practice of cardiac auscultation during internal medicine and cardiology training. Ann Intern Med 1993;119:47–54.

43. Paauw DS, Wenrich MD, Curtis JR, et al. Ability of primary care physicians to recognize physical findings associated with HIV infection. JAMA 1995;274:1380–2.
44. Barrett MJ, Kuzma MA, Seto TC, et. al. The power of repetition in mastering cardiac auscultation. Am J Med 2006;119:73–5.
45. Di Bartolo G, Nunez-Dey, Muiesan G, et al. Hemodynamic correlates of the first heart sound. Am J Physiol 1961;201:888.
46. Bruns DL. A general theory of the causes of murmurs in the cardiovascular system. Am J Med 1959;27:360–74.
47. Luisada AA, Argano B. The initial component of the first heart sound. Chest 1971;60:79–81.
48. Kindig JR, Beeson TP, Campbell RW, et al. Acoustical performance of the stethoscope: a comparative analysis. Am Heart J 1982;104:269–75.
49. Lakier JB, Bloom KR, Pocock WA, et al. Tricuspid component of First heart sound. Br Heart J 1973;35:1275–9.
50. Leatham A. Phonocardiography. Postgrad Med J 1949;568–81.
51. Luisada AA, Kurz H, Slodky SJ, et al. Normal First heart sounds with nonfunctional tricuspid valve or right ventricle: clinical and experimental evidence. Circulation 1967;35:119–25.
52. Levine SA. Auscultation of the heart. Londen: The St. Cyrus Lecture of the National Heart Hospital, 1948.
53. Nelson WP, North RL. Splitting of the second heart sound in adults forty years and older. Am J Med Sci 1967;254(6):805–7.
54. McGee SR. Evidence based physical diagnosis. 3rd ed. Philadelphia, PA: Saunders Elsevier, 2012, p. 328.
55. Hauwaert LG van der, Geest H de Kesteloot H, Verstraete M. Fysische diagnostiek bij hart- en vaatlijden. De Nederlandse bibliotheek der geneeskunde. Leiden: Stafleu, 1975.
56. Boyer SH, Chisholm AW. Physiological splitting of the second heart sound. Circulation 1958;43:1010–1.
57. Shaver JA, Nadolny RA, O'Toole JD, et al. Sound pressure correlates of the second heart sound. Circulation 1974;49:316–25.
58. Wolferth CC, Margolies A. Heart sounds. In: Stroud WD, red. The diagnosis and treatment of cardiovasculair disease. Philadelphia, PA: FA Davis, 1940, pp. 507–54.
59. Reinhold J, Rudhe U, Bonham-Carter RE. The heart sounds and the arterial pulse in congenital aortic stenosis. Br Heart J 1955;17:327–36.
60. Petit A. Traité de médicine de Charcot Bouchard et Brissaud. Parijs: Masson et Cie, 1902.
61. Lian C, Welti JJ. Le claquement artériel pulmonaire protosystolique. Arch Mal Coeur 1937;30:947–54.
62. Luisada AA, Alimurung MM. The systolic gallop rhythm. Acta Cardiol 1949;4:309.
63. McKusick VA.Cardiovascular sound in health and disease. Baltimore, MD: Williams and Wilkins, 1958.
64. Rackley CE, Whalen RE, Floyd WL, et al. The precordial honk. Am J Cardiol 1966;17:509.
65. Pickering D. Clicks, whoops and honks. Arch Dis Child 1972;47:731.
66. McGee SR. Evidence based physical diagnosis. 3rd ed. Philadelphia, PA: Saunders Elsevier, 2012, p. 343.
67. Luisada AA, Shah PM. Controversial and changing aspects of auscultation. Diastolic sound. Intervals. Systolic sounds. Am J Cardiol 1964;13:243–62.
68. Perez GL, Luisada AA. When does a fourth sound become an atrial gallop? Angiology 1976;27:300–10.
69. Blaxland Levick C, Sydney MB. Gallop rhythm: its clinical significance in certain cases. Lancet 1931;218:633–5.
70. Gershlick AH, Leech G, Mills PG, Leatham A.The loud first heart sound in left atrial myxoma. Br Heart J 1984;52:403–7.
71. Levine SA. The systolic murmur: its clinical significance. JAMA 1933;101:436–8.
72. McGee SR. Evidence based physical diagnosis. 3rd ed. Philadelphia, PA: Saunders Elsevier, 2012, p. 369.
73. Lembo NJ, Dell'Italia LJ, Crawford MH, O'Rourke RA. Bedside diagnosis of systolic murmurs. N Engl J Med 1988;318(24):1572–8.
74. Rivero-Carvallo JM. Signo para el diagnostico de las insuficiencias tricuspideas. Arch Inst Card Mex 1946;16:531.
75. Salazar SA, Borrero JL, Harris DM. On systolic murmurs and cardiovascular physiological maneuvers. Adv Physiol Educ 2012;36:251–6.
76. Fogel DH. The innocent systolic murmur in children. A clinical study of its incidence and characteristics. Am Heart J 1960;59(6):844–55.
77. Oort AM van. The vibratory innocent heart murmur. Proefschrift. Nijmegen: UMC St Radboud, 1993.
78. Acierno L. Louis Gallavardin. Clin Cardiol 1999;22:52–3.
79. McGee SR. Evidence based physical diagnosis. 3rd ed. Philadelphia, PA: Saunders Elsevier, 2012, p. 376.
80. McGee SR. Evidence based physical diagnosis. 3rd ed. Philadelphia, PA: Saunders Elsevier, 2012, p. 377.
81. Exadactylos N, Sugrue DD, Oakley CM. Prevalence of coronary artery disease in patients with isolated aortic valve stenosis. Br Heart J 1984;51:121–4.
82. Rajappan K, Rimoldi OE, Dutka DP, et al. Mechanisms of coronary microcirculatory dysfunction in patients with aortic stenosis and angiographically normal coronary arteries. Circulation 2002;105:470–6.
83. Gould KL, Carabello BA. Why angina in aortic stenosis with normal coronary arteriograms? Circulation 2003;107:3121–3.
84. McGee SR. Evidence based physical diagnosis. 3rd ed. Philadelphia, PA: Saunders Elsevier, 2012, p. 361.
85. Merendino KA, Hessel EA. The 'murmur on top of the head' in acquired mitral insufficiency. JAMA 1967;199:142.
86. Toonder M. Het kukel. In: Als je begrijpt wat ik bedoel (1963). Amsterdam: De Bezige Bij, 1983; p. 159.
87. Janssen JH, Loomans LW, Kootstra GJ. Het kukelfenomeen: een Nederlands begrip in de fysische diagnostiek van mitralisinsufficiëntie. Ned Tijdschr Geneeskd 1984;128(26):1229–32.

88. McGee SR. Evidence based physical diagnosis. 3rd ed. Philadelphia, PA: Saunders Elsevier, 2012, p. 390.
89. Hamer JPM. Chordal rupture of the mitral valve. Reappraisal of the diagnosis and treatment. Groningen: Van Denderen, 1984.
90. McGee SR. Evidence based physical diagnosis. 3rd ed. Philadelphia, PA: Saunders Elsevier, 2012, p. 401.
91. Spodick DH. Pericardial friction. Characteristics of pericardial rubs in fifty consecutive, prospectively studied patients. N Engl J Med 1968;278:1204-7.
92. Verheugt APM. De auscultatie van het hart. Ned Tijdschr Geneeskd 1965;109 II 50:2407-17.
93. Leonard JJ, Allensworth D. Differential diagnosis of the early diastolic murmur. In: Segal BL, red. The theory and practice of auscultation. Philadelphia, PA: FA Davis Co., 1963.
94. Duroziez PL. Du souffle intermittent crural, comme signe de l'insuffisance aortique. Arch Gen Med 1861;17:417-43, 588-605.
95. Sapira JD. Quincke, de Musset, Doroziez, and Hill: some aortic regurgitations. South Med J 1981;74(4):459-67.
96. Babu AN, Kymes SM, Carpenter Fryer SM. Eponyms and the diagnosis of aortic regurgitation: what says the evidence? Ann Intern Med 2003;138(9):736-42.
97. McGee SR. Evidence based physical diagnosis. 3rd ed. Philadelphia, PA: Saunders Elsevier, 2012, p. 385.
98. Steell G. The murmur of high-pressure in the pulmonary artery. Med Chron Manchester 1888;9:182-8.
99. McGee SR. Evidence based physical diagnosis. 3rd ed. Philadelphia, PA: Saunders Elsevier, 2012, p. 399.
100. Argano B, Luisada AA. Innocent diastolic murmurs. Chest 1971;59:443-5.
101. Haring OM, Luisada AA, Gasul BM. Phonocardiography in patent ductus arteriosus. Circulation 1954;10:501-10.
102. Hardison JE, Smith RB 3rd, Crawlwy IS, et al. Self-heard venous hums. JAMA 1981;245(11):1146-7.
103. Cartlidge NEF, Ayyar YY, Lee M. Intracranial A-V malformation associated with cranial bruit and cervical venous hum. Postgrad Med J 1970;46(542):726-8.
104. Shiota T, Sakamoto T, Amano K, et al. Venous hum and innominate vein flow velocity in chronic anemia: a pulsed Doppler echocardiographic study. J Cardiol 1989;19(3):885-92.
105. Nehru VI, Al-Khaboori MJJ, Kishore K. Ligation of the internal jugular vein in venous hum tinnitis. J Laryngola Otol 1993;107:1037-8.

Specifiek onderzoek

Samenvatting

Aanvullende onderzoeken zijn de bloeddrukmeting en het beoordelen van de centraalveneuze druk. De typen bloeddrukmeters worden besproken alsmede het belang van de juiste manchetbreedte. De methode van meting komt aan de orde en ook de vijf Korotkoff-fasen. Een 'silent gap' is een van de oorzaken van meetfouten. De 'witte jassenhypertensie' komt voor bij 12-25% van de patiënten. Ook wordt de bloeddrukmeting bij verdenking op coarctatie besproken inclusief de mogelijke bevindingen. De methode om de inspiratoire bloeddrukdaling en 'pulsus paradoxus' te boordelen komt aan de orde.

    Meten of beoordelen van de centraalveneuze druk is belangrijk voor het opsporen van hartfalen, maar is niet altijd eenvoudig. De problemen bij het beoordelen van de centraalveneuze druk worden vereenvoudigd met behulp van veel tekenvoorbeelden en foto's. De meetmethode met de veneuze boog wordt inzichtelijk gemaakt. De uitvoering van de methode en de interpretatie van de uitkomsten verschillen in de literatuur nogal. Dit wordt overzichtelijk naast elkaar gezet. De oorzaken van een verhoogde en van een verlaagde centraalveneuze druk worden besproken. Ten slotte komt de abdominojugulaire test aan de orde.

4.1   Het meten van de bloeddruk – 124

4.2   Het beoordelen van de centraalveneuze druk (CVD) – 132

           Literatuur – 143

4.1 Het meten van de bloeddruk

Geschiedenis van de bloeddrukmeting

Hales was een geestelijke uit Cambridge. Hij zou omstreeks 1733 op bloedige wijze de bloeddruk hebben gemeten bij een paard. De geschiedenis verhaalt niet waarom een geestelijke de bloeddruk van een paard zou willen weten. Het dier werd op de rug gelegd waarna een koperen pijpje in een arterie werd aangebracht. Aan het pijpje zat een glazen buis vast. Het bleek dat het bloed hierin naar boven kwam tot 8 ft 3 inches boven het niveau van de LV uit (dat is 251 cm bloed = 197 mmHg).[1] Hij schatte dat de bloeddruk bij de mens ongeveer 7½ ft moest zijn (179 mmHg, hij schatte dus wat aan de hoge kant). De glazen buis werd door Poiseuille in 1828 vervangen door een kwikmanometer. De meting was nog steeds invasief. Er kwam geen palpatie of stethoscoop aan te pas, hoewel die een paar jaar eerder was ontwikkeld. In 1853 bouwde Vierordt (1818-1884)[2] een sfygmograaf (de voorloper van de sfygmomanometer) waarmee de systolische bloeddruk kon worden gemeten door vast te stellen hoeveel gewicht er nodig was om de art. radialis dicht te drukken (figuur 4.1).

De Italiaanse arts Scipione Riva-Rocci (1863-1937)[3] ontwikkelde een bloeddrukmeter met manchet. Voor het meten van de druk gebruikte Riva-Rocci (waar de notitie 'RR' voor bloeddruk vandaan komt) ook een kwikmanometer, die nu al jaren niet meer is toegestaan vanwege de toxiciteit van kwik. Toch wordt nog steeds de uitslag van de bloeddruk uitgedrukt in millimeters kwik. Riva Rocci mat aanvankelijk alleen palpatoir de bloeddruk. Hij gebruikte een manchet van 5 cm breed. Von Recklinghausen[4] stelde in 1901 vast dat een bredere manchet nauwkeuriger uitkomsten opleverde. Voor heel dikke patiënten bleek veel later de bloeddruk nauwkeuriger bepaald te kunnen worden door die te meten aan de onderarm.[5]

Nikolaj Sergejevitsj Korotkoff (1874-1920) (ook wel Korotkow[6] of Korotkov), vaatchirurg te Leningrad, ontdekte en beschreef in 1905 dat tijdens het meten van de bloeddruk geluiden te horen waren met een stethoscoop wanneer de extern aangelegde druk in de manchet van de bloeddrukmeter tussen de systolische en diastolische bloeddruk ligt.

4.1.1 Inleiding

Systeemhypertensie is schadelijk voor de LV en is bij veel patiënten de oorzaak van LV-falen. Ook is hypertensie schadelijk voor vele andere organen. Er is een duidelijke relatie met het ontstaan van atherosclerose. Hierdoor kunnen onder andere vernauwingen en afsluitingen van arteriën ontstaan. Hypertensie dient dus zorgvuldig te worden bestreden.

Tijdens het klinisch onderzoek wordt de arteriële bloeddruk gewoonlijk onbloedig gemeten met een manometer en een opblaasbare cuff in een manchet (gewoonlijk worden cuff en manchet samen aangeduid als manchet). Daarbij worden door middel van auscultatie van de tonen/souffles die door compressie van een arterie (meestal een art. brachialis) ontstaan, systolische en diastolische waarden verkregen. Deze bloeddrukwaarden komen in het algemeen goed overeen met de werkelijke bloeddruk zoals die bloedig in hetzelfde bloedvat wordt gemeten. De onbloedig gemeten bloeddruk is een afspiegeling van de systolische druk in de LV mits zich tussen de LV en het meetpunt geen obstructies bevinden.

4.1.2 Bloeddrukmeters

De kwikmanometer is om milieutechnische redenen niet meer toegestaan. De gebruikelijke veermanometer is verbonden met de manchet die met klittenband om een extremiteit kan worden gekleefd en met een slang verbonden is aan een ballon met ventiel waarmee men de manchet kan opblazen of leeg laten lopen. Tevens bestaan er elektronische automatische bloeddrukmeters waarbij de bloed-

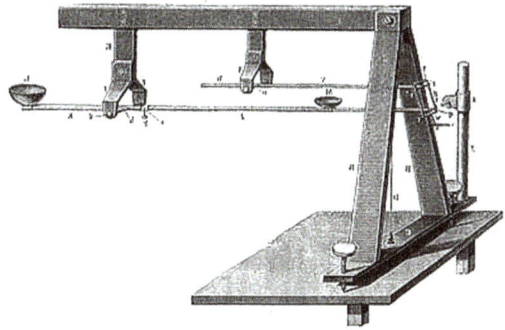

• **Figuur 4.1** De sfygmograaf van Vierordt (1853).

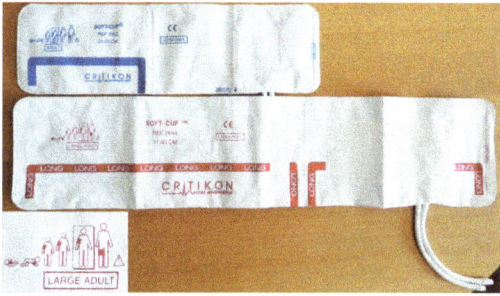

• **Figuur 4.3** Boven: een 12 cm brede manchet, geschikt voor bloeddrukmeting bij bovenarmen van 23 tot 33 cm. Midden: een 15 cm brede manchet, geschikt voor bloeddrukmeting bij bovenarmen van 31 tot 40 cm. Linksonder: uitvergroting van diverse manchetbreedten passend bij de omvang van arm of been.

druk afgelezen kan worden op een lcd-schermpje; van dit type bloeddrukmeters zijn de bovenarmmeters beter dan de polsmeters.

4.1.3 Manchetbreedte

De noodzakelijke breedte van een manchet wordt bepaald door de omvang van de extremiteit waaraan wordt gemeten. Voor volwassenen wordt voor de bovenarmsmeting een manchetbreedte gebruikt van 11-12 cm. Voor dikke bovenarmen wordt een bredere manchet gebruikt.

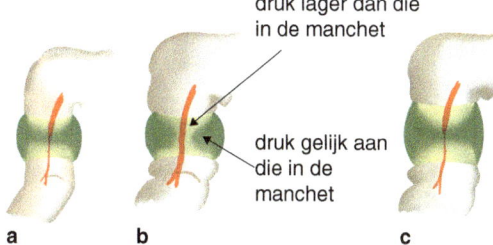

• **Figuur 4.2** Illustratie van het effect van een dikke bovenarm op de uitkomst van de bloeddrukmeting met normale manchetbreedte (12 cm) en met een bredere manchet (15 cm). Bij a, met een normale arm, wordt bij een bepaalde druk de art. brachialis afgesloten. Bij b, met een dikke arm, wordt met dezelfde druk in de manchet de art. brachialis niet afgesloten; de manchet moet verder worden opgepompt, waardoor een te hoge bloeddruk wordt geregistreerd. Bij c wordt dit ondervangen door een bredere manchet te gebruiken.

Manchetbreedten

Wanneer een manchetbreedte van 11-12 cm zou worden gebruikt bij een heel dikke bovenarm, moet veel meer druk worden opgebracht om de art. brachialis dicht te krijgen dan normaal en zou een te hoge bloeddruk worden gemeten (• figuur 4.2). Zo geeft een 12 cm-manchet bij een bovenarm met een omtrek van 27-30 cm een juiste systolische druk weer, maar dezelfde manchet geeft bij een armomvang van 38-42 cm een 15 mmHg te hoge druk en bij 43-48 cm een 22 mmHg te hoge druk.[7] Ragan stelde vast dat bij gebruik van een 20 cm-manchet de uitkomsten te laag waren. Voor een dikke bovenarm wordt dan ook meestal een manchet van 15 cm gebruikt, geschikt voor een armomvang van 31-40 cm. Hetzelfde geldt voor meting van de bloeddruk aan de benen waarbij de manchet om het bovenbeen of om het onderbeen wordt geplaatst. Voor een kinderarmpje is een heel smalle manchet aangewezen (• figuur 4.3).

Voor het meten van de bloeddruk bij kinderen hebben Moss en Adams de volgende manchetbreedten voorgesteld na vergelijking van de meetuitkomsten met intra-arteriële drukmeting:[8] kinderen < 5 jaar 5 cm; 5-8 jaar 7 cm; 8-14 jaar 9,5 cm.

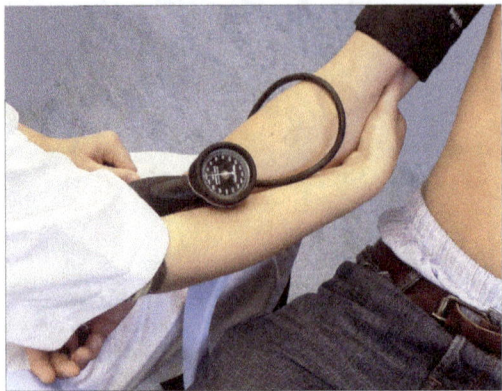 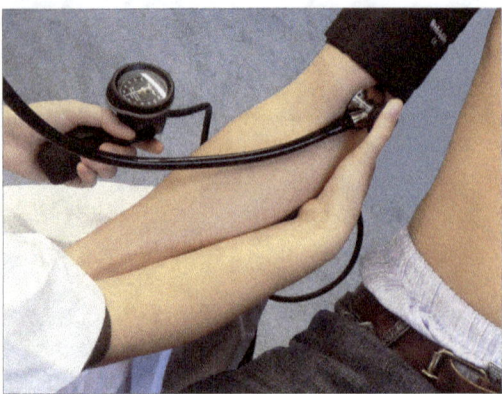

Figuur 4.4 Palpatie van de art. brachialis tijdens het oppompen van de manchet. De arm van de patiënt rust op de stoelleuning.

Figuur 4.5 Auscultatie van Korotkoff-tonen tijdens bloeddrukmeting.

4.1.4 Principe en uitvoering van de bloeddrukmeting

De bloeddruk kan het beste in de loop van een lichamelijk onderzoek worden gemeten en niet wanneer de patiënt net zit of net op de onderzoekbank ligt en dus fysiek en psychisch nog niet rustig is. Er mag niet gemeten worden aan een arm waarin dialyseshunts aanwezig zijn en ook mag er geen oedeem van de arm bestaan zoals dat kan voorkomen na okselklieruitruiming of bestraling.

De bloeddruk wordt de eerste keer aan beide armen gemeten, bij latere bezoeken alleen aan de arm met de hoogste bloeddruk. Dat is meestal de rechterarm omdat onderweg naar de linkerarm de art. carotis sinistra nog aftakt en het traject naar de linkerarm ook wat langer is. Het verschil tussen de systolische drukken aan beide armen mag 5 mmHg bedragen, volgens sommigen maximaal 10 mmHg.[9] Tijdens de meting zit de onderzoeker, wat zowel psychologisch als voor de meettechniek rustiger is. De patiënt zit of ligt, tenzij de bloeddruk op indicatie staand wordt gemeten (orthostatische hypotensie?). Om de bovenarm mag zich geen knellende kleding bevinden. De manchet wordt strak en goed aansluitend om de arm gelegd, zodanig dat de onderrand ervan zich ongeveer 3 cm boven de elleboogplooi bevindt en de rubber slang tussen ballon en manchet niet in de weg zit, dus niet voor of in de buurt van de art. brachialis.

Met de rechterduim (of de linker, afhankelijk van in welke hand de onderzoeker bij voorkeur de bloeddrukmeter vasthoudt) kan de art. brachialis aan de rechterarm gepalpeerd worden met de vingers als steun achter de elleboog van de patiënt, die de arm rustig, niet actief gestrekt heeft (figuur 4.4) dan wel de arm op een tafel of een stoelleuning laat rusten. (Gewoonlijk wordt een arterie gepalpeerd met de vingers maar omdat hier niet de kwaliteit van de pols wordt beoordeeld maar slechts de plaats ervan, mag het met de duim; dat is handiger.) De manchet wordt opgepompt tot 30 mmHg hoger dan de druk die werd gemeten bij het verdwijnen van de brachialispols. Voor de palpatie is de art. brachialis handiger dan de art. radialis omdat de plaats van de art. brachialis, die even later moet worden beluisterd, dan bekend is.

Vervolgens wordt tussen duim en art. brachialis de kop van de stethoscoop geplaatst (figuur 4.5).[10] Door deze volgorde van handelen zal de stethoscoop altijd op de meest optimale positie staan voor auscultatie.

Vervolgens laat men de manchet langzaam leeglopen met ongeveer 2-3 mmHg/sec.

Op zeker moment worden dan Korotkoff-tonen gehoord. Ze ontstaan doordat er wervelingen in het vernauwde bloedvat optreden. De aard van de Korotkoff-tonen verdeelt de meting in vijf fasen. Oorspronkelijk beschreef Korotkoff vier fasen. Een tussenliggende fase (de huidige fase 4) werd door Ettinger in 1907 toegevoegd.[11] Tegenwoordig spreekt men echter van de vijf Korotkoff-fasen.

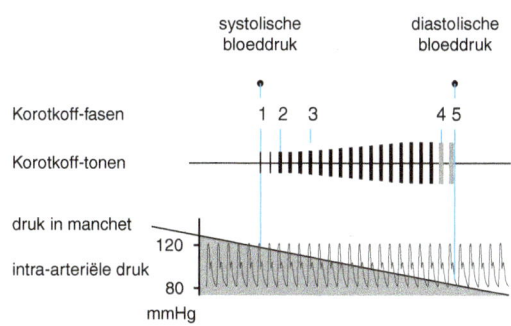

Figuur 4.6 Schematische weergave van Korotkofftonen en bloeddrukfasen bij normale bloeddruk.

De vijf Korotkoff-fasen zijn (figuur 4.6):
- Fase 1: de eerste kloppende tonen terwijl de manchet leegloopt; alleen tijdens de systole stroomt er bloed.
- Fase 2: de tonen krijgen een meer ruisend karakter.
- Fase 3: de tonen nemen in luidheid toe.
- Fase 4: de tonen verliezen vrij snel hun kloppend karakter en worden doffer of meer blazend (de geluidssterkte blijft gelijk).
- Fase 5: de tonen zijn verdwenen.

Het begin van fase 1 is de systolische bloeddruk. Fase 5 is de diastolische bloeddruk.

Fase 4 of 5?

Er is tientallen jaren discussie gevoerd over de vraag of fase 4 de juiste diastolische bloeddruk weergeeft of fase 5. Fase 4 komt mogelijk beter overeen met de diastolische bloeddruk. In het algemeen liggen fase 4 en 5 dicht bij elkaar (5 mmHg). Uitzonderingen hierop zijn bijvoorbeeld zwangeren en patiënten met nervositas of hyperthyreoïdie[12] waar het verschil meer dan 10 mmHg kan zijn. Bij zwangeren blijven in zeldzame gevallen de Korotkoff-tonen zelfs tot een druk van 0 bestaan; ze zijn dus spontaan (zonder manchet) hoorbaar. Dit kan ook voorkomen bij ernstige AI. Fase 4 heeft het nadeel van subjectiviteit (wat is precies het moment van zachter worden?) waardoor de reproduceerbaarheid wat minder goed zou kunnen zijn. Fase 5 is een nauwkeuriger vast te stellen moment: het verdwijnen van de tonen. In 1967 hield de American Heart Association[13] fase 4 aan als diastolische bloeddruk; ze raadde echter wel aan om wanneer fase 4 en 5 duidelijk verschillen drie waarden te noteren (bijv. 125/85/75 mmHg). In 2007 werd in studieboeken ook nog fase 4 aangeraden.[9]

In 2007 adviseerde de 'Task Force for the management of arterial hypertension of the European Society of Hypertension and of the European Society of Cardiology' fase 5 als diastolische bloeddruk. Dit werd in de richtlijnen van 2013 herhaald.[14] In deze richtlijnen worden de volgende adviezen gegeven:
- de patiënt moet enkele minuten in een rustige kamer hebben gezeten;
- doe minstens twee metingen met een tussentijd van 1-2 min en een aanvullende meting wanneer de eerste twee metingen sterk van elkaar verschillen;
- gebruik een manchet van 12-13 cm breed en 35 cm lang; voor dikke armen wordt een bredere manchet gebruikt, voor dunne armen en voor kinderen een smallere manchet;
- de manchet dient zich ter hoogte van het hart te bevinden, ongeacht de positie van de patiënt;
- gebruik de fasen 1 en 5 voor het vaststellen van de systolische en de diastolische bloeddruk;
- meet de bloeddruk tijdens het eerste bezoek aan beide armen om verschillen op te sporen; neem voor vervolgmetingen de arm met de hoogste bloeddruk;
- meet, wanneer houdingsafhankelijke hypotensie kan worden verwacht, de bloeddruk bij de staande patiënt na 1 en 5 min: vooral bij oudere patiënten en diabetici;
- meet de hartfrequentie door middel van palpatie van de pols na de tweede meting bij de zittende patiënt.

De drukken worden afgelezen met een nauwkeurigheid van 2 mmHg.
In het patiëntendossier worden behalve de gevonden waarden ook de positie van de patiënt (zittend, liggend of staand), de meetplaats en de

◘ **Tabel 4.1** Definities en classificatie van bloeddrukwaarden (mmHg) volgens de European Society of Hypertension en de European Society of Cardiology (Guidelines 2013).[14]

categorie	systolisch mmHg		diastolisch mmHg
optimaal	< 120	en	< 80
normaal	120-129	en/of	80-84
hoog normaal	130-139	en/of	85-89
graad 1 hypertensie	140-159	en/of	90-99
graad 2 hypertensie	160-179	en/of	100-109
graad 3 hypertensie	≥ 180	en/of	≥ 110
geïsoleerde systolische hypertensie	≥ 140	en	< 90

Geïsoleerde systolische hypertensie moet worden gegradeerd (graad 1, 2, 3) naar de bloeddrukwaarden in de boven aangegeven gebieden, vooropgesteld dat de diastolische waarden < 90 mmHg zijn. Graden 1, 2 en 3 komen respectievelijk overeen met geringe, matige en ernstige hypertensie. Deze termen worden echter niet meer gebruikt om verwarring met het kwantificeren van het totaal cardiovasculaire risico te voorkomen.

hartfrequentie vermeld, bijvoorbeeld RR 132/80 mmHg rechts liggend (HF 84 sl/m) of RR 105/80/70 mmHg rechts staand (HF 90 sl/m).

Met palpatie

Voordat Korotkoff de methode van de auscultatoire bloeddrukmeting publiceerde werden systolische en diastolische bloeddrukken palpatoir gemeten.[3] De palpatoire methode is niet meer gebruikelijk, maar kan nog wel degelijk worden uitgevoerd. Segall onderzocht dit met behulp van een manchet en een duim op de art. brachialis.[15] Tijdens het laten leeglopen van de manchet kwamen de voelbare vibraties (voelbaar bovenop de pulsaties) heel goed overeen met de systolische bloeddruk: bij 50% van de patiënten werd geen verschil gevonden tussen de palpatoire en de auscultatoire systolische bloeddruk, bij 29% was de palpatoire systolische druk 2-4 mmHg hoger of lager en bij 21% was dit 6-10 mmHg. Het verdwijnen van de vibraties kwam goed overeen met de diastolische bloeddruk: in 56% werd geen verschil gevonden, bij 31% was het verschil 2-4 mmHg en bij 11% 6-10 mmHg (zowel hoger als lager).[15] Opmerkelijk vond hij in zijn serie een dikke patiënte van 62 jaar die tijdens ausculatie bij de bloeddrukmeting een 'auscultatory ('silent') gap' had: de vibraties tijdens de silent gap verdwenen, terwijl tegelijkertijd de kracht van de pulsaties toenam (bloeddruk 210/90, met een silent gap tussen 170 en 120).

Het uitvoeren van de palpatoire bloeddrukbepaling vraagt enige oefening en gevoelige vingers, reden waarom deze methode na het introduceren van de auscultatoire methode in onbruik is geraakt. Pas enkele tientallen jaren na Korotkoff werd erkend dat wanneer uitsluitend de auscultatoire methode werd gebruikt een silent gap werd gemist (zie verder) waarna werd geadviseerd om de art. brachialis of radialis te palperen tijdens oppompen van de manchet.

4.1.5 Interpretatie van gevonden waarden, problemen

De 'Task Force for the management of arterial hypertension of the European Society of Hypertension and of the European Society of Cardiology'[14] heeft in 2013 een classificatie van bloeddrukwaarden beschreven (◘ tabel 4.1).

De grootste meetfout die gemaakt kan worden tijdens het meten van de bloeddruk, is het gevolg van een 'silent gap' ('auscultatory gap') die niet ontdekt werd (zie kader). Dit is de situatie waarbij tijdens het meten van de bloeddruk tussen fase 2 en fase 3 geen Korotkoff-tonen hoorbaar zijn (◘ figuur 4.7).

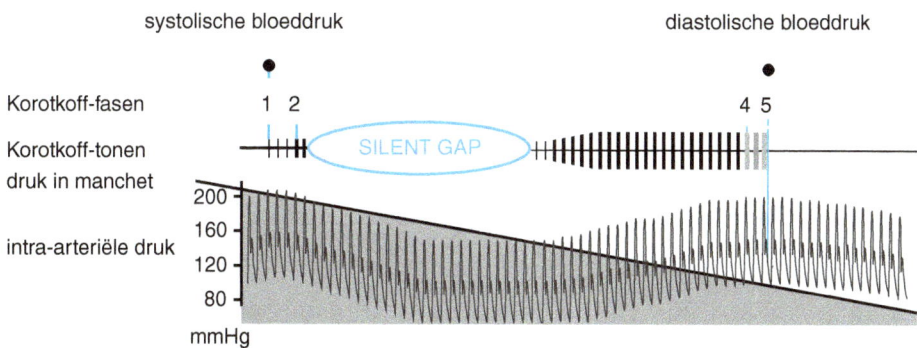

Figuur 4.7 Schematische weergave van een van de mogelijke oorzaken van een silent gap, hier het gevolg van een fasisch verloop van de systolische bloeddrukken (niet het gevolg van ademhaling!) naar een registratie van Blank[18] zoals hij dat vond bij de helft van zijn hypertensieve patiënten met een silent gap.

Silent gap

De silent gap werd in 1906 voor het eerst beschreven,[16] maar pas in 1917 werd door Cook[17] gewezen op het klinisch belang ervan. Een silent gap blijkt gerelateerd aan atherosclerose van de art. carotis en aan toegenomen arteriële stijfheid, ongeacht de leeftijd; een silent gap is prognostisch relevant.

In 1991 vond Blank[18] een silent gap bij 38% van 60 hypertensiepatiënten (Cavallini[19] bij 21%). Blank vond diverse oorzaken voor een silent gap: bij de helft van zijn silent gap-patiënten was een fasisch beloop van de systolische bloeddruk de oorzaak (figuur 4.7).

De meetfout ontstaat doordat de onderzoeker de manchet oppompt zonder tegelijkertijd de arteriele pulsaties te palperen waardoor de meting in de silent gap kan beginnen. Wanneer dit zo wordt gedaan, ziet men 5% van de patiënten met hypertensie over het hoofd.

Silent gaps komen ook voor bij aortaklepafwijkingen, ernstige bradycardieën en hartfalen.[20] De meest voorkomende oorzaak van een silent gap volgens Blank[18] is geïllustreerd in figuur 4.7.

Ook kunnen een verkeerde manchetbreedte, een nerveuze patiënt of te hard drukken met de stethoscoop oorzaken zijn van het vinden van een te hoge of te lage bloeddrukwaarde.

Een te coöperatieve patiënt die zijn arm behulpzaam optilt tijdens de meting (inspanning!), verhoogt zijn bloeddruk. Ook de liggende patiënt die het hoofd optilt om mee te kijken, doet dit.

De gemeten bloeddruk is een momentopname die in het algemeen niet representatief is voor de bloeddruk die de rest van de dag bestaat. De verschillen zijn vaak gering, maar soms ook bijzonder groot. Zo kan de spanning van het meten alleen al de bloeddruk fors doen stijgen. Dit wordt wel 'witte jassenhypertensie' of 'ziekenhuishypertensie' genoemd. Het komt voor bij 12-25% van de patiënten.[21,22] Wanneer men denkt dat er een witte jassenhypertensie zou kunnen zijn, kan een 24-uurs automatische ambulante bloeddrukmeting worden overwogen. Ook kan een patiënt worden geïnstrueerd hoe hij bij zichzelf thuis de bloeddruk kan meten. Hypertensie die ambulant of thuis wordt vastgesteld, gaat samen met een verhoogd risico op hart- vaatziekten.[21,22]

Aanvullende metingen worden op indicatie uitgevoerd. Het kan nuttig zijn om bij duizeligheidsklachten de bloeddruk ook staande te meten om belangrijke orthostatische hypotensie aan te tonen of uit te sluiten.[23] Er is sprake van orthostatische hypotensie wanneer de systolische bloeddruk meer dan 20 mmHg daalt (en/of de diastolische RR > 10 mmHg daalt) binnen 3 minuten nadat de patiënt is gaan staan.[23] De oorzaak is niet altijd duidelijk. Bepaalde medicamenten, bloedverlies, langdurige bedrust en afwijkingen van het autonome zenuwstelsel kunnen een rol spelen.[9]

Bij hartritmestoornissen kan de bloeddruk van slag tot slag wisselen of laag worden. Bij tachycardie kan de bloeddruk laag zijn. De bloeddruk is immers afhankelijk van perifere weerstand en cardiac output; de cardiac output van hartfrequentie en slagvolume, het slagvolume van het einddiastolisch volume en dat is onder andere afhankelijk van de vullingstijd, dus van de duur van de diastole. Een hoge hartfrequentie resulteert vooral in een kortere diastole.

Wanneer bij jonge mensen hypertensie wordt gevonden, moet altijd gedacht worden aan een coarctatie van de aorta. Bij een coarctatie is de bloeddruk aan de rechterarm verhoogd. Aan de linkerarm kan de bloeddruk lager zijn dan aan de rechterarm wanneer de coarctatie zich vóór de afgang van de linker art. subclavia bevindt. In 80% van de gevallen bevindt de coarctatie zich echter voorbij de afgang van de linker art. subclavia en wordt aan beide armen een hypertensie gevonden.

Bij verdenking op een coarctatie is bloeddrukmeting aan de benen dan ook aangewezen. Hiervoor dient een manchet van 18 cm te worden gebruikt die om het midden van het bovenbeen wordt aangebracht.[9] Auscultatie gebeurt boven de art. poplitea. De patiënt ligt hierbij op de rug met het been licht gebogen en de hiel steunend op de onderzoekbank, of de patiënt ligt op de buik. Bij gebruik van deze manchetbreedte zouden de drukken in arm en been gelijk moeten zijn. Bij gebruik van een 12 cm-manchet voor de benen wordt een te hoge bloeddruk gemeten.

Meestal wordt de bloeddruk aan de benen echter gemeten met behulp van dopplerapparatuur aan de art. tibialis posterior of aan de art. dorsalis pedis. In dat geval kan een 12 cm-manchet worden gebruikt die laag om het onderbeen wordt bevestigd. Op deze wijze kan de bloeddruk aan de benen ook palpatoir worden gemeten aan de art. tibialis posterior of aan de art. dorsalis pedis.

Naast de interpretatie van de systolische druk en van de diastolische druk kan aandacht worden besteed aan de polsdruk. De polsdruk is het verschil tussen de systolische druk en de diastolische druk. Bij een RR 130/80 mmHg is de polsdruk dus 50 mmHg.

Men spreekt van een *verlaagde polsdruk* wanneer de polsdruk < 25% van de systolische bloeddruk is.[24] Voorbeeld: bloeddruk 115/90 mmHg; de polsdruk is dus 25 mmHg, dat is 25/115×100%=21,7% van de systolische bloeddruk. Een verlaagde polsdruk kan worden gevonden bij een klein netto slagvolume door bijvoorbeeld ondervulling, tamponade, pericarditis constrictiva, tachycardie, AS en ernstig LV-falen.

Er is sprake van een *verhoogde polsdruk* wanneer de polsdruk > 50% van de systolische bloeddruk is.[24] Een verhoogde polsdruk kan worden gevonden bij een vergroot slagvolume, bijvoorbeeld bij AI, hyperthyreoïdie, zwangerschap, koorts, anemie,

PDB en arterioveneuze shunting. Voorbeeld: bloeddruk 165/75 mmHg; de polsdruk is dus 90 mmHg, dat is 90/165×100%=54,5% van de systolische bloeddruk. Klinisch is de waarde echter niet zo groot; bij oudere patiënten neemt de polsdruk ook toe als gevolg van verstijving van de arteriewanden zonder dat er sprake is van een vergroot slagvolume.

4.1.6 Pulsus paradoxus

Geschiedenis van de pulsus paradoxus

Al in 1669 beschreef Lower een patiënt met pericarditis bij wie de pols verdween bij inspiratie.[25] In 1717 beschreef Floyer een soortgelijk fenomeen bij een patiënt tijdens een astma-aanval.[26] In 1854 werd een bloeddrukdaling tijdens inspiratie beschreven bij een patiënt met pericarditis en fibreuze mediastinitis;[27] bij obductie vond men fibreuze strengen tussen het pericard en de grote vaten, die naar werd aangenomen tijdens het naar voren bewegen van het sternum bij inspiratie de grote vaten gedeeltelijk zouden hebben afgesnoerd. Kussmaul kon zich hier wel in vinden en noemde het complete ziektebeeld 'schwielige Mediastino-pericarditis'.[28] Kussmaul vond een geringe inspiratoire bloeddrukdaling een normaal fysiologisch fenomeen. Hij gaf hier dan ook geen naam aan. Hij vond het paradoxaal wanneer tijdens inspiratie de perifere pols verdwijnt terwijl de hartimpulsen normaal doorgaan. Een echte paradoxe pols is de uitzetting van de halsvenen – stijging van de veneuze druk – tijdens inspiratie. Dit is immers echt omgekeerd aan de normale situatie waarbij tijdens inspiratie de veneuze druk daalt door aanzuiging. Dit is ook beschreven door Kussmaul. Het past bij pericarditis constrictiva. Tegenwoordig staat dit echter bekend als het *teken van Kussmaul*.

Traube vond een jaar later in 1874 een 'pulsus paradoxus' bij een patiënt bij wie bij obductie veel pericardeffusie zonder mediastinitis werd gevonden.[29] Hij schreef het verschijnsel toe aan het enorm verdikte pericard en de zwakke hartfunctie. Een pulsus paradoxus kon echter ook worden gevonden bij acute laryngitis.[30]

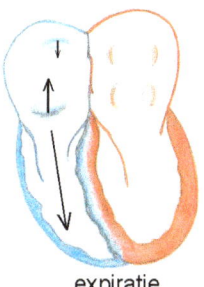
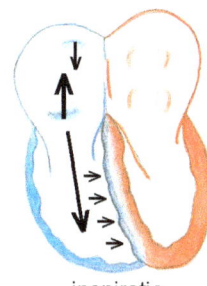

expiratie inspiratie

Figuur 4.8 De stand van het interventriculaire septum verandert met de respiratie. Bij inspiratie neemt het volume van de rechterventrikel (RV) toe doordat bloed wordt aangezogen. Het hart kan slechts beperkt uitzetten zodat tijdens de diastole (wanneer de drukken in RV en linkerventrikel (LV) weinig verschillen) het interventriculair septum naar links wordt geduwd. De LV vult zich hierdoor minder goed, zodat de bloeddruk zal dalen.

Tijdens normale inspiratie zakt de systolische bloeddruk 3-9 mmHg. Dat komt doordat tijdens inspiratie meer veneus bloed wordt aangezogen waardoor RA en RV wat groter worden. Omdat het hart, ingepakt in een taaie pericardzak, niet zomaar aan alle kanten kan uitzetten, zal het ventrikelseptum bij inspiratie wat naar links geduwd worden (figuur 4.8). Dit gaat ten koste van de vulling van de LV waardoor het slagvolume van de LV kleiner wordt en de bloeddruk licht daalt. Dit heet inspiratoire bloeddrukdaling.

Inspiratie

In zeldzame gevallen stijgt de bloeddruk een beetje bij inspiratie. Het komt voor bij HCM met obstructie en is het gevolg van grotere vulling van de LV die dus wat groter wordt. Hierdoor neemt de vernauwing van de uitstroombaan af en kan de druk in de aorta stijgen. Dit gebeurt dus pas helemaal aan het eind van de inspiratie.

Een abnormaal grote inspiratoire bloeddrukdaling wordt aangeduid met 'pulsus paradoxus'. Het fenomeen is eigenlijk niet paradox, maar er is sprake van een versterkt normaal gebeuren. De term 'pulsus paradoxus' wordt echter algemeen hiervoor gebruikt.

In het algemeen wordt een inspiratoire bloeddrukdaling van > 10 mmHg *beoordeeld tijdens normale ademhaling*[20] als afwijkend beschouwd. Dit kan worden veroorzaakt doordat de RV niet goed kan uitzetten waardoor het interventriculaire septum verder dan normaal naar links wordt verplaatst en het slagvolume van links daardoor meer daalt. Oorzaken zijn bijvoorbeeld pericardvocht (tamponade) of pericarditis constrictiva. Ook kan een pulsus paradoxus ontstaan door een extreem grote variatie in intrathoracale drukken bij asthma bronchiale.

Een inspiratoire bloeddrukdaling van meer dan 10 mmHg wordt bij 98% van de patiënten met tamponade gevonden. De belangrijkste bevindingen bij tamponade zijn:
1. verhoogde CVD bij 100% van de patiënten;
2. tachycardie (81-100%) (kan afwezig zijn bij gebruik van medicatie zoals β-blokkers);
3. inspiratoire bloeddrukdaling > 10 mmHg (98%).[31]

Voor beoordeling van de mate van inspiratoire bloeddrukdaling is palpatie van de pols onvoldoende. Om het betrouwbaar te kunnen beoordelen zijn maat en getal nodig, dus moet de bloeddruk worden gemeten.

De handelingen die worden verricht om de inspiratoire bloeddrukdaling te beoordelen, zijn hieronder samengevat (figuur 4.9):
– doe de manchet van de bloeddrukmeter op normale wijze om;
– laat de patiënt normaal ademen, niet extra diep in en uit;
– pomp de manchet zo ver op dat de pulsaties van de art. brachialis zijn verdwenen;
– verlaag de druk heel langzaam stapsgewijs (veel langzamer dan bij de gewone bloeddrukmeting); beoordeel bij elk stap gedurende enkele ademcycli of bij expiratie Korotkoff-tonen hoorbaar worden;
– onthoud bij de eerst gehoorde Korotkoff-tonen (dat is tijdens expiratie) de bloeddruk;
– laat de druk in de manchet weer een stapje zakken, luister weer; laat met stapjes verder zakken tot ook bij inspiratie de tonen hoorbaar zijn (dus constant). Onthoud ook deze druk. Het verschil tussen beide drukken is de inspiratoire bloeddrukdaling.

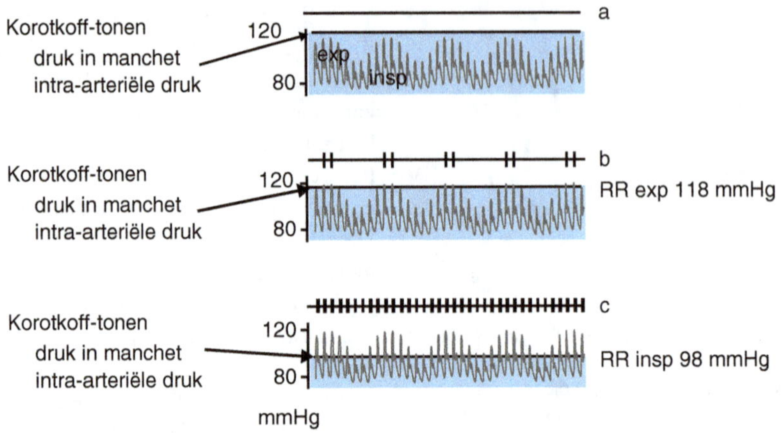

Figuur 4.9 Methode van meting van de inspiratoire bloeddrukdaling. a: De manchet is opgepompt tot de pulsaties van de art. brachialis zijn verdwenen. Er zijn dan geen Korotkoff-tonen. b: De druk in de manchet is zo ver verlaagd en gefixeerd dat alleen tijdens expiratie Korotkoff-tonen hoorbaar zijn. De systolische bloeddruk is hier 118 mmHg. c: De druk in de manchet is verlaagd totdat Korotkoff-tonen tijdens elke hartslag hoorbaar zijn. De systolische bloeddruk is hier 98 mmHg. De inspiratoire bloeddrukdaling is het verschil tussen b en c: 20 mmHg. Dat is meer dan normaal. Oorzaken hiervan zijn bijvoorbeeld pericarditis constrictiva of tamponade. exp: expiratie; insp: inspiratie.

De mate van inspiratoire bloeddrukdaling wordt beoordeeld door tijdens heel langzame daling van de druk in de manchet vast te stellen bij welke druk de eerste Korotkoff-tonen alleen tijdens expiratie hoorbaar worden (figuur 4.9b). De patiënt blijft hierbij normaal ademen, *dus niet extra diep in en uit*;[32] bij verdere drukdaling wordt op zeker ogenblik een druk gevonden waarbij zowel tijdens inspiratie als expiratie Korotkoff-tonen hoorbaar zijn (figuur 4.9c). Het verschil tussen beide drukken is de inspiratoire bloeddrukdaling. Een inspiratoire bloeddrukdaling van meer dan 10 mmHg wordt als afwijkend beschouwd.

De positief voorspellende waarde van een pulsus paradoxus voor het bestaan van tamponade is rond de 80%, de negatief voorspellende waarde 77-92%.[33]

Weten en meten

De klinische waarde van de pulsus paradoxus wordt in de praktijk beperkt doordat de techniek niet wordt beheerst: in een Amerikaans ziekenhuis (afdeling Inwendige Geneeskunde) bleek slechts 13% van de medisch studenten, 23% van de arts-assistenten en 57% van de stafleden de pulsus paradoxus correct te kunnen definiëren en de meting goed te kunnen uitvoeren.[34]

4.2 Het beoordelen van de centraalveneuze druk (CVD)

Geschiedenis van het beoordelen van de CVD

De interesse in het onbloedig meten van de CVD is pas in de vorige eeuw ontstaan toen de relatie tussen een verhoogde CVD en hartfalen werd ontdekt en nadat men in staat was om met een manometer de druk te bepalen in een armvene.[35] Voor de onbloedige meting zijn een nulpunt en een extern referentiepunt nodig. Als nulpunt wordt algemeen het midden van het RA aangenomen.[36] Diverse referentiepunten werden in het verleden bedacht waaronder het horizontale deel van de onderzoekbank zelf waarop de patiënt lag: de verticale afstand tussen de bank en het geschatte midden van het RA werd daarbij gemeten. Dat gaf problemen bij het beoordelen van een flink verhoogde CVD waarbij de positie van het bovenlichaam van de patiënt schuin naar boven moest worden geanguleerd. Een referentiepunt op de patiënt zelf bleek minder gecompliceerd en betrouwbaarder: Lewis[37] nam als extern referentiepunt de angulus Ludovici omdat ongeacht de positie

4.2.1 Inleiding

De CVD is de druk in het midden van het RA. Deze druk is tijdens de ventrikeldiastole, wanneer de tricuspidalisklep openstaat, gelijk aan de diastolische druk in de RV. Een verhoogde CVD past onder andere bij een gestoorde diastolische functie van de RV, meestal een uiting van RV-falen. Het vaststellen van een verhoogde CVD is dus klinisch belangrijk. Follow-upmetingen kunnen zinvol zijn om het effect van een ingestelde therapie bij een patiënt te vervolgen.

De CVD kan bloedig worden gemeten met behulp van een katheter met een manometer. Alleen dan wordt echt een druk gemeten. De CVD kan onbloedig worden beoordeeld. In dit verband is de term 'CVD-meting' eigenlijk onterecht omdat er geen druk maar een afstand (hoogteverschil) wordt gemeten.

In dit hoofdstuk wordt verder met het beoordelen van de CVD de onbloedige methode bedoeld.

Hoewel de onbloedig gemeten CVD uitstekende informatie kan verschaffen over de RA-druk, bestaat er vrij breed enige weerstand tegen dit onderzoek. De belangrijkste reden hiervan is de onbekendheid met de achtergrond en het uitvoeren van de techniek. Hierdoor wordt de meting vaak incorrect uitgevoerd hetgeen leidt tot onbetrouwbare resultaten.

De kennis van het onbloedig beoordelen van de CVD is volgens het Raamplan 2009[40] vereist voor basisartsen. Het wordt met name genoemd bij 'beoordeling vitale functies': lichaamstemperatuur, ademhaling, pols, bloeddruk, *centrale veneuze druk*, bewustzijnsgraad.

Zelfs zonder boog kan heel goed een klinisch bruikbare beoordeling van de CVD worden uitgevoerd.

Er is veel onderzoek gedaan naar de betrouwbaarheid van de onbloedige CVD-meting, maar de meeste onderzoeken kunnen als gevolg van patiëntenselectie en methodologie de toets der kritiek niet doorstaan.[41]

Niet afgedrukt

Goed onderzoek naar uitkomsten van de metingen met behulp van de veneuze boog, die werden verkregen *bij afdrukken* van de vena jugularis, is er nauwelijks. In Amerikaanse studieboeken[9,42,43,44] wordt de vena jugularis niet afgedrukt, waardoor de normaalwaarden

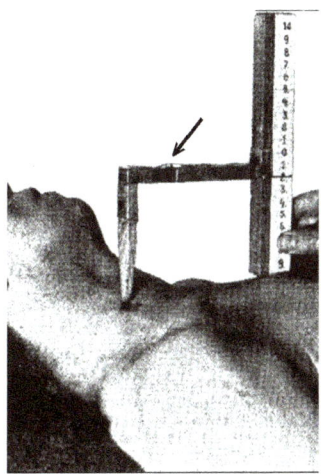

Figuur 4.10 Het meetinstrument dat Borst gebruikte voor het beoordelen van de centraalveneuze druk (CVD). Om het instrument horizontaal te kunnen houden was een waterpas ingebouwd in de horizontale arm (pijl). De rechterpoot van het apparaat staat op het referentiepunt, de angulus Ludovici. De linkerpoot bevindt zich op het eerder gemarkeerde collapspunt van de vena jugularis externa, in dit geval 2 cm lager (CVD = R − 2 cm). Dit punt was eerder bepaald tijdens afdrukken van de vena jugularis externa. Borst noteerde echter niet R − 2 cm, maar gaf de uitslag in cmH$_2$O door de afstand van 5 cm tussen de angulus Ludovici en het midden van het RA waar de druk normaal 0 cmH$_2$O is in de uitslag te betrekken. In het voorbeeld is de uitkomst volgens Borst +3 cmH$_2$O (= R − 2 cm).

van de patiënt de verticale afstand tussen dit punt en het midden van het RA globaal hetzelfde blijft (figuur 4.15). Bloomfield[38] koos als afstand tussen het referentiepunt en het nulpunt in het RA 5 cm. De bijdrage van Borst (1952)[39] aan de meetmethode was zo groot dat zijn meetmethode wel de Lewis-Borst-methode wordt genoemd; hij heeft een meetinstrument ontwikkeld (figuur 4.10), de voorloper van de veneuze boog, waarmee aan het bed de CVD kan worden beoordeeld. Beide instrumenten meten een verticale afstand in centimeters. Borst telde echter bij deze afstand (in de figuur −2 cm) 5 cm op, de afstand tussen de angulus Ludovici en het midden van het RA waar de druk normaal 0 cmH$_2$O is, en schatte daarmee de druk in cmH$_2$O. Eigenlijk zijn het geen cmH$_2$O maar cm bloed, maar het soortelijk gewicht van water en bloed verschilt weinig. In het voorbeeld is de uitkomst volgens Borst +3 cmH$_2$O (= R − 2 cm).

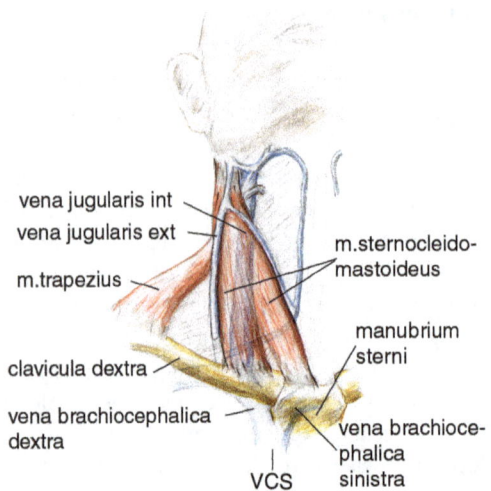

Figuur 4.11 Schematische weergave van de halsvenen aan de rechterzijde. De vena jugularis interna is weliswaar het dikste vat, maar ligt vrijwel geheel verborgen achter de musculus (m.) sternocleidomastoideus. De vena jugularis externa is beter toegankelijk voor het beoordelen van de centraalveneuze druk. De figuur illustreert enkele anatomische variaties waaruit de wenselijkheid blijkt van breed afdrukken onder de kaakhoek tijdens de meting. ext: externa; int: interna; VCS: vena cava superior.

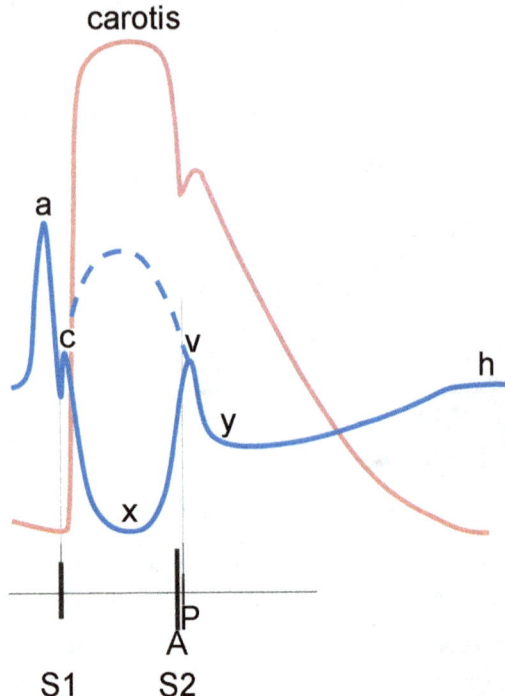

Figuur 4.12 Schematische weergave van het zichtbare pulsatiepatroon van de vena jugularis, samen met de polsgolf van de art. carotis (rood). Als de carotispols naar buiten komt, moet de venepols inzakken. Doorgetrokken blauwe lijn: normaal patroon. Blauwe stippellijn: patroon bij belangrijke tricuspidalisinsufficiëntie. a: a-top, gevolg van de atriumcontractie; c: gevolg van het doorbollen van de tricuspidalisklep tijdens het begin van de contractie van de rechterventrikel (niet zichtbaar bij inspectie); x: systolische drukverlaging in het rechteratrium (RA) doordat het tricuspidalisklepvlak richting apex getrokken wordt; het RA vult zich; v: einde van de vroege, snelle vullingsfase van het RA; y: diastolisch leegstromen van het RA bij geopende tricuspidalisklep; h: steady state in het RA na maximale vulling van de RV bij een lange diastole. S1: eerste harttoon; S2: tweede harttoon; A: aortale component van de tweede harttoon; P: pulmonale component van de tweede harttoon.

veel hoger zijn dan met afdrukken. Ook wordt de veneuze boog niet gebruikt en geen meting uitgevoerd, maar een schatting gemaakt. Men beschouwt dan een collapspunt dat > 3 cm boven de angulus Ludovici uitkomt (> R+3 cm) als passend bij een verhoogde CVD en gebruikt daarvoor de vena jugularis interna.

Als bij deze meetmethode de methode van Lewis[37] wordt gebruikt, is de CVD verhoogd met meer dan 8 cmH$_2$O (dat is 3 cm boven de sternumrand + de afstand van sternumrand tot het midden van het RA die wordt geschat op 5 cm). Wanneer van deze getallen wordt uitgegaan, is van een verhoogde CVD voor het vaststellen van een bloedig gemeten CVD > 8 cmH$_2$O de sensitiviteit 47-92%, de specificiteit 93-96%, LR+ 9,0, LR– niet significant.[35]

voor de vena jugularis interna gebruikt (figuur 4.11). Voorafgaand aan de beoordeling van de CVD wordt het pulsatiepatroon van de vena jugularis externa geïnspecteerd (▶ par. 3.1.6 en figuur 4.12).

Waar meten?

De rechter vena jugularis *interna* is breder dan de vena jugularis externa en ligt praktisch in het verlengde van de vena brachiocephalica die weer in het verlengde ligt van de VCS en

4.2.2 Techniek

Om de CVD te beoordelen kan gebruik worden gemaakt van de vena jugularis externa; soms wordt hier-

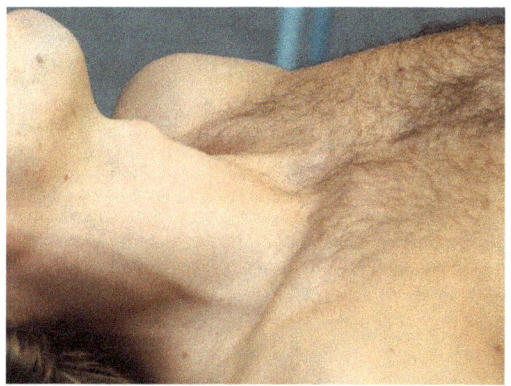

◘ **Figuur 4.13** Een normale vena jugularis externa bij een liggende persoon.

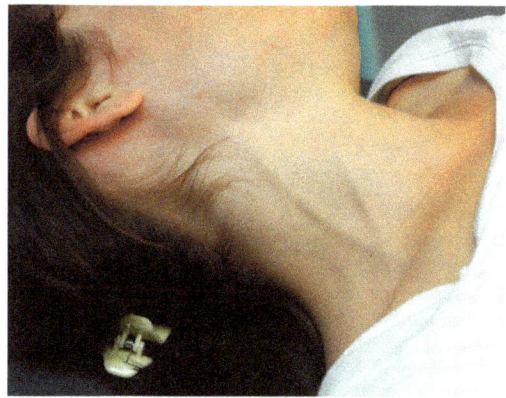

◘ **Figuur 4.14** Gevorkte halsvene die voor het beoordelen van het collapspunt breed afdrukken noodzakelijk maakt.

daarmee een optimale afspiegeling geeft van de atriale gebeurtenissen. De vena jugularis interna ligt echter vrijwel geheel verborgen achter de musculus sternocleidomastoideus. Daardoor is beoordeling van de vena jugularis interna veel moeilijker dan van de vena jugularis externa: Davison[45] vond dat metingen van de CVD via de vena jugularis interna slechts lukten bij een op de vijf patiënten. Daarom wordt gewoonlijk de dunnere vena jugularis *externa* gebruikt voor de meting.

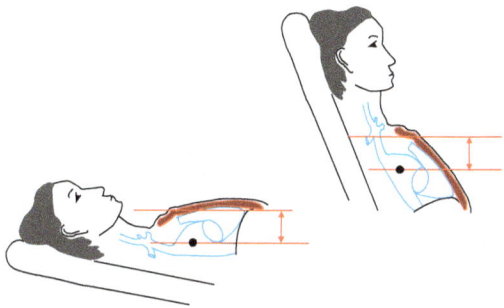

◘ **Figuur 4.15** Illustratie van de reden waarom de angulus Ludovici is gekozen als referentiepunt. De afstand tussen de angulus Ludovici en het midden van het rechteratrium (zwarte punt) is 5 cm, zowel bij de liggende als bij de zittende patiënt.

De vena jugularis externa ligt op de m. sternocleidomastoideus (◘ figuur 4.11). De anatomie van de vena jugularis externa kan sterk tussen personen onderling verschillen (◘ figuur 4.13 en 4.14). Er zijn vaak ook links-rechtsverschillen bij dezelfde persoon. Wanneer rechts geen halsvenen zichtbaar of bruikbaar zijn, mag links worden gemeten.

Voor de het beoordelen van de CVD wordt een verticale afstand (een hoogteverschil) gemeten tussen een horizontaal vlak door een *referentiepunt* en een horizontaal vlak door een *meetpunt*.

Als *referentiepunt* wordt de angulus Ludovici gebruikt. Dit heeft als voordeel dat de afstand van dit punt tot het midden van het RA globaal hetzelfde blijft wanneer het bovenlichaam van de patiënt van positie verandert (◘ figuur 4.15).

Gewoonlijk ligt het midden van het RA (waar de druk 0 cmH$_2$O=0 mmHg hoort te zijn) 5 cm onder de angulus Ludovici. Het collapspunt van de vena jugularis na afdrukken (meetpunt) dient dus ook 5 cm onder de angulus Ludovici te liggen. De normale CVD bedraagt op deze wijze gemeten R − 5 cm. Dit komt overeen met 0 cmH$_2$0=0 mmHg.

Eenheid CVD

De meting met behulp van de veneuze boog is de meting van een verticale afstand. Deze afstand wordt uitgedrukt in centimeters. De uitslag van een meting met behulp van de veneuze boog is dan ook (bijvoorbeeld) R − 3 cm. Geen R − 3 cmH$_2$O! Borst gaf de uitslag wel in cmH$_2$O door bij het gemeten verschil 5 cm op te tellen (de afstand tussen de angulus Ludovici en het midden van het RA waar de druk normaal 0 cmH$_2$O is). De uitslag R − 2 cm wordt dan volgens de methode van Borst +3 cmH$_2$O (dat is 3×0,74=2,22 mmHg). Het nadeel van de weergave in cmH$_2$O is dat een

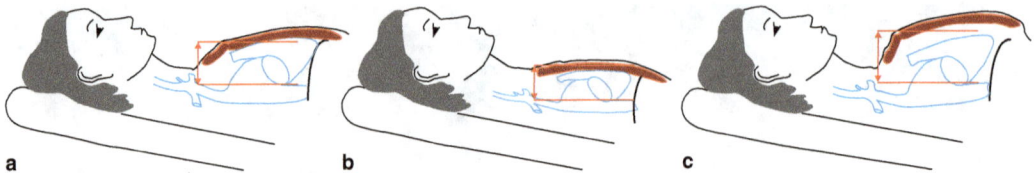

◘ **Figuur 4.16** De voor-achterwaartse diameter van de thorax bepaalt de hoogte van het punt R (de angulus Ludovici) ten opzichte van het rechteratrium. a: Normale voor-achterwaartse thoraxdiameter; de normale centraalveneuze druk (CVD) is bijvoorbeeld R – 5 cm. b: Platte thorax: de normale CVD is bij deze thoraxbouw bijvoorbeeld R – 3 cm. Dit is nog meer uitgesproken bij een pectus excavatum (trechterborst, schoenmakersborst, ► figuur 3.6) c: Bolle thorax: de normale CVD is bij deze thoraxbouw bijvoorbeeld R – 7 cm. Dit komt voor bij COPD. Wanneer deze thoraxbouw aangeboren is, wordt het een pectus carinatum (kippenborst, ► figuur 3.5) genoemd.

drukmeting wordt gesuggereerd en die is niet uitgevoerd. Bovendien wordt het punt R niet meer als variabele aangemerkt.

De verticale afstand die gemeten wordt tussen de angulus Ludovici en het meetpunt (collapspunt), correleert voldoende met de bloedig gemeten druk om klinisch bruikbaar te zijn.[46]

Een CVD van R – 2 tot R – 9 cm wordt beschouwd als normaal. Deze spreiding heeft zeker te maken met de verschillen in thoraxbouw. Bij een bolle thorax (► figuur 3.5) ligt het referentiepunt hoger dan normaal waardoor een lagere CVD wordt gemeten, bijvoorbeeld niet R – 5 cm maar R – 7 cm. Bij een platte thorax (► figuur 3.6) wordt een hogere CVD gemeten, bijvoorbeeld niet R – 5 cm, maar R – 2 cm (◘ figuur 4.16). Bij het interpreteren en noteren van de uitslag dient een afwijkende thoraxvorm dan ook te worden vermeld.

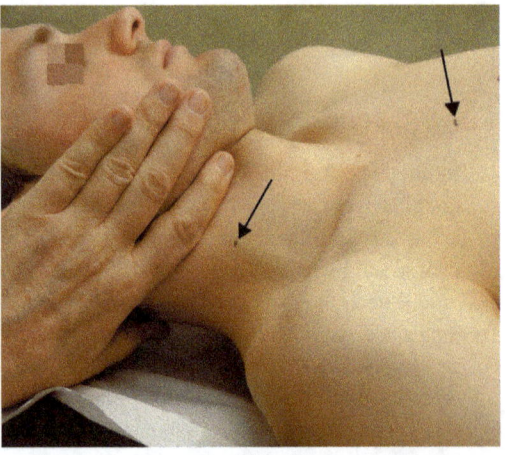

◘ **Figuur 4.17** Breed afdrukken van de vena jugularis externa. Onderste pijl: collapspunt; bovenste pijl: angulus Ludovici.

Referentiepunt

Een patiënt met een jarenlang bestaand hebbende COPD wordt verdacht van RV-falen die het gevolg zou kunnen zijn van pulmonale hypertensie bij de COPD. Hij heeft enkeloedeem maar de grootte van de lever was niet te beoordelen. De CVD was echter slechts R – 3 cm, overeenkomend met een druk in het RA van 2 cmH_2O. Dat is op zich nog een normale waarde. De voor-achterwaartse thoraxdiameter was echter door de COPD zo toegenomen dat de angulus Ludovici zich ongeveer 5 cm hoger boven het RA bevond dan normaal. Wanneer dit wordt meeberekend zou de CVD niet 2 cmH_2O zijn, maar 7 cmH_2O. De CVD is dus aanzienlijk verhoogd. Deze uitkomst zou een reden kunnen zijn om nader invasief onderzoek te doen naar de drukken in het pulmonalissysteem.

Als *meetpunt* wordt het collapspunt in de vena jugularis externa genomen. Dit wordt vastgesteld door bij de liggende patiënt de vena jugularis onder de kaakhoek dicht te drukken (◘ figuur 4.17). Dat is noodzakelijk omdat, wanneer men wenst dat de druk in de vena jugularis een maat is voor de druk in het RA, er geen bloedstroom door de vena jugularis mag zijn. Als gevolg van het afdrukken collabeert het craniale deel van het bloedvat. De overgang van het gecollabeerde deel naar het gevulde deel is het collapspunt. Op dit punt is de druk in de vena jugularis gewoonlijk gelijk aan die in het RA.

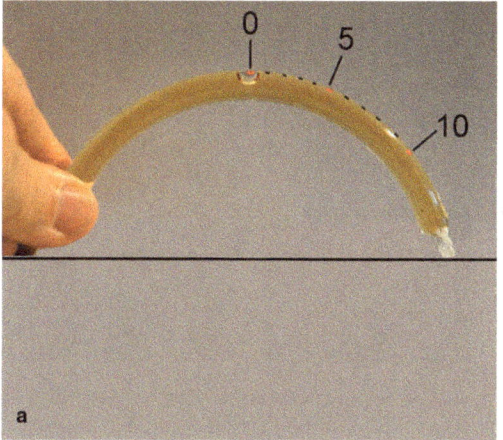 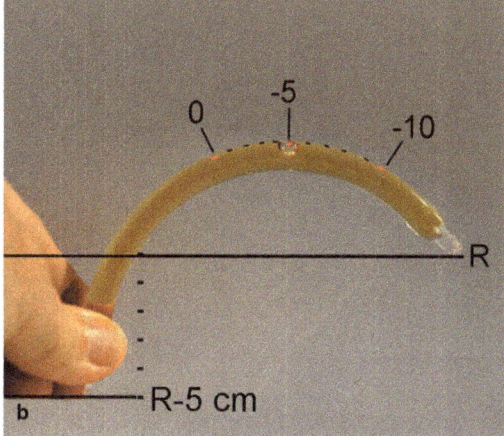

Figuur 4.18 De veneuze boog is een waterpas die geschikt is voor het meten van verticale afstanden. a: Op een horizontale ondergrond bevindt de luchtbel zich op het nulpunt. b: Wanneer het ene uiteinde van de boog zich bijvoorbeeld 5 cm lager bevindt dan het andere uiteinde (referentiepunt R), is dat meetbaar door de positie van de bel op de maatverdeling (hier R-5 cm).

Voor de meting van de afstand tussen de angulus Ludovici en het collapspunt kan gebruik worden gemaakt van de veneuze boog. Dit is een waterpas (figuur 4.18) die door zijn boogvorm geschikt is voor het meten van verticale afstanden. Wanneer het ene uiteinde van de boog zich bijvoorbeeld 5 cm lager bevindt dan het andere uiteinde, is dat zichtbaar aan de positie van de bel op de maatverdeling.

Lewis-Borst

Eigenlijk is de veneuze boog een variant van het meetinstrument dat Borst gebruikte (figuur 4.10). Soms wordt de veneuze boog ten onrechte wel de boog van Lewis-Borst genoemd.
Vaak gestelde vragen over de veneuze boog:
- *Waar bevindt zich het nulpunt op de boog?* Antwoord: wanneer de boog op een horizontale ondergrond staat, bevindt het nulpunt zich op de plaats van de luchtbel. Het is immers een waterpas.
- *Hoe moet ik de boog vasthouden, met alle puntjes aan de linkerzijde of aan de rechterzijde?* Antwoord: wanneer de luchtbel zich niet ergens tussen de puntjes bevindt, draai je de boog in het horizontale vlak 180°. De bel staat dan wel tussen de puntjes en er kan worden gemeten.

4.2.3 De procedure

Om de CVD te kunnen beoordelen wordt het collapspunt bepaald. De patiënt ligt normaal op een onderzoekbank/bed dus met het hoofdeinde van de bank op ongeveer 20°. Plaats de onderzoekbank zodanig dat het licht over de vena jugularis strijkt of laat iemand bijschijnen met een zaklampje.

De vena jugularis externa is indien gevuld zichtbaar onder de huid (figuur 4.13). Als de vena jugularis niet goed zichtbaar is, kan de patiënt gevraagd worden even te persen (Valsalva-manoeuvre) waardoor het bloedvat gestuwd raakt en beter zichtbaar wordt; ook kan vlak boven de clavicula de regio waar men de vena jugularis externa vermoedt, worden afgedrukt zodat van bovenaf de vulling zichtbaar wordt. In het veneuze systeem zijn vele anatomische variaties mogelijk (figuur 4.11 en 4.14).

De vene mag bij de meting niet hartwaarts worden leeggestreken, omdat zich (zelden) hierin functionerende kleppen kunnen bevinden. Na leegstrijken wordt de vene retrograad vanuit het RA slechts gevuld tot het niveau van de klep. Hierdoor zou een te lage CVD worden gemeten (figuur 4.19).

Om de CVD te kunnen meten duwt de onderzoeker de kin van de patiënt *een klein beetje* naar links en *een klein beetje* naar achter. De huid moet goed ontspannen blijven; een vene met een inwendige druk van praktisch 0 is zomaar dichtgedrukt door een wat gespannen huid of door een aangespannen musc.

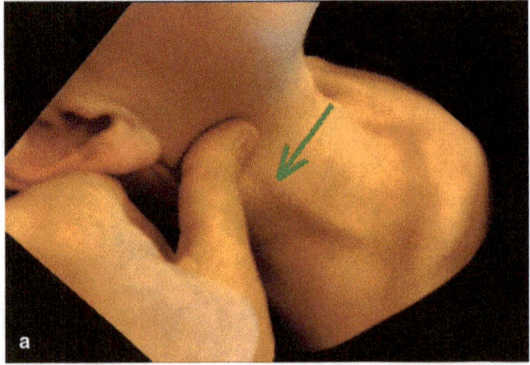
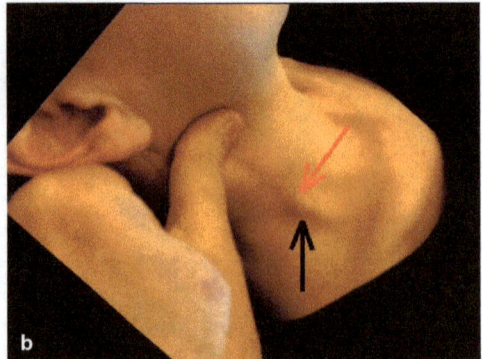

Figuur 4.19 a: De vena jugularis externa dextra wordt op de juiste wijze afgedrukt waardoor het correcte collapspunt zichtbaar wordt (groene pijl). b: Het effect van hartwaarts leegstrijken van de vene wanneer zich hierin een functionerende klep bevindt die als een lokale uitpuiling zichtbaar is (zwarte pijl); het 'collapspunt' wordt nu onjuist vastgesteld (rode pijl) want het bloed wordt bij de klep gestopt. De centraalveneuze druk (CVD) zou hierdoor veel te laag worden geïnterpreteerd. Dit is de reden waarom bij het beoordelen van de CVD de vene niet mag worden leeggestreken.

sternocleidomastoideus. De vena jugularis wordt vervolgens breed afgedrukt onder de kaakhoek.

Breed afdrukken is aan te raden, omdat soms via niet afgedrukte zijtakken de vena jugularis toch nog van boven kan worden gevuld (figuur 4.14 en 4.17).

Met het hoofdeinde van de onderzoekbank op 20° zijn er nu drie mogelijkheden (figuur 4.20):
1. Bij afdrukken is een collapspunt zichtbaar (figuur 4.20a). De meting met de boog kan worden uitgevoerd.
2. Bij afdrukken collabeert de hele vene (figuur 4.20b), het collapspunt zal zich onder de clavicula bevinden. Het bovenlichaam moet lager gelegd worden, tot bij afdrukken wel een collapspunt kan worden gezien en gemeten.
3. Bij afdrukken blijft de hele vene gevuld, tot de afdrukkende vinger toe (figuur 4.20c). Het bovenlichaam moet meer overeind worden geplaatst, zo ver dat bij afdrukken wel een collapspunt wordt gezien en gemeten.

De angulus Ludovici wordt gemarkeerd; het collapspunt wordt gemarkeerd tijdens ontspannen stilgehouden expiratiestand zonder persen, omdat de meting tijdens expiratie beter correleert met de inwendige drukmeting dan de meting tijdens inspiratie[45] (figuur 4.21). Bovendien heeft men dan geen last van variaties in de hoogte van de CVD tijdens ademen; bij inademen wordt bloed aangezogen en daalt de CVD, bij uitademen stijgt de CVD weer.

Onderzoek CVD

Bij onderzoek naar de waarden tijdens respiratie betrok Davison niet de voorachterwaartse diameter van de thorax in zijn berekeningen want hij gebruikte de Lewis-methode[37] waarbij gemeten wordt vanaf de angulus Ludovici en niet de afstand angulus Ludovici-mid RA (die afhankelijk is van de thoraxbouw) wordt meegenomen. Hierdoor ontstaan meetfouten (figuur 4.16). Ook ontbreken in het onderzoek van Davison beschrijvingen van de anatomie van de halsvenen terwijl de variaties hiervan legio zijn en aanleiding kunnen zijn tot het vinden van een te hoge CVD. Bovendien waren al zijn patiënten 'ernstig ziek' zonder nadere gegevens. De grootste meetfouten die Davison vond, bestonden praktisch alle bij sterk verhoogde CVD-waarden. Dit is klinisch niet belangrijk, omdat de CVD toch al verhoogd is.

Van de binnen de hartcyclus wisselende druk – te zien aan het pulsatiepatroon – is de diastolische fase van de RV de juiste afspiegeling van de diastolische druk in de RV. Dikwijls wordt het gemiddelde van de hoogten van de pulsaties genomen. Soms wordt het diepste punt genomen; dat is het systolische x-dal, dat echter niet de gemiddelde diastolische druk van de RV weergeeft, omdat het x-dal ontstaat tijdens de ventrikelsystole en dan is de tricuspidalisklep gesloten. De verschillen in uitkomst tussen de diverse methoden zijn echter gering.

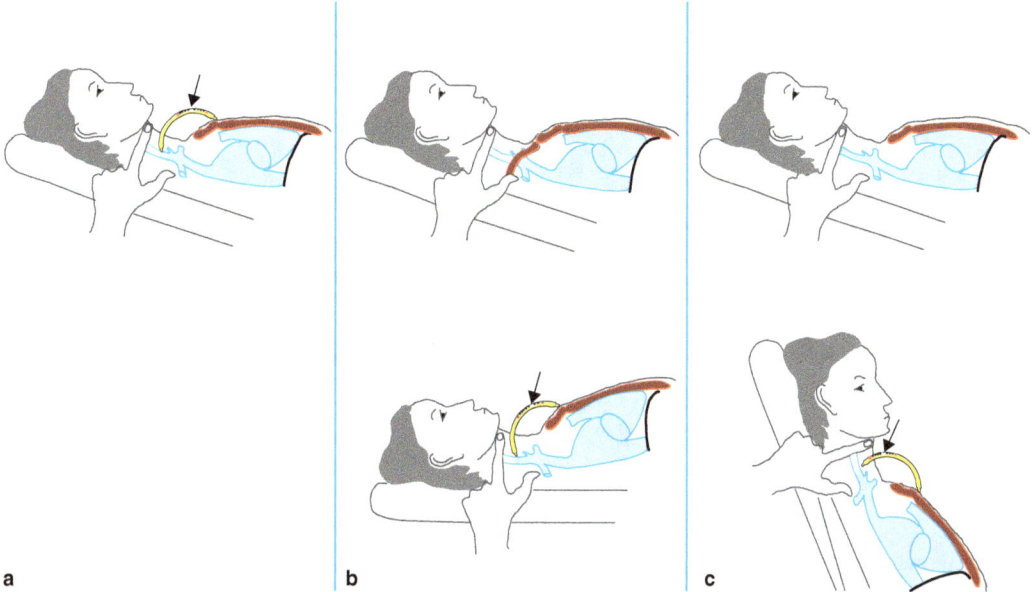

Figuur 4.20 Mogelijke uitgangssituaties bij het meten van de centraalveneuze druk (CVD). Gewoonlijk ligt de patiënt op een onderzoekbank waarvan het hoofdeinde circa 20° omhoog staat. a: Wanneer in de uitgangspositie tijdens afdrukken van de vena jugularis externa een collapspunt zichtbaar is, kan met behulp van de veneuze boog worden gemeten. De CVD is hier R – 5 cm (normale waarde). b: Wanneer in de uitgangspositie tijdens afdrukken de vena jugularis helemaal collabeert en er dus geen collapspunt wordt gevonden (in de figuur ligt dit punt onder de clavicula), wordt het bovenlichaam lager gelegd tot tijdens afdrukken het collapspunt wel zichtbaar is. Hier is de CVD R – 7 cm (laag-normale waarde). c: Wanneer in de uitgangspositie tijdens afdrukken geen collapspunt wordt gevonden en de vene gestuwd blijft tot aan de afdrukkende vinger, is de CVD verhoogd. Het bovenlichaam wordt dan zo ver naar boven gekanteld tot een collapspunt wel zichtbaar wordt. In het voorbeeld is de CVD R + 4 cm, dus aanzienlijk verhoogd. Voor deze meting moest de boog zo geplaatst worden dat de luchtbel zich bevond in het traject met de meetpunten.

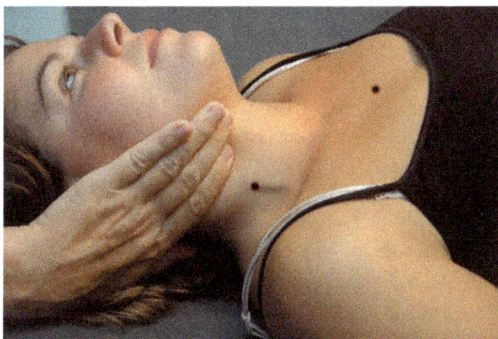

Figuur 4.21 De angulus Ludovici is gemarkeerd; het collapspunt werd gemarkeerd tijdens ontspannen stilgehouden expiratiestand zonder persen.

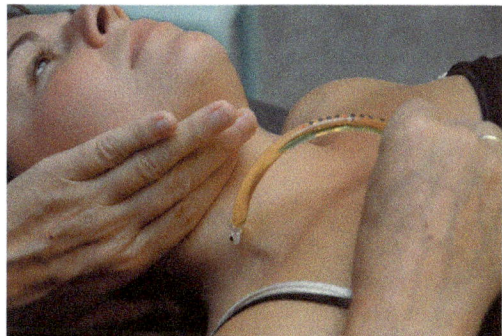

Figuur 4.22 De veneuze boog is rechts op de angulus Ludovici geplaatst en links op het collapspunt. De centraalveneuze druk (CVD) is hier R – 5½ cm.

Na het markeren van het collapspunt wordt de veneuze boog met de ene kant op de angulus Ludovici geplaatst (figuur 4.22) en met de andere kant op het collapspunt. De boog staat zodanig dat de bel zich bevindt in het traject van de stippen die op de boog staan. Als dat niet het geval is, moet de boog 180° worden omgedraaid (figuur 4.20c). De CVD wordt afgelezen op een halve centimeter nauwkeurig. Zie hieronder voor een samenvatting van de te verrichten handelingen bij het meten van de CVD.

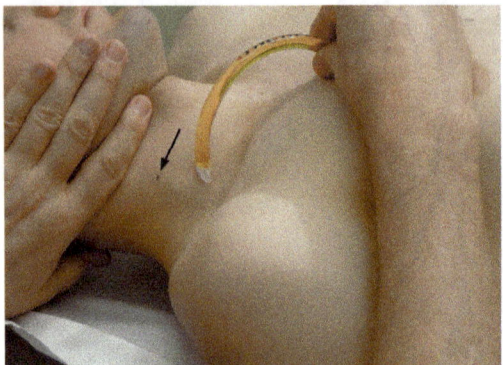
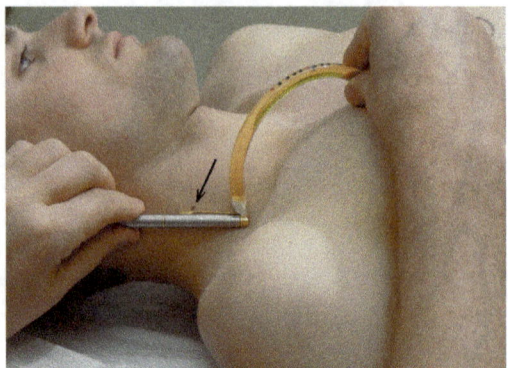

◘ **Figuur 4.23** Een situatie waarbij het collapspunt (pijl) verder weg ligt dan het uiteinde van de boog (dus de boog 'te kort' is).

◘ **Figuur 4.24** Meting van de hoogte van de centraalveneuze druk wanneer de boog relatief te kort is en niet bij het collapspunt (pijl) komt. Dit probleem kan worden opgelost door een horizontaal gehouden pen (waarbij de onderzoeker door de knieën gaat, zodat het collapspunt zich op ooghoogte bevindt en het horizontale vlak kan worden beoordeeld) te gebruiken als 'verbindingslijn'.

Handelingen die bij het meten van de centraalveneuze druk (CVD) worden verricht (een CVD van R – 2 tot R – 9 cm wordt beschouwd als normaal):
- de patiënt ligt normaal op de onderzoekbank/bed, hoofdeinde bank iets omhoog;
- zorg voor strijklicht over het te onderzoeken halsgebied, eventueel met behulp van een zaklampje;
- duw de kin van de patiënt *een beetje* naar links en *een beetje* naar achter, de huid niet aanspannen;
- identificeer de rechter vena jugularis externa, eventueel door de patiënt even een beetje te laten persen of door de vena jugularis net boven de clavicula dicht te drukken;
- de vena jugularis externa mag niet hartwaarts worden leeggestreken: er kunnen functionerende kleppen zijn;
- druk met de linkerwijsvinger de vena jugularis externa breed af onder de kaakhoek;
- wanneer na afdrukken de hele vene collabeert, ligt het collapspunt onder de clavicula en moet het bovenlichaam platter gelegd worden; het afdrukken wordt dan herhaald;
- wanneer de vena jugularis geheel zichtbaar blijft tot het afdrukpunt, wordt het bovenlichaam meer rechtop gezet; het afdrukken wordt dan herhaald;
- bepaal het collapspunt tijdens stilgehouden uitademingsstand zonder persen en markeer dit;

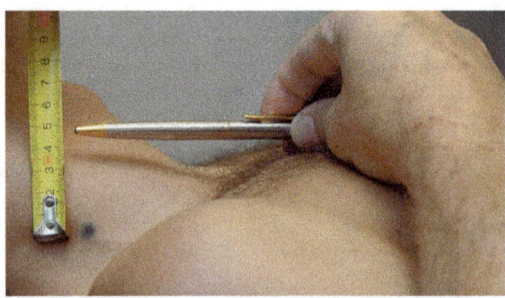

◘ **Figuur 4.25** Beoordelen van de centraalveneuze druk zonder boog. Met de angulus Ludovici op ooghoogte (dus de onderzoeker door de knieën), een pen en een maatlatje kan een goede schatting worden gemaakt. Zonder maatlatje kunnen afstanden tot 5 cm prima geschat worden.

- positioneer de veneuze boog met het ene uiteinde op de angulus Ludovici en met het andere uiteinde op het collapspunt;
- plaats de boog zodanig dat de bel zich in het traject van de stippen die op de boog staan, bevindt;
- lees de CVD af op een halve centimeter nauwkeurig;
- noteer of de CVD rechts of links is gemeten;
- noteer een eventueel afwijkende thoraxvorm.

Als de rechter vena jugularis externa niet geschikt is (te dun of afwezig) mag de linker gebruikt worden.

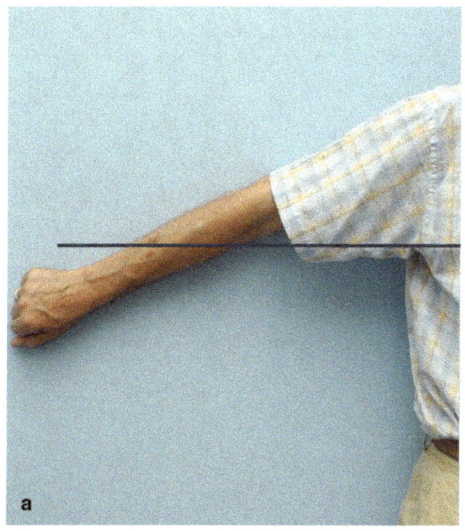
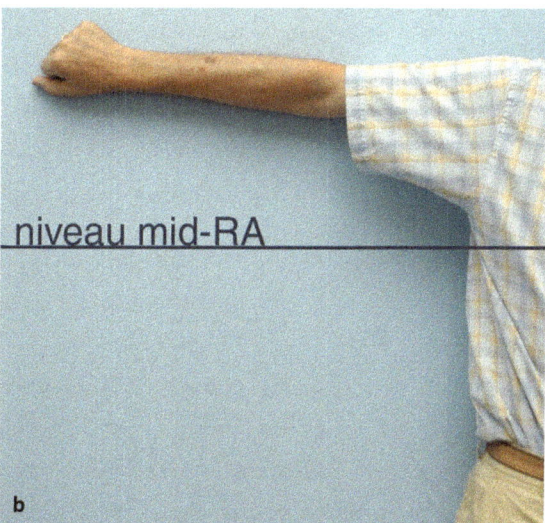

◘ **Figuur 4.26** Wanneer een gezond persoon een arm onder het niveau van het rechteratrium (RA) houdt (a), zijn de handvenen gevuld. Bevindt de arm zich boven het niveau van het RA, dan collaberen de handvenen (b). Bij verhoogde druk in het RA zullen de handvenen ook boven het niveau van het RA gestuwd zijn.

Wanneer het collapspunt verder weg ligt dan het uiteinde van de boog (dus de boog 'te kort' is) (◘ figuur 4.23), kan dit worden opgelost door een horizontaal gehouden pen te gebruiken als 'verbindingslijn' (◘ figuur 4.24). De onderzoeker gaat hierbij door de knieën zodat het collapspunt zich op ooghoogte bevindt en het horizontale vlak kan worden beoordeeld.

Wanneer een veneuze boog niet beschikbaar is, kan de CVD heel goed geschat worden (◘ figuur 4.25). Om vast te stellen wat horizontaal is, dienen de ogen van de (ervaren) onderzoeker zich tijdens de meting ter hoogte van de plaats van de meting te bevinden: de onderzoeker moet dus door de knieën. Met een horizontaal gehouden pen (of de horizontaal gehouden vlakke hand van de onderzoeker) op de angulus Ludovici kan het hoogteverschil met het tevoren gemarkeerde collapspunt worden geschat of gemeten.

Wanneer een vena jugularis externa niet gevonden kan worden als gevolg van bijvoorbeeld een dikke hals of door sterk afwijkende vaatanatomie, is er niets op tegen om gebruik te maken van een ander met het RA communicerend bloedvat. Hiervoor is soms een vene op een handrug heel geschikt. Bij de staande patiënt zijn de venen op de hand, als die zich boven het RA bevinden, gecollabeerd; ze lopen vol als de hand onder RA-niveau

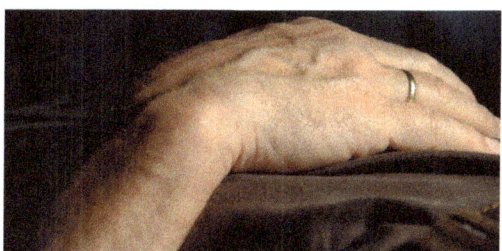

◘ **Figuur 4.27** Wanneer bij een plat liggende patiënt de venen van de hand, die op de thorax ligt, gevuld zijn, is de centraalveneuze druk verhoogd (de hand bevindt zich boven het niveau van het rechteratrium (RA)), mits er geen obstructies bestaan tussen de handvenen en het RA. Dit kan bijvoorbeeld gevonden worden bij een acute longembolie met acuut rechterventrikel (RV-) falen, maar ook bij chronisch RV-falen.

komt (◘ figuur 4.26). Bij de platliggende patiënt die de hand op de borst heeft liggen, horen de venen op de handrug gecollabeerd te zijn omdat de hand zich dan ook boven het niveau van het RA bevindt. Wanneer de venen met de hand boven RA-niveau wel zichtbaar en gevuld zijn (◘ figuur 4.27), is er sprake van verhoogde druk in die venen; wanneer er geen obstructie bestaat tussen de handvenen en de RV, is de verhoogde druk het gevolg van een verhoogde diastolische druk van de RV.

> **Tabel 4.2** Oorzaken van een te hoge en van een te lage centraalveneuze druk (CVD). Een CVD van R − 2 tot R − 9 cm wordt beschouwd als normaal. Deze spreiding is het gevolg van verschillen in thoraxbouw.

te hoge CVD	– verhoogde diastolische druk van de RV	
	myocardfalen van de RV	
	acuut:	longembolie, infarct
	chronisch:	myocardafwijkingen: ischemie, infarct, cardiomyopathie, myocarditis, stapelingsziekten
		RV-drukbelastingen: pulm. hypertensie (bijv. door LV-falen!), PS
		RV-volumebelastingen: ASD, abnormaal inmondende longvene, TI, PI
	pericarditis exsudativa	
	pericarditis constrictiva	
	– lage angulus Ludovici door een platte thorax	
	– obstructie tussen collapspunt en RV	
	obstructie in VCS of vena jugularis (trombus of tumor)	
	obstruerende intra-atriale tumor (myxoom of maligniteit, bijv. non-Hodgkin-lymfoom)	
	syndroom van Bernheim*	
	TS	
	– intrathoracale drukverhoging: praten, zingen, persen, COPD, pleura-effusie	
	– toegenomen intra-abdominale druk: strakke kleding, overgewicht, zwangerschap	
	– hyperkinetische situaties: warmte, koorts, anemie, hyperthyreoïdie, leverziekten, vasodilaterende middelen	
	– bradycardie, inspanning	
	– overvulling: acute nefritis, zoutretinerende hormonen, infusen**	
te lage CVD	– hoge angulus Ludovici door een bolle thorax	
	– ondervulling door bijvoorbeeld uitdroging, forse bloeding of shock**	

* De linkerventrikel (LV) is zo sterk vergroot dat de rechterventrikel (RV) hierdoor in het gedrang komt en de RV moeilijker vult.
** De relatie tussen de hoogte van de CVD en het bloedvolume is echter slecht en daarmee ook de voorspelbaarheid van vochttoediening.
ASD: atriumseptumdefect; COPD: chronic obstructive pulmonary disease; PI: pulmonalisinsufficiëntie; PS: pulmonalisstenose; TI: tricuspidalisinsufficiëntie; TS: tricuspidalisstenose; VCS: vena cava superior.

4.2.4 Interpretatie van gevonden waarden; problemen

De CVD schommelt tijdens ademen. De CVD daalt gewoonlijk tijdens inspiratie door de dan lagere intrathoracale druk. De metingen tijdens expiratie zijn het nauwkeurigst. Soms stijgt de CVD tijdens inspiratie als gevolg van een RV die op dat moment niet goed in staat is extra bloed te verwerken. Dat is een paradoxaal gebeuren (zie bij inspiratoire bloeddrukdaling) dat het *teken van Kussmaul* wordt genoemd. Klassiek wordt dit geassocieerd met pericarditis constrictiva, maar dat is slechts bij 50% van de patiënten die dit fenomeen vertonen de juiste diagnose. Het teken van Kussmaul kan ook gevonden worden bij ernstig hartfalen, longembolie en RV-infarct.[35]

Voor de oorzaken van een te hoge of te lage CVD, ▫ tabel 4.2. De correlatie met de mate van vulling is slecht en daarmee ook de voorspelbaarheid van het effect van vochttoediening.[47] Ondanks de slechte correlatie zijn in deze tabel over- en ondervulling wel opgenomen.

Een verhoogde CVD wordt bij alle patiënten met een tamponade gevonden. De belangrijkste bevindingen bij tamponade zijn:
1. verhoogde CVD bij 100% van de patiënten;
2. tachycardie (81-100%);
3. inspiratoire bloeddrukdaling >10 mmHg (98%).[31]

4.2.5 De abdominojugulaire test

'Hepatojugulaire reflux'
Een positieve abdominojugulaire test werd oorspronkelijk door Pasteur (1885) aangeduid als de 'hepatojugulaire reflux' en werd door hem beschouwd als pathognomonisch voor TI. Later bleek dat de reflux ook positief kan zijn zonder TI en dat druk waar dan ook op de buik hetzelfde effect kan geven.

Bij patiënten met beginnend RV-falen kan in rust de CVD nog normaal zijn. In zeldzame gevallen kan ook bij instroombelemmering in de RV een normale CVD worden gemeten. Om bij deze patiënten de oorzaak van de instroombelemmering op te sporen kan men gebruikmaken van de abdominojugulaire test (▶ http://youtu.be/xyvqDrj18js). Wanneer gedurende minstens 10 seconden stevig op het midden van de buik wordt gedrukt wordt bloed naar het RA geduwd. Gewoonlijk geeft dit geen stijging van de CVD of de CVD stijgt even gedurende twee of drie hartslagen. De test is positief wanneer de CVD meer dan 4 cm stijgt en verhoogd blijft tijdens de 10 seconden druk op het abdomen. Dit past bij beginnend RV-falen.[48]

Literatuur

1. Keel KD. The evolution of clinical methods in medicin. Springfield, IL: Charles C. Thomas, 1963.
2. Kerr WJ. Blumer's bedside diagnosis. Philadelphia, PA: Saunders, 1928;4:319.
3. Riva Rocci S. Un nuovo sfigmanonmetro. Gass Med Ital, Torino 1896;47:981.
4. Von Recklinghausen H. Ueber Blutdruckmessung beim Menschen. Arch Exper Pathol Pharmakol 1901;46:78-132.
5. Trout KW, Bertrand CA, Williams MH. Measurement of blood pressure in obese patients. JAMA 1956;162(10):970-1.
6. Korotkow NS. Berichte der kaiserl. Militärarztl Akad St Petersburg 1905;12:395.
7. Ragan G, Bordley J. The accuracy of clinical measurement of arterial blood pressure with a note on the auscultatory gap. Bull John Hopk Hosp 1941;69:504.
8. Moss AJ, Adams FH. Auscultatory and intra-arterial pressure: a comparison in children with special reference to cuff widths. J Pediatr 1965;66:1094.
9. Bickley LS, Szilagyi PG. Bates' Guide to physical examination and history taking. 9th ed. Philadelphia, PA: Lippincott, Williams & Wilkins, 2007.
10. Lauder Brunton T. An address on the clinical measurement of diastolic blood pressure and cardiac strength. Br Med J 1910;Nov:1398-93.
11. Ettinger W. Auskultatorische Methode der Blutdruckbestimmung und ihr praktischer Wert. Wien Klin Wochenschr 1907;20(33):992-6.
12. Hauwaert LG van der, Geest H de, Kesteloot H, Verstraete M. Fysische diagnostiek bij hart- en vaatlijden. De Nederlandse bibliotheek der geneeskunde. Leiden: Stafleu, 1975.
13. Kirkendall WM, Burton AC, Epstein FH, Freis ED. Recommendations for human blood pressure determination by sphygmomanometers. Circulation 1967;36(6):980-8.
14. Mancia G, Fagard R, Narkiewicz K, et al. 2013 ESH/ESC Guidelines for the management of arterial hypertension. Eur Heart J 2013;34:2159-219.
15. Segall HN. A note on the measurement of diastolic and systolic blood pressure by the palpation of arterial vibrations (sounds) over the brachial artery. Can Med Assoc J 1940;42(4):311-3.
16. Krylov DO. The determination of the blood pressure by the acoustical means of NS Korotkov. Izv Ven Med Akad 1906;13:113, 221, 319.
17. Cook JE, Taussig AE. Auscultatory blood pressure determination. A source of possible error. JAMA 1917;68(15):1088.
18. Blank SG, West JE, Müller FB, et al. Characterization of auscultatory gaps with wideband external pulse recording. Hypertension 1991;17:225-33.
19. Cavallini MC, Roman MJ, Blank SG, et al. Association of the auscultatory gap with vascular disease in hypertensive patients. Ann Intern Med 1996;124(10):877-83.

20. Marriot HJL. Bedside cardiac diagnosis. Philadelphia, PA: Lippincott, 1993.
21. Kaplan NM, Rose BD. Ambulatory blood pressure monitoring and white coat hypertension in adults. ▶ www.utdol.com 2004.
22. Bobrie G, Genes N, Vaur L, et al. Is 'isolated home' hypertension as opposed to 'isolated office' hypertension a sign of greater cardiovascular risk? Arch Int Med 2001;161(18):2205–11.
23. Mancia G, Fagard R, Narkiewicz K, et al. 2007 Guidelines for the management of arterial hypertension. Eur Heart J 2007;28:1462–536.
24. Orient JM. Sapira's art & science of bedside diagnosis. Philadelphia, PA: Lippincott, Williams & Wilkins, Wolters Kluwer, 2010, p. 100.
25. Lower R. Tractatus de corde, item de motu et colore sanguinis et chyli in eum transitu. Amsterdam: Elsevier; 1669.
26. Floyer J. A treatise of the asthma. Londen: Wilkins,1717.
27. Widemann, Diss inaug. Tübingen 1856.
28. Kussmaul, Berliner Klinische Wochenschrift 1873; No 37-39.
29. Traube, Berliner Klinische Wochenschrift 1874; No 21.
30. Brockbank EM. Pulsus paradoxus in acute laryngitis. Br Med J 1893;1(1695):1315.
31. Fowler NO. Pulsus paradox. Heart Dis Stroke 1994;3(2):68–9.
32. Maisch B, Seferović PM, Ristić AD et al. Guidelines on the diagnosis and management of pericardial diseases executive summary. Eur Heart J 2004;25:587–610.
33. Levi M, Hart W, Wieling W. Fysische diagnostiek – pulsus paradoxus. Ned Tijdschr Geneeskd 1999;143(41):2045–8.
34. Sapira JD, Kirkpatrick MB. On pulsus paradoxus. South Med J 1983;76:1163–4.
35. McGee SR. Physical examination of venous pressure: a critical review. Am Heart J 1998;136:10–8.
36. Winsor T, Burch GE. Phlebostatic axis and phlebostatic level, reference levels for venous pressure measurements in man. Proc Soc Exp Biol Med 1945;58:165–9.
37. Lewis T. Early signs of cardiac failure of the congestive type. Br Med J 1930;1930:849–52.
38. Bloomfield RA, Lauson HD, Cournand A, et al. Recording of right heart pressures in normal subjects and in patients with chronic pulmonary disease and various types of cardio-circulatory disease. J Clin Invest 1946;25:639–64.
39. Borst JGG, Molhuysen JA. Exact determination of the central venous pressure. Lancet 1952:304–9.
40. Herwaarden CLA van, Laan RFJM, Leunissen RRM. Raamplan Artsopleiding 2009. Utrecht: Nederlandse Federatie van Universitair Medische Centra (NFU), 2009, p. 80.
41. Leeuw FW de. Het meten van de centraalveneuze druk aan de jugulaire polsgolf. Ned Tijdschr Geneeskd 1999;143(33):1693–6.
42. Thomas J, Monaghan T. Oxford handbook of clinical examination and practical skills. Oxford University Press, 2007.
43. Swartz MH. Textbook of physical diagnosis. 5th ed. Philadelphia, PA: Elsevier Saunders, 2006.
44. Cox NLT, Roper TA. Clinical Skills. 2nd ed. Oxford University Press, 2007.
45. Davison R, Cannon R. Estimation of central venous pressure by examination of jugular veins. Am Heart J 1974;87:279–82.
46. Vinayak AG, Levitt J, Gehlbach B, et al. Usefulness of the external jugular vein examination in detecting abnormal central venous pressure in critically ill patients. Arch Int Med 2006;166:2132–7.
47. Marik PE, Baram M, Vahid B. Does central venous pressure predict fluid responsiveness? Chest 2008;134:172–8.
48. Ducas J, Magder S, McGregor M. Validity of the hepatojugular reflux as a clinical test for congestive heart failure. Am J Cardiol 1983;52(10):1299–303.

Onderzoek van andere orgaansystemen bij hartproblemen

Samenvatting

In dit hoofdstuk wordt een aantal mogelijke bevindingen bij het longonderzoek, daar waar het een relatie kan hebben met de hartfunctie, besproken: crepiteren, pleurawrijven, verlengd expirium en piepen, en de aanwezigheid van pleura-effusie.

Lever- en miltvergroting komen aan de orde, evenals ascites.

De relatie van diverse gewrichts- en spierklachten met cardiale afwijkingen wordt besproken.

5.1 Longen – 146

5.2 Buik – 146

5.3 Gewrichten – 147

5.4 Spieren – 147

Literatuur – 147

5.1 Longen

Dyspnoe is meestal slechts opvallend tijdens en na inspanning (dyspnoe d'effort). Er is sprake van orthopnoe wanneer een patiënt dyspnoïsch wordt bij liggen en de klachten afnemen of verdwijnen bij zitten. Heftige (acute) dyspnoe op basis van hartfalen wordt astma cardiale genoemd.

▪ Auscultatie van de longen

Als gevolg van linkerhartfalen kan longstuwing ontstaan omdat de diastolische LV-druk en daarmee de LA-druk verhoogd is. Longstuwing kan hoorbaar zijn als laat- of pan-inspiratoir crepiteren. Er zijn echter diverse oorzaken van crepiteren (o.a. pleuritis, pneumonie, subcutaan emfyseem). Wanneer een patiënt bekend is met een hartafwijking die aanleiding kan zijn tot linkerhartfalen, ondersteunt crepiteren de waarschijnlijkheid van een verhoogde einddiastolische druk van de LV.

– *Crepitaties (crepiteren)*
  Inspiratoir knetteren dat na ophoesten niet overgaat en dat onder andere het gevolg is van interstitieel longoedeem. Het wordt bijna alleen maar laag op de rug gehoord.
– *Pleurawrijven*
  Past onder andere goed bij longembolie of longinfarct, maar kan ook worden gevonden bij pleuropericarditis.
– *Verlengd expirium en piepen*
  Deze kunnen het gevolg zijn van bijvoorbeeld bronchospasmen die een reactie kunnen zijn op hartfalen.
– *Pleura-effusie*
  Bij patiënten met pericarditis constrictiva is het veel waarschijnlijker dat linkszijdige of bilaterale pleura-effusie wordt gevonden dan alleen rechtszijdige pleura-effusie.[1]

Crepiteren[2]

Bij maximale expiratie kan in de basale longgedeelten een collaps ontstaan van kleine bronchi. Bij interstitieel longoedeem (bijv. bij linksdecompensatie), maar ook bij longfibrose en bij pneumonieën kan dit al bij minder diepe expiratie.
Gedurende de inspiratie worden deze bronchi snel na elkaar abrupt geopend. Hierdoor ontstaan korte, explosieve, niet-muzikale geluiden die crepitaties worden genoemd (knetteren). Bij crepitaties heeft hoesten geen invloed op het geluid, hetgeen pleit tegen bronchussecreet als oorzaak.

Men onderscheidt hoogfrequente (= fijne) en laagfrequente (= grove) crepitaties. Grove crepitaties ontstaan in relatief grotere bronchi dan fijne crepitaties.

Crepitaties kunnen op ieder tijdstip van het inspirium beginnen (meestal pas in de tweede helft), maar lopen bij processen in de kleine bronchi, die pas aan het eind van het inspirium geopend worden, door tot aan het einde van het inspirium (eind-inspiratoire crepitaties).

Pleurawrijven[2]

Wanneer de pleurabladen ontstoken zijn en daarmee stroef, glijden ze bij de ademhaling hoorbaar over elkaar. Dit wordt pleurawrijven genoemd. Hierbij ontstaat een laagfrequent geluid, dat vergeleken kan worden met het knerpen van voetstappen in de sneeuw.

Pleurawrijven wordt het duidelijkst gehoord aan het eind van het inspirium, wanneer de snelste verplaatsing van de pleurabladen ten opzichte van elkaar plaatsvindt. Mede daardoor is het geluid soms moeilijk te onderscheiden van crepitaties. De afzonderlijke geluiden duren iets langer (knerpen) dan bij crepitaties (knetteren).

5.2 Buik

– *Lever* (▶ par. 3.3.4)
  (▶ www.youtube.com/watch?v=xSqWOHU_6,4)
  Bij rechtsdecompensatie wordt doorgaans een vergrote, drukgevoelige lever met een stompe rand gevonden. Leververgroting zonder verhoogde CVD is zelden het gevolg van rechtsdecompensatie. Bij ernstige TI kunnen

- systolische pulsaties van de lever worden gevoeld (positieve leverpols).
- Milt (▶ par. 3.3.4)
  (▶ www.youtube.com/watch?v=Eut7B6KxIFs)
  (▶ http://stanfordmedicine25.stanford.edu/the25/spleen.html)
  Bij endocarditis kan een weke, matig vergrote milt worden gevonden. Heel soms wordt bij chronische rechtsdecompensatie een wat vergrote milt gevonden.
- Ascites (▶ par. 3.3.5)
  (▶ www.youtube.com/watch?v=sRjlP6wm09Q)
  Ascites kan worden gevonden bij inspectie, percussie en palpatie. Een van de oorzaken is langdurige ernstige rechtsdecompensatie.
- Aorta abdominalis (▶ par. 3.1.5 en 3.3.3)
  Een normale aorta abdominalis kan bij inspectie en palpatie worden gezien en gevoeld. Bij uitgesproken pulsaties kan er sprake zijn van een hyperkinetische toestand zoals bij nervositas en hyperthyreoïdie. Een aneurysma dient ook te worden overwogen en door middel van bimanuele palpatie te worden onderzocht.

5.3   Gewrichten

- Verspringende gewrichtsklachten zijn een uiting van acuut reuma waarbij hartklepafwijkingen kunnen ontstaan.
- Polyartritis kan een onderdeel zijn van het syndroom van Reiter: artritis, uretritis en conjunctivitis die gepaard kunnen gaan met dilatatie van de aortaklepring (waardoor AI) en van de aorta ascendens.
- Een stijve rug met verlies van dorsale kyfose en lumbale lordose met voorwaartse verplaatsing van het hoofd passen bij spondylitis ankylopoetica (= ankyloserende spondylitis = ziekte van Bechterew). Hierbij komen dilatatie van de aortaklepring (waardoor AI) en van de aorta ascendens voor.
- Scoliose is een laterale verkromming van de wervelkolom, waardoor één of twee bochten ontstaan. Een ernstige thoracale scoliose kan problemen veroorzaken met ademhaling en bloedsomloop.

- Pijn in de costochondrale 'gewrichten', spontaan of bij drukken, wordt het syndroom van Tietze genoemd; dit is een goedaardige, maar vaak bijzonder pijnlijke, chronische ontsteking van de kraakbeenverbinding(en) tussen ribben en borstbeen.

5.4   Spieren

Spierzwakte komt voor bij vele vormen van spierdystrofie. Hierbij kan dikwijls een cardiomyopathie worden gevonden met bijbehorende klachten en bevindingen.

Bij sterk verminderde LV-functie heeft een patiënt ook klachten van spierzwakte die het gevolg is van verminderde cardiac output, zonder dat er sprake is van een spierziekte.

Literatuur

1. Weiss JM, Spodick DH. Association of left pleural effusion with pericardial disease. N Engl J Med 1983;308:696-7.
2. Bakker W, Dijkman JH. Rhonchi en crepitaties: nomenclatuur en interpretatie. Ned Tijdschr Geneeskd 1990;134:477-80.

Register

Register

De cursief geplaatste verwijzingen in het register verwijzen naar figuur-*(f)* of tabel-*(t)* nummers; de vetgedrukte verwijzen naar de belangrijkste vindplaats.

22q11.2 33, *t3.1*
22q11.2 deletie 34, *f3.2*

A

aannemelijkheidsverhouding
abdominojugulaire test 143
acetylcholine 27
acidose 40
acuut coronair syndroom 3
ademfrequentie 39
ademhaling 10, **39**
aequaal 49
ALCAPA 116, 117, *f3.127*
alcohol 19
Allen-test 64
anamnese 1
anatomie 21, **25**
anemie 48
aneurysma 41
– linkerventrikel 40
– perifere arteriën 64
angina pectoris 2, 3, **4**, 5, 9, *t1.2, t1.4, t1.7*
– instabiel 5, 9, *t1.7*
– stabiel 5
– zonder kransvatafwijkingen 6, *f1.3*
angulus Ludovici **23**, 24, 132, 133, 135, 138, 139, 142, *f2.3, f4.15, f4.21, t4.2*
aorta
– abdominalis 17, 58, 61, **62**, *t3.6*
  - aneurysma 17
  - auscultatie 61, *f3.48*
  - palpatie 62, *f3.57, f3.58*
– ascendens 97
– dilatatie 7, **41**, 147
– dissectie 2, **7**, 8, 9, 17, *t1.7*
– insufficiëntie 29, 49, 70, 76, 95, 109, 111, 112, 119, *f3.84, f3.119, f3.122*
– klep 7, 9, 82, **85**, 98, 107
  - bicuspide 7, 9, 82, **85**, 107, *t1.7*
  - sclerose 98
  - verkalking 98
– RA-souffle 117
– stenose 3, 6, 49, 50, 56, **97**–99, 111, *f1.3, f3.27, f3.36, f3.103, f3.119, t1.1*
  - ernst van 97, 98, *f3.102*
– worteltoon 84

aortopulmonale fenestratie 116
apex 51
– impuls 40, **51**
apnoe 40
appositie 102
arcus senilis 37, *t3.2*
aritmie 48
art.
– anonyma 59
  - auscultatie 59, *f3.43*
– axillaris 58, 62, *t3.6*
  - palpatie 62, *f3.54*
– brachialis 58, 62, 124, 126, *f4.4, t3.6*
  - palpatie 62, *f3.55*
– brachiocephalica 58 *t3.6*
– carotis 42, 48, 58, 59, 61, 63, 64, *f3.15, f3.25, f3.64, t3.6*
  - auscultatie 59, *f3.42*
  - palpatie 61, 64, *f3.52*
– dorsalis pedis 58, 63, *t3.6*
  - palpatie 63, *f3.62*
– femoralis 57, 58, 61, 63, 110, *f3.41, f3.64, t3.6*
  - auscultatie 61, *f3.50, f3.51*
  - palpatie 63, *f3.60*
– iliaca 61, 63
  - auscultatie 61, *f3.49*
  - palpatie 63, *f3.59*
– iliacae 58, *t3.6*
– poplitea 58, 63, *t3.6*
  - palpatie 63, *f3.61*
– pulmonalis 41
– radialis 48, 58, 62, *t3.6*
  - palpatie 62, *f3.56*
– renalis 58, 60, 61, *t3.6*
  - auscultatie 60, 61, *f3.45, f3.47*
– subclavia 58, 60, 62, *t3.6*
  - auscultatie 60, *f3.44*
  - palpatie 62, *f3.53*
– tibialis posterior 58, 63, *t3.6*
  - palpatie 63, *f3.63*
– ulnaris 58, 62, *t3.6*
  - palpatie 62, *f3.56*
arteriële vaatafsluiting 39
ascites 16, 67, 147
asthma bronchiale 131
astma cardiale 11, 146
atriale extrasystolen 51
atriale flutters 51
atriale tachycardieën 51
atrioventriculair
– blok 45, 51, *f3.29*
– dissociatie 45, 52, *f3.30*

– knoop 26
– nodale re-entry tachycardie 45, 46, 50, *f3.21*
– nodale tachycardie 45
– septumdefect 34, *f3.1*
atrioventriculaire
– fistels 116
atriumfibrilleren 13, 43, 44, 45, 48, 51, 52, 80, *f3.18, f3.30*
atriumflutter 52, *f3.30*
atriumseptumdefect 43, 44, 45, 55, 83, 84, 106, *f3.17, f3.89*
Auenbrugger 46
auscultatie
– hart **68**, 74–79, *f3.76, f3.78, f3.79, f3.80, f3.81, f3.82, f3.83, f3.84*
  - geschiedenis 68
  - plaatsen 78, 79, *f3.85, f3.86*
  - schema 77, *t3.9*
– perifere arteriën 58, *t3.6*
Austin Flint 112, 115, *f3.122, f3.123*
AV-nodale re-entry tachycardie 13
axillairlijn 25, *f2.5*
– achterste 24
– voorste 24

B

baroreceptoren 27
Bechterew 33, 147, *t3.1*
Begleitsystolikum 100, 111, 113, 116
beoordelen van de CVD 132
– geschiedenis 132
Bernheim 142, *t4.2*
bètablokkers 48
bewustzijnsverlies 13, **14**, *t1.8*
– niet-syncopaal 14
bifide 43
billowing 102, *f3.108*
bioprothesen 118
Björk-Shiley kunstklep 119, *f3.130*
bloed ophoesten 7, 11
bloeddrukdaling
– inspiratoir 108, 131, 132, *f4.8*
  - meting 131, 132, *f4.9*
bloeddrukmeters 124
bloeddrukmeting 124, **126**, *f4.5*
– 24-uurs 129
– ambulant 129
– palpatie 128
bloeddrukwaarden 128, *t4.1*
Bloomfield 133

A–H

blosjes 37, t3.2
Borst 133
– meetinstrument 133, f4.10
borstklachten 2, 3, t1.1, t1.3
– indeling 4, t1.4
– schema 9, t1.7
borstwand 3, t1.3
– afwijkingen 8
Bouillaud 88
brachioradiale delay 98, 99
bradycardie 48
braken 4
buikpijn 17
bundel van His 26

C

cachexie 18
calciumantagonisten 48
cannon wave 45, 46, f3.20
capillairpols 110, 113
capillairy refill 65
cardiomyopathie 16, 147
– dilaterend 13, 55
– hypertrofisch 3, 50, 54, 55, 95, 99, f3.28, f3.33, f3.34, t1.1
  - met obstructie 95, 99, f3.104
cardio-thoracale ratio 47, 51
Carey Coombs 115
carotismassage 48
carotispols 50, 134, f3.27, f4.12
Carvallo
– teken van 95
centraalveneuze druk 7, 16, 67, 132
– beoordelen 134, 137, 139, 140, 141, f4.22, f4.23, f4.24, f4.25, f4.26, f4.27
– eenheid 135
– te hoog 142, t4.2
– te laag 142, t4.2
centrale cyanose 38
cerebrovasculair accident 7
Cheyne-Stokes-ademhaling 40
cholecystitis 8
cholesterol 19
chordaruptuur 86, 100, f3.92
Christopher-studie 7
claudicatio intermittens 18
clavicula 22
click 87, 109
– systolisch 81, t3.10
clubbing 37
coaptatie 102
coarctatie 7, 64, 77, 107, 116, 130, f3.116, t3.9
coarctatio aortae 107

collaps 13
collapspunt 136, 137, 138, 139, f4.20, f4.21
COPD 136, f4.16
coronaire fistel 116, 117, f3.128
coronaire spasmen 9
Corvisart 47, 68
costochondritis 8
– Tietze 3, t1.1
crepiteren 39, 99, 146
cuff 124
cyanose 7, 19, 32, 35, 37, 106, f3.8, t3.2
– centrale 38

D

Da Vinci 22
Davison 138
D-dimeerbepaling 7
diabetisch coma 40
diafragmahoogstand 41, 51, 65
diagnostische nauwkeurigheid XV
diastole 27
diastolische
– disfunctie 99
– ventrikelinstroomsouffles 116
diepe veneuze trombose 7
differentiaaldiagnose
– borstklachten 2
digitalisintoxicatie 48
dikke enkels 16
dilatatie 28
drukbelasting 28, 29, t2.1
dubbelgeruis 110
duizeligheid 4, 11–13, 129
Duroziez 110, 111, f3.120
dyspnoe 7, 11, 13, 40, 146
– d'effort 40, 146
– de repos 40
– paroxismale nachtelijke 11

E

Ebstein 44, 79, 89
Ehlers-Danlos 33, t3.1
Einthoven 22, 69
ejectiesouffle
– onschuldig 95, 96, f3.100
– pathologisch 95
ejectietoon 81, 84, 85, f3.90, f3.91, t3.10
emfyseem 41, 146
emotie 9

endocarditis 66, 117, f3.127
engelengezichtje 35, f3.3
epicard 25, 108
epilepsie 14, t1.8
Erb, punt van 77
etalageziekte 18
expirium 146
extremiteiten 18

F

Fallot 113
familieanamnese 13, 19
fietsen 6
Floyer 130
flutteren 112, f3.123
fonocardiografie 69
fonocardiogram 43
fossa suprasternalis 23, 56
Freeman 91, 94, t3.12
fysiologie 21, 26

G

Galenus 22, 23, f2.1
Gallavardin-effect 97, 98, 111, f3.103, f3.119
galop 88
gastro-intestinale afwijking 8
gejaagd 10
gewichtsverandering 10, 17, 18
gewrichtsklachten 147
Graham Steell-souffle 113, 114, f3.125

H

Hales 124
halskuiltje 23
Hamman's sign 87, 109, 110, f3.118
hangout 28
hartfalen 11
– rechter 16, 39
hartfrequentie 77
hartinfarct 2
hartkleppen
– positie 74, f3.77
– souplesse 82
hartkloppingen 4, 7, 8, 10, 12, 13
hartritme 77
harttoon 71
– derde toon 86, 87, f3.92
  - pathologisch 87

- eerste toon 78, 79, 80, f3.87
  - gespleten 79
- luidheid 72, 81, t3.10
- tweede toon 82, 83, 114
  - aortasluitingstoon 82
  - pulmonalissluitingstoon 82
  - splijting 82, 83, 114, f3.88, f3.124
- vierde toon 87, 88, f3.93
hartzakje 25, f2.7
hartzeer bij borstklachten 2, f1.1
Harvey 22, 68
Heberden 2
hemoptoë 8, t1.6
hepatojugulaire reflux 143
hernia diaphragmatica 8
herpes zoster 8
heteroanamnese 19
Hippocrates 22, 68
hoesten 11, 12
homo pulsans 34, 41, 110, 113, t3.1
honks 87, 109
Hooke 68
Hope 69
horlogeglasnagels 37, 38, f3.9, f3.10, t3.2
houdingsafhankelijk 10
houdingsveranderingen 95
huidinspectie, bevindingen 37, t3.2
hurken 95, 99
hyperpnoe 40
hypertensie 124
- witte jassen- 129
- ziekenhuis- 129
hyperthyreoïdie 10, 33, 48, 127, 147, t3.1
hypertrofie 28
- concentrisch 28
hypertrofische cardiomyopathie 99
hyperventilatie 8, 9, 14, t1.8
hypoalbuminemie 67
hypoglykemie 14, t1.8
hypothyreoïdie 18, 33, t3.1
hypovolemie 55
hypoxie 14, t1.8

I

icterus 48
ictus 40
- bifide 54, 55, f3.34
- breedte 55
- cordis 51

- curve 101, f3.106
- drietoppig 54, 100, f3.33
- duur 54
- heffend 53, 54, f3.34, t3.5
- hyperkinetisch 53, 54, f3.5, f3.33
- klevend 54, 98, 99, f3.33
- kwaliteit 51, 53, t3.5
- meertoppig 53, t3.5
- negatief 47, 53, 54, f3.34, t3.5
- palpatie 53, f3.31
- plaats 51
- positief 28, 53, f2.10
- tap-dance 54, 115, f3.33
- triple 54, 55, f3.33, f3.34
- verbreed 53, t3.5
idioventriculair ritme 52, f3.30
inademen 7
inspanning 6, 11
inspanningsgebonden 9
inspectie 32
inspiratoire bloeddrukstijging 131
intercostaalspierlawaai 95

J

Janeway-laesie 37, 39, f3.13, t3.2

K

Kabuki 33, t3.1
kataplexie 14, t1.8
kikkerfenomeen 34, 46, f3.22, t3.1
kippenborst 32, 33, 36, 136, f3.5, f4.16, t3.1
klepringen 26, 27, 79, f2.9, f3.86
kleptonen 71
klimmen 6
klinisch besliskundig model 8, t1.6
koorts 8, 48
Korotkoff 124
- fasen 127
- tonen 126, 127, 132, f4.6
- kortademig 11
kortademigheid 4, 7, 11
koud 6, 12
kransvatafwijkingen 6
kukelfenomeen 102, f3.107
kunstkleppen 118
- mechanische 118
Kussmaul 130
- ademhaling 40
- teken van 40, 130
kyfoscoliose 32, 33, t3.1
kyfose 147

L

Laennec 68, 69, f3.68
laryngitis 130
Leatham 69
leksouffle 96, 104
lever 65, 146, f3.65
- cirrose 67
- palpatie 65
- percussie 65
- pols 66, 104, 119, 147, f3.66
  - positief 104, 119, 147, f3.130
- stuwing 16
- vergroting 146
Levine 91, 94, t3.12
Lewis 132
Lewis-Borst
- boog 137
- methode 133
lichaamsbouw 32
likelihood ratio XVIII
linkeratrium 25
linkerhartfalen 146
linkerventrikel 25, 28
- aneurysma 55
- hypertrofie 6, f1.3
- outflowtract 99
longembolie 2, 3, 8, 9, 11, 142, t1.1, t1.6, t1.7, t4.2
- pijn bij 7
longoedeem 11, 146
longstuwing 146
longvenen
- abnormaal inmondende 43
loopafstand 18
lordose 147
Lower 130
luchthonger 40
lymfestuwing 67

M

maagulcus 8
maaltijd 6
Magendie 69
manchet 124
manchetbreedte 125, f4.2, f4.3
manubrium 23
medioclaviculairlijn 24, 41, 51
meetpunt 136
mesenteriaaltrombose 17
midsternaallijn 23, 24, f2.4
mijter 26
milt 66, 147
- palpatie 66

- percussie 66
minkukel 102, f3.107
misselijkheid 4
mitralis
- insufficiëntie 30, 86, 91, **100**, 101, f3.92, f3.97, f3.106
- insufficiëntiesouffle 119, f3.130
- klep 26
- klepprolaps 7, 95, **102**, 103, f3.108, f3.109, f3.110, f3.111
   - pijn bij 7
- stenose 11, 54, 70, 80, 89, 90, 91, 112, **113**, 115, 119, f3.33, f3.96, f3.97, f3.123, f3.126
- moeheid 7, **12**, 13
Mustard-operatie 116
myocardinfarct 3, 9, t1.7
myocardischemie 2
myocarditis 3, t1.1
myxoedeem 48
myxoom 81, **89**, t3.10

N

nagelinspectie, bevindingen 37, t3.2
necrose 39
nitraat 4, t1.4
nitroglycerine 6
nodale ritmestoornis 46
norepinefrine 27
nulpunt 132
NYHA-klasse 5, 6, t1.5

O

oedeem 16, **66**, 67, f3.67
- cardiale oorzaken 68, t3.8
- oorzaken 67, t3.7
oesofagusspasme 8
ondervulling 102
onderzoek longen **146**
onderzoek samenvattend schema XVII
onderzoek van hart en vaten 31
oogboldruk 48
openingsclick 118
openingssnap 57, **89**, 90, 91, 113, 115, f3.39, f3.96, f3.97, f3.126
- mitralis 81, t3.10
orthodeoxia 40
orthopnoe 11, 40, 146
orthostatische hypotensie 14, 129, t1.8

Osler 37, t3.2
- noduli van 39, f3.13
overslagen 12

P

palpatie
- hart 51
- perifere arteriën 58, t3.6
- pols 48
pancreatitis 8
papillairspieren 102
papillairspierruptuur 119
parachute 71
parasympathicus 27
paroxismale nachtelijke kortademigheid 11
Pasteur 143
pectus carinatum 32, 33, **36**, 136, f3.5, f4.16, t3.1
pectus excavatum 32, 33, **36**, 136, f3.6, f4.16, t3.1
percussie
- figuur 47
- toon 47
   - matte 47
   - sonore 47
- van het hart 46, 47, f3.24
pericard
- pariëtaal 25
- visceraal 25
- vocht 7, 25, 47, 108, 131
- wrijven 9, 77, **95**, 108, 109, f3.117, t1.7, t3.9
- pericard 26, f2.7
pericardial knock 81, 89, 90, f3.95, t3.10
pericarditis 3, 8, 9, t1.1, t1.7
- constrictiva 16, 44, 45, 50, 54, 55, 67, 89, 131, 142, f3.18, f3.33, f3.34, t4.2
- exsudativa 54, 142, f3.33, f3.34, t4.2
- pijn bij 7
- sicca 108
perifere arteriën 56
- aneurysma 64
- auscultatie 56
- palpatie 57
perifere doorbloedingsstoornissen 39, 41
peristaltisch 28, f2.10
persisterende ductus Botalli 39, **116**, 119
piepen 146
Piorry 47

pitting oedeem 67, f3.67
Plato 22
platypnoe **40**
platypnoe-orthodeoxiasyndroom 40
plessimeter 47
- vinger 47
pleura-effusie 146
pleurawrijven 108, **146**
pleuritis 9, 146, t1.7
- pijn bij 8
pleuritische pijn 7
pleximeter 47, f3.23
plotse dood 13
pluskukel 102, f3.107
pneumonie 9, 146, t1.7
pneumothorax 2, 7
Poiseuille 124
pols 41
- curven 44
- deficit 50, 77
- frequentie 48
- golf 104
- irregulair 48
- karakteristieken 49, t3.4
- regulair 48
polsdruk 48, 99, **130**
posttestwaarschijnlijkheid XVI, f0.3
premature atriale contractie 52, f3.30
premature ventriculaire contractie 52, f3.30
presyncope 13
pretestwaarschijnlijkheid XII, 3, f0.3, t1.2
prevalentie **2**
processus xiphoideus 22
propgolf 45, 46, 50, 104, f3.20
psychiatrische beelden 8
pulmonale ejectietoon 86
pulmonale hypertensie 9, 30, 44, 55, 106, 107, 113, 114, 115, 116, 142, f3.125, t1.7, t4.2
pulmonalis
- insufficiëntie **113**, 114, 119, f3.124
- stenose 50, **100**, f3.27, f3.105
- takstenose 116
pulsus
- aequalis 49, t3.4
- alternans 49, 51, f3.29, t3.4
- bisectus 50
- celer 49, 50, 100, 113, f3.26, f3.28, t3.4
- mollis 49, f3.26, t3.4
- paradoxus 7, 49, 51, **130**, f3.29, t3.4

- parvus 49, 64, 99, 108, f3.26, t3.4
- tardus 49, 50, 64, 98, 108, f3.26, f3.27, t3.4
- punctum maximum 90
puntstoot 28, **51**
Purkinje-vezels 26
pyrosis 8

Q

Quincke-pols 113

R

Raamplan 133
rechteratrium 25
rechterhartfalen 66, 67
rechterventrikel 25
- falen 133
- pulsaties 55
referentiepunt 132, **135**, f4.1
refluxoesofagitis 8
respiratieafhankelijke splijting 83
respiratoire aritmie 49, 51, f3.29, t.3.4
respiratoire sinusaritmie 48
reuma 19
Reynolds
- getal van 71
ritmestoornis 50
- paroxismaal 13
- supraventriculair 13
- ventriculair 13, 103
Riva-Rocci 124
roffel 113
Roger-defect 95, **104**, 105, 106, f3.114, f3.115
roken 11
roulement 113, 115
rumble 113, 115

S

Sansom 47, f3.23
schema onderzoek hart en vaten XVII
schoenmakersborst 32, 33, 36, 136, f3.6, f4.16, t3.1
schouderbladen 7
sclerodermie 34, t3.1
scoliose 147

scratch-test 65
semilunairkleppen 26
sensitiviteit XIII
sfygmograaf 125, f4.1
shifting dulness 68
shock 48
silent gap 128, **129**, f4.7
sinoatriale knoop 26
sinus
- arrest 52, f3.30
- caroticus 27
- knoop 26
- obliquus 25
- tachycardie 13
- transversus 25
- Valsalva 85, 116, 117
  - ruptuur 116, 117, f3.127
sluitingsclick 118
sociale anamnese 19
souffle 57, 71, 90, 92, f3.41, t3.11
- continue 107, **116**, 117, f3.127
- diastolische 109
- duur 98, 119
- invloed van houding 95
- luidheid 91, 94, 119, t3.12
  - ademen 94
- maximum 98
- proef 57
- systolisch 96
- trifasisch 108
- uitstraling **94**, f3.99
- vaak gemist 119
- voortgeleiding 93
spanning 6
spanningspneumothorax 8
specificiteit XIII
spierdystrofie 147
splinterbloedinkjes 37, 39, f3.13, t3.2
spondylitis ankylopoetica 147
staan 95, 104
sternum 22
stethoscoop 68, 69, **72**, 73, 74, f3.68, f3.74, f3.75
- ontwerpen 69, f3.69
Still's murmur 96, 97, f3.101
straight back syndroom 33, t3.1
stress 4, t1.4
suikerziekte 19
summatietoon 88, 89, f3.94
supraventriculaire ritmestoornis 46
sympathicus 27
syncope 7, 8, 13, **14**, 15, t1.9
- classificatie 15, t1.10
- vragen 16

syndroom van
- Alagille 33, t3.1
- Bernheim 42
- Bland-White-Garland 116
- Cushing 34, t.3.1
- DiGeorge 33, t3.1
- Down 33, 34, f3.1, t3.1
- Eisenmenger 38, 106, f3.12
- Leopard 33, t3.3
- Marfan 7, 9, 35, f3.4, t1.7
- Noonan 33, t3.1
- Reiter 147
- Tietze 8, 147
- Turner 33, t3.1
- Williams 33, 35, f3.3, t3.1
- systole 27

T

tachycardie 7, 48
- re-entry 13
- supraventriculaire 13
tachycardiomyopathie 13
tachypnoe 40
tamponade 2, 7, 50, 108, **131**
teken van Kussmaul 142
theorema van Bayes 2
thorax 22, 24, f2.2
thoraxdiameter
- groot 136, f4.16
- klein 32, 55, 136, f4.16
- normaal 136, f4.16
thrill 44, 51, 54, **55**, 56, 57, 99–101, 104, 106, 108, f3.34, f3.37, f3.38, f3.39
tintelingen 8, 11
to-and-fro-souffle 113, 116
transpositie 116
Traube 66, 130
trechterborst 32, 33, 36, 136, f3.6, f4.16, t3.1
tricuspidalis
- insufficiëntie 42, 66, 89, 103, **104**, 119, 134, f3.15, f3.130, f4.12
- klep 26
- stenose 44, 70, 113, **115**, 116
trombose 17
- diepe veneuze 8, t1.6
trommelstokvingers 37, 38, f3.9, t3.2
TS-souffle 115
tumorplop 81, 89, 90, f3.95, t3.10
turbulentie 71
turgor 66
twist 28, f2.10
tympanie 67

U

uitademingsstand 109
uitstralen 94, f3.99
undulatie 68
upstroke 50, 98, 99, f3.27

V

valneiging 14
Valsalva-manoeuvre **95**, 99, 102, 104, 106, 118, 137, f3.115
Van Leeuwenhoek 22
vasovagale reactie 48
VAS-score 10
vegetaties 17
velocardiofaciaal syndroom 33, 34, f3.2, t3.1
vena brachiocephalica 134
vena cava
- inferior 27
- superior 27
vena jugularis 41, 42, f3.15
- externa 41, 44, 134–138, f3.14, f3.16, f4.13, f4.14
  - afdrukken 136, 138, f4.17, f4.19
- interna 134, f4.11
- polsgolfpatroon 42, 134, f4.12
venen 41
venepols 41, 42
veneuze boog 133, 135, **137**, f4.18
veneuze insufficiëntie 66
venous hum **118**, f3.129
ventriculair
- extrasystolen 45, 51
- tachycardie 45, 51
ventrikelfibrilleren 51
ventrikelseptumdefect 95, **104**, 105, 106, 119, f3.112, f3.113, f3.114, f3.115
Vesalius 22, 26
Vierordt 124
voeding 19
voetbalbotje 22
volumebelasting 29, 30, 117, t2.2
Von Recklinghausen 124
vortices 71
voussure cardiaque 32

W

wandelen 6
wandspanning 6, 51, f1.3
wandtonen 71
warme maaltijden 10
warmte-koude 10
waterpas 137
wegraking 14
Wenckebach 52, f3.30
wervelingen 71, 116
whoops 87, 109
Wiggers-diagram 28, 29, 42, f2.11

X

xanthelasmata 37, t3.2
xanthomen 37, t3.2
x-dal 28

Z

zitten 7, 95, 109
zwakte 4
zwangeren 127
zweten 4, 10

GPSR Compliance

The European Union's (EU) General Product Safety Regulation (GPSR) is a set of rules that requires consumer products to be safe and our obligations to ensure this.

If you have any concerns about our products, you can contact us on

ProductSafety@springernature.com

In case Publisher is established outside the EU, the EU authorized representative is:

Springer Nature Customer Service Center GmbH
Europaplatz 3
69115 Heidelberg, Germany

www.ingramcontent.com/pod-product-compliance
Lightning Source LLC
LaVergne TN
LVHW080313260326
834688LV00038B/1098